临床常见内科疾病与用药规范

刘 丹 吕 鸥 张 兰 主编

U0217116

中国纺织出版社有限公司

图书在版编目(CIP)数据

临床常见内科疾病与用药规范 / 刘丹, 吕鸥, 张兰
主编. -- 北京：中国纺织出版社有限公司, 2021.10

ISBN 978-7-5180-8895-9

Ⅰ. ①临… Ⅱ. ①刘… ②吕… ③张… Ⅲ. ①内科—
常见病—诊疗②内科—常见病—用药法 Ⅳ. ①R5
②R452

中国版本图书馆 CIP 数据核字(2021)第 191465 号

责任编辑：傅保娣   责任校对：高 涵   责任印制：王艳丽

中国纺织出版社有限公司出版发行

地址：北京市朝阳区百子湾东里 A407 号楼   邮政编码：100124

销售电话：010—67004422   传真：010—87155801

http://www.c-textilep.com

中国纺织出版社天猫旗舰店

官方微博 http://weibo.com/2119887771

三河市宏盛印务有限公司印刷   各地新华书店经销

2021 年 10 月第 1 版第 1 次印刷

开本：787×1092   1/16   印张：14.75

字数：348 千字   定价：88.00 元

编 委 会

前　言

内科在临床医学中占有极其重要的位置,它与临床各科存在密切的联系,是临床医学各科的基础。内科主要包括呼吸内科、消化内科、心血管内科、神经内科、内分泌科、血液内科、传染病科、小儿内科等。我们从实践中逐渐对内科疾病的病理生理产生了更加深入的认识。而内科重症患者病情危急且复杂多变,医务人员必须动态掌握患者的病情变化,给予患者准确的救治方案,并根据患者实际病情变化及时合理地调整救治方法。

医学科技伴随而来的是更多科学先进的诊疗设备与方法,我们将其逐步应用于临床,以帮助我们更好地服务于患者,帮助患者更好地摆脱疾病困扰。鉴于临床内科的飞速发展,本编委会特编写了《临床常见内科疾病与用药规范》,为广大内科一线临床医务人员提供借鉴与帮助。

本书共分为八章,内容涉及临床各系统常见内科疾病的诊治,包括神经内科常见疾病、神经内科常用药物、心血管内科常见疾病、心血管内科常用药物、呼吸内科常见疾病、呼吸内科常用药物、消化内科常见疾病及消化内科常用药物。

针对书中涉及的各临床疾病均给予了详细叙述,包括病因、病理、临床表现、辅助检查、诊断、鉴别诊断、药物治疗、预防及预后等。本书内容丰富,结合临床,旨在为广大内科临床医护人员起到一定的参考借鉴作用。

为了进一步提高内科医务人员的临床诊疗水平,本编委会成员在多年内科诊治经验基础上,参考大量书籍资料,认真编写了此书,望此书能为广大医务人员提供微薄帮助。

本书在编写过程中,借鉴了诸多内科相关临床书籍与资料文献,在此表示衷心的感谢。本编委会成员均身负内科临床诊治工作,因此编写时间有限,书中难免有错误及不足之处,恳请广大读者见谅,并给予批评指正,以更好地总结经验,起到共同进步、提高内科医务人员诊疗水平的目的。

《临床常见内科疾病与用药规范》编委会

2021 年 8 月

目　　录

第一章　神经内科常见疾病

第一节　头痛

头痛通常是指眉弓、耳轮上缘及枕外隆突连线以上区域的疼痛,是颅内外痛敏结构受到刺激,经痛觉传导通路、痛觉刺激信号传至大脑皮质,引起的一种主观痛苦体验。按照发病原因,分为原发性头痛和继发性头痛,前者病因不明确,如偏头痛、紧张型头痛、丛集性头痛等;后者病因相对明确,如创伤、感染、血管疾病等原因引起的头痛。根据国际头痛协会(International Headache Society,IHS)2013年制定的头痛疾患国际分类第三版(The International Classification of Headache Disorders,3rd edition,beta version,ICHD-3 beta),头痛分为三大类:第一类为原发性头痛,包括偏头痛、紧张型头痛、三叉神经自主神经性头痛和其他原发性头痛;第二类为继发性头痛,包括头颈部外伤引起的头痛、头颈部血管疾病引起的头痛、颅内非血管病引起的头痛、某种物质及其戒断引起的头痛、感染引起的头痛等;第三类为痛性脑神经病、其他面痛和其他头痛。

详实的病史资料和仔细的体格检查是头痛准确诊断的基础。病史采集包括引起头痛的可能原因(或诱因)、前驱症状、头痛性质、部位、持续时间、发作频率、伴随症状、严重程度等,以及既往史、家族史和服药史等,结合全面的体格检查和神经系统检查,可初步区分原发性或继发性头痛,必要的辅助检查,如腰椎穿刺、脑脊液检验、头颅影像学检查,为进一步提供鉴别疾病的客观依据。

头痛的治疗包括病因治疗、症状治疗和预防治疗。对于病因明确的继发性头痛,应尽早实施病因治疗;对原发性头痛发作期和病因暂时不能纠正的继发性头痛,需行症状治疗,中止头痛发作,减轻患者头痛及伴随症状;对慢性头痛应采取预防性治疗,减少发作次数和降低疼痛程度,提高患者生活质量,降低头痛引起的失能率。

本节侧重介绍偏头痛、紧张型头痛、丛集性头痛、药物过量性头痛等的诊断和治疗。

一、偏头痛

(一)定义

偏头痛是临床常见的原发性头痛,以反复发作、中重度搏动样头痛为主要特征,一般持续4～72小时,常伴有恶心、呕吐、畏光、畏声,日常活动可加重头痛。

(二)概述

偏头痛在我国的患病率约为9.3%,女性患病率约为男性的3倍。偏头痛可发生于任何年龄,首次发病多于青春期;青春期后女性患病率远高于男性,40岁前后达到高峰。偏头痛对患者的生活质量影响很大,严重时可使患者丧失正常的生活、工作能力,在全球失能性疾病中排名第七位。

偏头痛的病因和发病机制至今不明确,目前认为是在遗传基础上多因素致病的疾病。约50%的患者具有偏头痛家族史,至今仅发现家族性偏瘫性偏头痛的致病基因。外在的诱发因素包括某些食物(如奶酪、红酒)、药物(如血管扩张剂)、精神压力、天气变化、少食、紧张、焦虑等也是偏头痛的诱发因素。功能影像学研究提示,大脑皮质的高兴奋性、脑干核团及三叉神经血管系统在偏头痛发病机制中有重要作用。关于它的发病机制有血管扩张学说、三叉神经血管学说、神经源性炎症学说、脑功能障碍学说等。但每一种学说均不能完全解释其核心症状。

(三)临床表现

偏头痛的发作可分为前驱期、先兆期、头痛期和恢复期,但并非所有患者发作均有上述四期表现。①前驱期:在偏头痛发作之前的数天,患者有易激惹、疲乏、食欲改变、反复哈欠等不适症状,常不引起注意。②先兆期:先兆为头痛发作之前出现的可逆性局灶性脑功能障碍,分为视觉先兆、感觉先兆、运动先兆和语言先兆。视觉先兆最常见。先兆通常持续5~30分钟,一般不超过60分钟。③头痛期:头痛以单侧为主,也可双侧,多位于颞部,为中重度的搏动样头痛,日常活动可加重头痛;发作时患者喜欢在光线暗弱的空间内安静地躺着。常伴有恶心、呕吐、畏光、畏声。④恢复期:头痛持续4~72小时后可自行缓解。

根据国际头痛协会(IHS)2013年制定的头痛疾患国际分类第三版(ICHD-3 beta)分类标准,偏头痛的分型见表1-1。无先兆偏头痛是最常见的偏头痛类型,约占80%;有先兆偏头痛约占偏头痛患者的10%。慢性偏头痛每月头痛发作≥15日,连续3个月以上。偏头痛持续状态是指发作持续时间≥72小时,而且疼痛程度严重。

表1-1　ICHD-3 beta 偏头痛分型

1 无先兆偏头痛(migraine without aura)

2 有先兆偏头痛(migraine with aura)

　2.1 伴典型先兆的偏头痛(migraine with typical aura)

　　2.1.1 典型先兆伴头痛(typical aura with headache)

　　2.1.2 典型先兆不伴头痛(typical aura without headache)

　2.2 伴脑干先兆的偏头痛(migraine with brainstem aura)

　2.3 偏瘫性偏头痛(hemiplegic migraine)

　　2.3.1 家族性偏瘫性偏头痛(familial hemiplegic migraine,FHM)

　　　2.3.1.1 家族性偏瘫性偏头痛1型

　　　2.3.1.2 家族性偏瘫性偏头痛2型

　　　2.3.1.3 家族性偏瘫性偏头痛3型

　　　2.3.1.4 家族性偏瘫性偏头痛其他类型

　　2.3.2 散发性偏瘫性偏头痛(sporadic hemiplegic migraine)

　2.4 视网膜性偏头痛(retinal migraine)

3 慢性偏头痛(chronic migraine)

4 偏头痛并发症(complications of migraine)

　4.1 偏头痛持续状态(status migraine)

　4.2 无梗死的持续先兆(persistent aura without infarction)

　4.3 偏头痛性脑梗死(migrainous infarction)

　4.4 偏头痛诱发的痫样发作(migraine aura-triggered seizure)

5 很可能的偏头痛(probable migraine)

　5.1 很可能的无先兆偏头痛

　5.2 很可能的有先兆偏头痛

6 偏头痛相关的周期性综合征(episodic syndromes that may be associated with migraine)

　6.1 反复发作的胃肠道障碍(recurrent gastrointestinal disturbance)

　　6.1.1 周期性呕吐综合征

　　6.1.2 腹型偏头痛

　6.2 良性阵发性眩晕(benign paroxysmal vertigo)

　6.3 良性阵发性斜颈(benign paroxysmal torticollis)

（四）诊断

偏头痛的诊断，主要依据患者头痛的临床特征，包括头痛的性质、发作持续时间、头痛的部位、伴随的症状等。阳性家族史和明确的发作诱因也能为诊断提供帮助。详细的体格检查及辅助检查有助于排除继发性头痛。

以下为 ICHD-3 beta 的无先兆偏头痛和伴典型先兆的偏头痛诊断标准。

1. 无先兆偏头痛诊断标准

（1）符合（2）～（4）项特征的发作至少 5 次。

（2）头痛发作（未经治疗或治疗无效）持续 4～72 小时。

（3）至少有下列 4 项中的 2 项头痛特征。①单侧性。②搏动性。③中或重度疼痛。④日常活动（如走路或爬楼梯）会加重头痛或头痛时避免此类活动。

（4）头痛过程中至少伴随下列 1 项。①恶心和（或）呕吐。②畏光和畏声。

（5）不能归因于其他疾病。

2. 伴典型先兆的偏头痛诊断标准

（1）符合（2）～（3）项特征的发作至少 2 次。

（2）至少有下列 1 种完全可逆性先兆症状。①视觉症状。②感觉症状。③言语功能障碍。④运动症状。⑤脑干症状。⑥视网膜症状。

（3）至少符合下列 4 项中的 2 项。①至少 1 个先兆症状逐渐发展的过程≥5 分钟，和（或）2 个或更多先兆症状接连发生。②每个先兆症状持续 5～60 分钟。③至少 1 个先兆症状是单侧的。④在先兆症状同时或在先兆发生后 60 分钟内出现头痛。

（4）不能归因于其他疾病，并排除短暂性脑缺血发作。

（五）鉴别诊断

对于有下列特征的患者，需谨慎对待。其可能存在继发性病因如下。①突然发生的头痛、进展性加重的头痛、头痛模式改变（与之前的头痛性质、发作频率不同）。②伴有发热。③神经系统检查有局灶体征（如视神经乳头水肿、感觉异常、颈项僵硬等）。④头痛与体位变化相关。⑤有免疫缺陷、脑血管病高危因素患者。⑥50 岁以后新发头痛。

（六）治疗

偏头痛的治疗包括非药物治疗和药物治疗。

1. 非药物治疗

包括心理支持、行为干预、物理治疗等方面。告知患者偏头痛的基础知识，解除患者的恐惧心理使患者树立信心；帮助患者制订可行的治疗目的，避免患者产生过高的期望值，虽然偏头痛不能"治愈"，但通过合理的治疗计划，可以很好地控制头痛发作频率；指导患者写头痛日记，客观记录发作次数、使用药物、治疗反应以及头痛的触发因素（如缺乏睡眠、压力、饮用红酒、饥饿、月经等），避免可能诱发偏头痛发作的诱因；帮助患者保持健康的生活方式，通过行为干预方式减少头痛发作次数，特别是对于儿童、孕妇等不能服药的患者更重要；行为方式的调整措施见表 1-2。物理治疗包括针灸、生物反馈、经颅磁刺激、枕神经刺激等，能缓解患者部分临床症状。

表 1-2　偏头痛患者行为方式的调整

规律的睡眠(按时就寝,避免睡眠过少或过多)

饮食规律(避免少餐)

保持规律的锻炼

避免饮酒(特别是红酒),减少咖啡的饮用

对于易感患者,避免潜在的"触发"食物(如味精、富含酪氨酸的食物、巧克力)

避免止痛药物的过度使用

使用生物反馈治疗、压力管理或其他心理干预措施

2.药物治疗

药物治疗分为发作期治疗和预防性治疗。

(1)发作期治疗:发作期治疗的目的是迅速终止发作,避免复发,减少药物的用量,使患者恢复正常生活功能。治疗药物包括非特异性药物(非甾体类抗炎药和阿片类药物)和特异性药物(如曲普坦类和麦角类)。药物使用应在头痛的早期使用,延迟使用可使疗效降低、头痛复发及不良反应的比例增高。有严重的恶心、呕吐症状时,应选择胃肠外给药。甲氧氯普胺(胃复安)等胃动力药物不仅治疗伴随症状,还可促进其他药物的吸收。

患者偏头痛的发作频率、疼痛程度、患者的耐受性及伴随症状各不相同,因此,合理的分层、个体化治疗尤为重要,治疗要考虑患者个体的特殊性,并结合之前治疗成功和失败的经验。

1)轻—中度头痛治疗:首选非特异性治疗药物,常用非甾体类抗炎药(NSAIDs)及其复方制剂(表 1-3),在症状出现的早期服用,对于成人及儿童偏头痛发作均有效。布洛芬可用于 6 个月以上儿童,双氯芬酸钠可用于体重>16kg 的儿童,萘普生可用于 6 岁以上或体重>25kg 儿童。对乙酰氨基酚(口服制剂或肛栓剂)可在整个妊娠期使用,其他的 NSAIDs 仅可在妊娠的第二阶段后使用。对于疼痛发作频率高的患者,每周服用止痛剂超过 3 次,为避免出现药物过量性头痛,建议使用预防性治疗药物。

表 1-3　非甾体类抗炎药治疗偏头痛发作

药物名称	剂量(mg)	不良反应及禁忌证
阿司匹林	300～1000	胃肠道不良反应及出血危险
		禁忌证:过敏、活动性溃疡、血友病或血小板减少症、哮喘、出血体质、孕妇及哺乳期妇女
布洛芬	200～800	同阿司匹林
萘普生	250～1000	同阿司匹林
双氯芬酸	50～100	不良反应:胃肠道不良反应、肝损伤及粒细胞减少等
对乙酰氨基酚	1000	警惕肝衰竭、肾衰竭
阿司匹林、对乙酰氨基酚、咖啡因复合制剂	1～2 片	同阿司匹林和对乙酰氨基酚

2)中—重度头痛治疗:对于中—重度头痛患者,非特性止痛药物的效果往往不佳,需服用特异性抗偏头痛药物。曲坦类药物是一种选择性 5-羟色胺 1B/1D 受体兴奋剂,作用于三叉神经尾状核和三叉神经末梢,抑制和减少血管活性神经肽的释放。曲坦类药物能迅速缓解偏头痛,发作开始时即刻服用效果最佳;由于曲坦类药物不能减少先兆发作,对伴先兆的偏头痛,患者最好等到先兆症状消失、头痛开始时服用。不良反应有胸部不适、面色潮红、感觉异

常、头晕、嗜睡、恶心。禁忌证包括冠心病、变异型心绞痛、未控制的高血压、妊娠、基底型偏头痛和合用单胺氧化酶抑制剂。

曲坦类口服剂型有舒马曲普坦、佐米曲普坦和利扎曲普坦（表1-4），这3种药物效果相似，大部分患者服用后1～2小时起效；由于半衰期短，首次服用后数小时，常有头痛反复；24小时内可以重复使用不超过3次；与非甾体类抗炎药或止吐药联合使用，能增强止痛效果。利扎曲普坦有口腔崩解片，方便患者发作时无饮用水情况下使用。那拉曲普坦，与上述3种曲普坦类药物比较，半衰期长，起效慢，但药效维持时间长，适合发作时间相对较长的患者。

表1-4 曲坦类药物治疗偏头痛急性发作

药物名称	剂型	成人常规用量(mg)	24小时最大剂量(mg)
舒马曲普坦	皮下注射	6	12
	鼻喷雾剂	20	40
	口服	50(25～100)	300
佐米曲普坦	口服	2.5(2.5～5.0)	10
利扎曲普坦	口服	10(5～10)	30
那拉曲普坦	口服	2.5	5

对于偏头痛发作时伴有恶心症状的患者，发作早期即联合使用甲氧氯普胺，以增强其他口服药物的吸收，异丙嗪和丙氯拉嗪也可以用于缓解恶心、呕吐症状。对于发作早期恶心、呕吐症状明显，可以通过非口服途径给药。舒马曲普坦有皮下注射剂型，吸收起效快，不良反应与口服剂型相似。

麦角胺也是5-羟色胺1B/1D受体兴奋剂，但由于选择性比曲坦类差，不良反应多、口服吸收不稳定，已经逐渐被曲坦类药物取代。双氢麦角胺来源于麦角胺，不良反应比麦角胺少，目前作为二线药物用于偏头痛发作期治疗（表1-5）。双氢麦角胺不能口服吸收，只能通过肌内注射、皮下注射、静脉或鼻喷雾剂给药；常与甲氧氯普胺联合应用，以减轻恶心症状。麦角类的使用禁忌：控制不好的高血压、冠心病、变异型心绞痛、周围血管病、肾脏病、脑血管病、肝功能不全。

表1-5 静脉注射双氢麦角胺治疗难治性偏头痛发作

使用前静脉输液（水化）
水化后，先静脉注射10mg丙氯拉嗪或10mg甲氧氯普胺
缓慢静脉滴注0.5mg双氢麦角胺；30分钟后重复0.5mg
如果头痛持续，1小时后再重复给药1次
可以联合地塞米松4mg、地西泮（安定）5～10mg静脉注射

3) 难治性偏头痛：如果患者头痛持续数天，伴有恶心或其他自主神经症状，使用一线治疗药物不佳，临床医生首先要重新梳理患者病情，审视诊断，排除类似偏头痛的其他继发性疾病（如蛛网膜下腔出血、脑膜炎）。一旦确定患者无其他继发性疾病，可以选择以下措施，皮下注射舒马曲普坦，皮下或肌内注射双氢麦角胺，经鼻吸入布托啡诺，使用止吐栓剂，使用阿片类药物，注射止吐药物，短时大剂量类固醇激素（如泼尼松80mg，使用2～3日）。如果上述措施仍不能终止发作，在没有禁忌证的情况下，可以考虑表1-5给出的难治性偏头痛发作（偏头痛持续状态）治疗方案，静脉注射双氢麦角胺前需行心电图检查，特别是有心脏病危险因素和年龄＞40岁的患者。

(2)预防性治疗:适用于:反复发作的偏头痛,影响日常生活和工作;频发的头痛导致急性期治疗药物的过度使用;对急性期治疗有禁忌;少见的变异型偏头痛,如基底型偏头痛;患者个人意愿(接受预防性治疗)。目前预防性治疗只能减少发作频次、缩短发作病程和疼痛程度,提高急性期药物治疗的反应性,降低失能,并不能完全消除偏头痛发作。表1-6列出目前常用预防药物、不良反应及适用人群。

表1-6 偏头痛预防性药物

药物	每日剂量(mg)	并发症		不良反应
		适宜疾病	禁忌疾病	
β受体阻滞剂				
普萘洛尔	20～480	高血压	哮喘	心境低落
阿替洛尔	25～200	焦虑	传导阻滞	心动过缓
美托洛尔	50～400	震颤	糖尿病	低血压
纳多洛尔	40～240	心绞痛	雷诺病	运动不耐受
噻吗洛尔	5～40	心动过速	抑郁	无力
三环类抗抑郁药				
阿米替林	10～150	抑郁	传导阻滞	嗜睡
去甲替林	10～150	失眠	尿潴留、躁狂	体重增加、抗胆碱作用
抗癫痫药物				
丙戊酸	500～1500	癫痫、躁狂、焦虑、偏头痛	肝病、妊娠、腹部不适	震颤、体重增加、脱发
托吡酯	25～75	癫痫、偏头痛	对有效成分或磺胺过敏	感觉异常、体重减轻
钙通道阻滞剂				
氟桂利嗪	5～10	偏头痛、眩晕	抑郁、锥体外系症状	体重增加、疲劳
维拉帕米	240～720	偏头痛、高血压、心绞痛	低血压、左心室功能不全、房室传导阻滞、过敏	便秘、低血压
其他药物				
二甲麦角新碱	4～8	偏头痛	跛行、雷诺病、腹部不适	体重增加、幻觉、纤维化

预防性药物应从小剂量单药开始服用,逐渐增加至合适剂量;在确定一种药物预防效果之前,服用时间至少1个月,不要频繁换药。偏头痛发作频率减少50%以上可认为预防性治疗有效。有效的预防性药物治疗应持续6～12个月,之后可以逐渐减停。如果症状反复,重新开始之前的预防方案。若单药治疗无效,可联合治疗。

1)β受体阻滞剂:普萘洛尔、美托洛尔、阿替洛尔等对偏头痛预防均有效果,特别适合伴高血压、心绞痛、室上性心动过速、恐惧发作、震颤或焦虑的患者。β受体阻滞剂能导致心境低落、运动耐力下降,不适合抑郁患者和运动员。相对禁忌证有哮喘、雷诺现象、心动过缓、胰岛素依赖型糖尿病。有效剂量范围差异大,大多数患者服用中高剂量才能获得最佳预防效果。

2)抗抑郁药物:阿米替林和去甲替林对偏头痛有预防作用,由于有嗜睡的不良反应,适用于合并失眠和抑郁的偏头痛患者。小剂量(如睡前20～30mg)就能获得令人满意的效果,远低于治疗抑郁的剂量;推荐从小剂量(如睡前10mg)开始服用,避免出现患者过度嗜睡。不良反应有体重增加和抗胆碱作用。文拉法辛对偏头痛预防很可能有效,每日剂量75～150mg,常见不良反应为恶心、呕吐、嗜睡等。选择性5-羟色胺再摄取抑制剂(如氟西汀)对每日头痛和紧张型头痛可能有效,但对偏头痛预防效果不确定。

3)抗癫痫药物:丙戊酸和托吡酯不仅对发作性偏头痛有预防效果,而且对慢性偏头痛预防也有作用。丙戊酸适于合并癫痫、躁狂—抑郁疾病或焦虑的患者;由于该药有致畸性,生育年龄的女性患者服用要特别慎重;常见的不良反应有脱发、体重增加、消化不良、震颤;每日500～750mg 的剂量可起到预防作用。托吡酯不良反应有意识模糊、感觉异常、体重减轻、肾结石等。加巴喷丁的预防作用不确切。拉莫三嗪对预防偏头痛无效。奥卡西平可能无效。

4)钙通道阻滞剂:氟桂利嗪预防偏头痛预防效果肯定,剂量为每日 5～10mg。维拉帕米对于基底型偏头痛和其他伴先兆的偏头痛预防有特殊效果,对于不能耐受 β 受体阻滞剂的高血压患者,也值得一试。

5)血管紧张素受体阻滞剂和血管紧素转化酶抑制剂:赖诺普利和坎地沙坦酯预防偏头痛可能有效。赖诺普利 10～20mg,每日 1 次,不良反应有咳嗽、头晕等;坎地沙坦酯 16mg,每日 1 次,不良反应包括头晕、疲劳感等。

6)A 型肉毒毒素:仅对慢性偏头痛有确切的预防作用,其预防效果与托吡酯相当,不良反应少,患者的耐受性好。一般间隔 12 周重复注射,取得满意效果一般需要 2～3 个治疗周期。目前作为慢性偏头痛的一线预防药物。

7)其他预防药物:二甲麦角新碱预防有效,但因有严重不良反应,仅推荐为短期使用(治疗期最长 6 个月),经 4～6 周的洗脱期后可重新使用。另外,2012 年美国偏头痛防治指南将款冬根的提取物作为 A 级推荐,该药能减少偏头痛的发作次数和发作频率;而非诺洛芬、布洛芬、萘普生、酮洛芬、MIG-99(小白菊提取物)、镁、核黄素和皮下注射组胺作为 B 级推荐,上述药物很可能有预防效果;对阿司匹林、吲哚美辛(消炎痛)的预防效果仍存在争议。

(3)特殊类型偏头痛的预防治疗:具体如下。

1)月经期及月经相关性偏头痛的预防治疗:部分女性偏头痛患者在月经前或月经期,头痛加重,甚至表现为难治性偏头痛。治疗的策略包括围绝经期短期预防性治疗,预防药物包括非甾体类抗炎药、曲坦类或麦角胺,难治性偏头痛需短期用糖皮质激素或镇静剂。口服避孕药对偏头痛没有治疗作用,偶有缓解难治性头痛;也有报道,避孕药能产生新的头痛或使原有头痛恶化。子宫及卵巢切除对偏头痛治疗无效。

2)儿童偏头痛的预防治疗:儿童偏头痛的预防治疗原则与成人相似,患儿因头痛频率影响学习生活,可考虑预防性治疗。非药物治疗包括规律的健康睡眠,避免头痛诱发因素,以及放松、生物反馈、音乐疗法等。氟桂利嗪的预防有效性明确,其他药物的预防依据仍缺乏。专家对于使用预防性药物的时间仍存争议。

对于治疗失败的偏头痛患者,要从以下几方面寻找原因。①诊断方面,原发性头痛的诊断是否准确,是否漏诊,是否存在未诊断的继发性头痛。②诱发因素,是否存在药物过量性头痛,触发因素是否控制,治疗期望值是否过高。③药物方面,药物选择是否恰当,治疗剂量和疗程是否合适。④非药物干预方面,是否采取行为方式的干预,以及生物电反馈和放松技术等干预。

3.其他治疗

(1)手术治疗:由于药物治疗的不良反应多,许多患者往往不能耐受。有学者尝试颅外头痛触发点的手术减压治疗,也取得了一定效果。电镜和蛋白组学分析显示,从偏头痛患者切除的外周神经与正常无头痛患者的外周神经相比较,髓鞘存在生物学结构差异,支持偏头痛发病的外周机制。手术治疗选择的患者主要是诊断明确的偏头痛患者,慢性偏头痛患者和药物保守治疗失败的患者。首先通过外周阻滞的方法确定手术减压的触发点(前额点、枕点、颞点、鼻点),然后切除局部的肌肉或神经、结扎局部小血管。2009年的一项随机对照研究显示,49例患者中41例症状缓解或消失,其中28例患者1年后随访未再出现偏头痛。2011年报道了一组手术治疗患者的5年随访结果,69例患者中的61例患者症状完全消失或显著缓解。目前文献报道(包括8个回顾性分析、3个前瞻性研究和2个随机对照研究)显示,完全治愈率和缓解率可达90%。手术减压的触发点数目、术中出血量影响术后结果。手术的不良反应包括短暂的局部麻木、感觉异常、切口部脱发、术中小量出血。尽管目前手术减压治疗还存在争议,但治疗前景令人期待。

(2)降钙素基因相关肽(calcitonin-gene-related peptide,CGRP)受体拮抗剂:CGRP在偏头痛发病机制中有重要作用,广泛分布于三叉神经血管系统和中枢神经系统,参与神经源性炎症反应、痛觉信息传递。其受体拮抗剂Ⅱ期临床治疗和预防偏头痛的效果明显,多个随机对照试验显示其急性期疗效与曲坦类治疗效果相当,对循环系统影响微乎其微,有很好的临床应用前景,但在长期使用部分患者出现氨基转移酶升高,因而目前尚未在临床广泛使用。近年来发展起来的多个CGRP单克隆抗体制剂,目前处于临床Ⅱ期试验评估中。

(七)预后

多数偏头痛患者预后良好,随年龄递增,头痛症状逐渐减轻。

二、紧张型头痛

(一)定义

紧张型头痛(tension-type headache,TTH)是双侧枕部或全头的紧缩性或压迫性的轻中度头痛,约占头痛患者的40%。

(二)概述

我国流行病学资料显示,TTH患病率约为10.8%,远低于欧美国家,女:男患病比为1.80。TTH发病年龄高峰在40～49岁,随年龄递增逐渐降低。工作后不能放松、每晚睡眠时间少、自我健康评价低等因素是进展性TTH的危险因素。TTH的发病机制不详,外周机制(如颅周肌筋膜收缩、外周痛觉敏化)在发作性TTH发病中起重要作用,中枢机制(如中枢痛觉通路敏化)参与慢性TTH发病。

(三)临床表现

TTH的头痛部位多变,可为双侧、单侧、枕部、颞部、全头等,疼痛性质为压迫性、紧缩性,程度呈轻中度。发作性TTH一般不伴恶心、呕吐、畏光、畏声;慢性TTH可有畏光、畏声、轻度恶心。夜间疼痛发作非常少见。疼痛致残性相对较低。TTH最常见的触发因素是精神心理压力,其他触发因素包括饥饿、失水、劳力过度、睡眠方式改变、咖啡因脱瘾、女性激素波动等。

(四)诊断

TTH的诊断主要依靠患者的病史,一般神经系统检查无阳性体征。依据患者头痛发作的频次不同,临床分为偶发性发作性TTH、频发性发作性TTH、慢性TTH。ICHD-3 beta紧张型头痛标准如下。

1.偶发性发作性紧张型头痛

(1)符合(2)~(4)的特征,至少发作 10 次,每月<1 日(每年<12 日)。

(2)头痛持续 30 分钟至 7 日。

(3)头痛至少符合以下 2 个特征。①双侧。②压迫性/紧缩性(非搏动性)。③轻、中度头痛。④日常活动(如行走、上楼梯)不加重头痛。

(4)符合下列 2 项。①无恶心或呕吐。②畏光、畏声不超过 1 项。

(5)不能归因于其他疾病。

2.频发性发作性紧张型头痛

符合偶发性发作性紧张性偏头痛(2)~(4)项,至少发作 10 次;每月发作 1~14 日,至少 3 个月(每年发作≥12 日,但<180 日);不能归因于其他疾病。

3.慢性紧张型头痛

(1)符合(2)~(4)的特征,每月≥15 日的头痛,3 个月以上(每年≥180 日)。

(2)头痛持续数小时至数天,或呈持续性头痛。

(3)头痛至少符合以下 2 个特征。①双侧。②压迫性/紧缩性(非搏动性)。③轻中度头痛。④日常活动(如行走、上楼梯)不加重头痛。

(4)符合下列 2 项。①畏光、畏声或轻度恶心不超过 1 项。②没有中重度的恶心、呕吐。

(5)不能归因于其他疾病。

(五)鉴别诊断

TTH 易与疼痛程度较轻的非典型偏头痛混淆,可以通过 1~2 个月的头痛日记分析进行鉴别。此外,对于新发/突发进展性头痛、原有头痛模式改变、查体出现异常神经体征的患者,需排除继发性病因。与常见原发性头痛鉴别见表 1-7。

表 1-7　常见原发性头痛的鉴别

鉴别点	偏头痛	紧张型头痛	丛集性头痛
家族史	多有	可有	多无
性别	女性远高于男性	女性多于男性	男性远多于女性
周期性	部分女性与月经有关	多无	有丛集期
持续时间	4~72 小时	不定	1~180 分钟
头痛部位	多为单侧	多双侧	固定单侧眶部、颞部
头痛性质	搏动性头痛	压迫、紧缩性头痛	锐痛、钻痛
头痛程度	中重度	轻中度	重度、极重度
活动加重头痛	多有加重	多无	多无
伴随症状	恶心、呕吐、畏光、畏声	多无	同侧结膜充血、流泪、眼睑水肿、瞳孔缩小等

(六)治疗

1.药物治疗

偶发性发作性 TTH 选择症状性(急性)药物治疗,频发性发作性和慢性 TTH 要增加预防性治疗。止痛药往往对慢性 TTH 患者无效,还可能导致肝、肾功能损伤和药物过量性头痛。

(1)急性发作期药物治疗:大部分发作性 TTH,头痛程度为轻中度,一般非甾体类抗炎药均有效。作为 A 级推荐的止痛剂及口服剂量:阿司匹林 250~1000mg、对乙酰氨基酚(扑热息痛)1000mg,布洛芬200～800mg,酮洛芬12.5～50.0mg,双氯芬酸钠12.5～25.0mg,萘普生375～550mg。常见不良反应为胃肠道反应、出血风险等。含有咖啡因的复方制剂作为二线选择药物。曲坦类药物治疗TTH无效。含有阿片类或巴比妥类复方制剂易引起药物过量性头痛,不推荐使用。肌松剂对于发作性TTH的效果尚待证实。

(2)TTH的预防性治疗药物:预防性药物治疗主要用于频发性发作性TTH和慢性TTH。常用预防性药物使用详见表1-8。阿米替林从小剂量开始每日10～25mg,睡前服用,逐渐递增,直到获得最佳效果。如患者服用一种药物4周后无改善,考虑更换另一种药物。肌松剂的效果还有争议。A型肉毒毒素对于慢性TTH无效。

表1-8 TTH预防性治疗药物

药物	每日剂量(mg)	不良反应
一线选择		
阿米替林	10～75	口干、嗜睡、便秘、体重增加等
二线选择		
米氮平	30	疲倦、体重增加等
文拉法辛	150	恶心、呕吐、头晕、性欲降低等
三线选择		
氯米帕明	75～150	口干、嗜睡、震颤、头晕等
马普替林	75	同氯米帕明
米安色林	30～60	同氯米帕明

2.非药物治疗

非药物治疗对于所有TTH患者均需考虑。生活方式调整,规律饮食、睡眠、锻炼;避免TTH常见的触发因素,如精神压力、不规律进食、睡眠障碍、锻炼减少等。生物电反馈、认知行为治疗、放松训练、催眠治疗、手法治疗、针灸、推拿等也能改善患者临床症状;其中肌电反馈治疗在欧洲指南中作为A级推荐。

(七)预后

大多数TTH患者预后良好。一组小样本的TTH患者10年随访结果显示,45%的患者完全缓解或偶有发作,39%的患者有频繁发作。

三、丛集性头痛

(一)定义

丛集性头痛是一种原发性神经血管性头痛,以单侧眶周剧烈疼痛、周期性密集发作为特征,伴有同侧结膜充血、流泪、瞳孔缩小、眼睑下垂等自主神经症状。

(二)概述

目前我国尚缺乏丛集性头痛的流行病学资料。美国丛集性头痛的流行病学资料显示患病率约为0.4%。可发生于任何年龄段,以30～40岁年龄段为发病高峰,男性患病率显著高于女性。部分患者有家族史。丛集性头痛的发病机制至今不详。可能与三叉神经血管、头面部自主神经系统激活、下丘脑功能障碍有关。

(三)临床表现

丛集性头痛发作时,疼痛程度剧烈,呈爆炸样、钻刺样疼痛,位于单侧的眶颞部,数分钟达到疼痛的顶峰,一般持续30～90分钟;伴随自主神经症状,鼻及睑结膜充血、流涕、流泪、同侧瞳孔缩小、上睑下垂。不像偏头痛发作时患者喜卧于暗室,丛集性头痛患者发作时,烦躁、焦虑不安,不停地来回踱步。发作具有刻板性,常在相同的时间点发作,有时在夜间常常因为疼痛而使患者醒来。发作具有周期性,每次丛集期持续1～3个月;在丛集期内,患者常每天经历1次以上的头痛,缓解期可持续数月,甚至数年。部分患者没有缓解期,而呈慢性丛集性头痛。

(四)诊断

患者的诊断主要依赖头痛的临床特征,包括不可耐受的疼痛、单侧性、刻板的周期性和自主神经症状。ICHD-3 beta的诊断标准介绍如下。

(1)符合(2)～(4)项特征的至少5次发作。

(2)严重或非常严重的单侧眼球后、眶上和(或)颞部疼痛(未经治疗)持续15～180分钟。

(3)有下列任1项或2项伴随症状。

1)至少有1项头痛侧的症状或体征。①结膜充血和(或)流泪。②鼻塞和(或)流涕。③眼睑水肿。④前额和面部出汗。⑤耳内胀满感。⑥瞳孔缩小和(或)上睑下垂。

2)不安或焦躁。

(4)在丛集期半数以上的时间里,发作频率从隔日1次到每日8次。

(5)不能归因于其他疾病。

(五)鉴别诊断

丛集性头痛除与常见原发性头痛鉴别外,尚需与发作性偏侧头痛鉴别。发作性偏侧头痛多见于女性,头痛性质、部位、伴随症状与丛集性头痛相似,但发作持续时间一般较短,2～30分钟,发作频次(每日5次以上)多于丛集性头痛,并且对常规剂量的吲哚美辛治疗反应良好。

(六)治疗

1.急性期治疗

由于丛集性头痛的发作迅速,疼痛达峰时间短,而口服药物吸收起效慢,因此,急性期治疗吸氧、皮下注射舒马曲普坦或双氢麦角胺。通过面罩吸入100％氧气(每分钟7～10L,15～30分钟)可以安全有效地缓解大部分丛集性头痛。对于夜间可能的发作,可以把氧气罐放在卧室。然而,许多患者却不能及时获得吸氧治疗。皮下注射舒马曲普坦或双氢麦角胺,可以迅速缓解头痛,并且没有抗药性。但是这两种药物没有预防作用,只能发作时使用。4％～6％的利多卡因1mL经同侧鼻孔吸入仅对小部分患者有效。布托啡诺鼻雾化剂具有止痛和促眠作用,适用于夜间发作的患者。

2.预防性治疗

急性治疗有时无效而延长患者疼痛时间,频繁给药常导致药物过量,因此,丛集性头痛患者需接受预防治疗以减少发作。短程大剂量的泼尼松可以减轻疼痛发作,为预防药物发挥作用争取时间。使用方法:泼尼松和预防药物同时开始使用,泼尼松(每日60mg)口服1周后停药。

维拉帕米可用于丛集性头痛的预防,服用期间不影响舒马曲普坦和双氢麦角胺的使用。预防丛集性头痛的服用剂量高,每日540～960mg,中等剂量(每日240～480mg)反应差。

锂剂可能通过调节生理节律、降低神经活动度而起到预防作用,有效的血药水平为0.4～1.0mmol/L,远低于治疗躁狂症的剂量。服用剂量为碳酸锂150～300mg,每日3次。服药期间需监测血药浓度,以免急性锂中毒和其他不良反应(如神经毒性、甲状腺功能减低)发生。二甲麦角新碱和丙戊酸也可用于丛集性头痛的预防治疗。二甲麦角新碱 2mg,每日 3 次,每日最大剂量 12mg,常见不良反应有恶心、呕吐、眩晕、失眠,腹膜后纤维化少见。

单药预防治疗有时难以奏效,两种预防药物的联合使用,要权衡利弊,以获得最佳收益。要治疗难以缓解的丛集性头痛,可以考虑手术治疗。射频三叉神经根离断术能取得 70% 的缓解,但仍有超过 20% 的患者复发,后遗症包括面部感觉的丧失和角膜反射消失;其他的手术治疗方法还有甘油三叉神经根离断术、伽马刀治疗、深部脑刺激术等。

四、药物过量性头痛

(一)定义

药物过量性头痛(medication overuse headache,MOH),曾称止痛药反跳性头痛、药源性头痛,是指头痛患者过度使用急性期治疗药物后原有头痛转为慢性,头痛的发作频率、疼痛程度较前加重。

(二)概述

MOH 的患病率为 1‰~2‰;女性显著高于男性,占 MOH 患者的 62%~92%;MOH 为头痛的第三大常见类型。一般引起 MOH 的药物包括麦角胺、曲坦类、普通止痛剂、巴比妥类及复合制剂(含阿片类、苯二氮䓬类、咖啡因),在我国止痛剂及复合制剂是过度服用较多的药物,国外以曲坦类药物为主。目前的发病机制仍不清楚,可能与患者个体因素及遗传因素有关。可能的机制有:药物过量使皮质兴奋性、三叉神经系统发生适应性改变;脑内 5-羟色胺(5-HT)结合位点下降、皮质扩布性抑制(CSD)增多、三叉神经伤害性感受系统敏感性增强、降钙素基因相关肽释放增加等。

(三)临床表现

MOH 常继发于偏头痛或紧张型头痛,是慢性头痛的一个主要类型。在患者原发头痛中,偏头痛约为 65%,紧张型头痛约 27%,混合性或其他类型头痛为 8%。患者在频繁使用急性期头痛治疗药物后,头痛的频率和程度较前增加,头痛几乎每天发生,止痛药物服用剂量及频次随头痛加重而增多,药物的毒性表现出现,治疗难度增大,患者常伴有抑郁、焦虑、睡眠障碍等。

(四)诊断

ICHD-3 beta 的 MOH 诊断标准如下。

(1)原有头痛疾患的患者,头痛每月≥15 日。

(2)规律过量使用 1 种或 1 种以上急性或症状性头痛期治疗药物大于 3 个月。

1)麦角胺、一种或多种曲坦类、阿片类或复合镇痛剂每月≥10 日。

2)一种或多种非甾体类抗炎药(除外阿司匹林)每月≥15 日。

3)单一镇痛剂未过度使用,但联合麦角胺、曲坦类、阿片类药物使用每月≥10 日。

(3)不能归因于其他疾病。

(五)治疗

治疗目标包括减少头痛的发作频率、疼痛程度,减少急性期治疗药物的次数及剂量,降低头痛导致的失能影响,提高患者生活质量。撤药治疗需要根据患者的具体状态,采取个体化的原则。

1. 减停过度使用药物

减停过度使用的药物是 MOH 治疗的关键,撤药的目的不仅使患者减毒、改善慢性头痛,也能提高患者对头痛急性期治疗和预防治疗药物的反应性。撤药过程分为突然停药和逐渐停药,目前还没有研究比较哪种撤药过程更好。针对过度使用药物种类不同,可选择不同的撤药方案;对于过度使用阿片类、苯二氮䓬类、巴比妥类药物的患者,建议逐渐撤药。患者停药后出现戒断症状,常见撤药后的头痛加重、恶心、呕吐、低血压、心动过速、睡眠障碍、烦躁、焦虑等,一般持续 2～10 日,平均 3.5 日;过度使用曲坦类药物、麦角类和非甾体类抗炎药撤药症状平均持续时间分别为 4.1 日、6.7 日、9.5 日。

患者撤药治疗是否需要住院,主要取决于患者的用药种类、个体状态、并发症等。住院治疗可以更好地监督患者对药物的过度使用、提供专业的心理支持、及时处理撤药症状、便于静脉给药。对于过度使用阿片类、巴比妥类、苯二氮䓬类药物,存在心理问题、严重并发症、撤药反应较大(恶心、呕吐、偏头痛持续状态)以及曾经撤药失败的患者,建议住院治疗。撤药症状轻的患者可以门诊治疗。

对撤药后症状可给予对症处理,恶心、呕吐可予以止吐药物,进食少的适度补液。撤药后头痛的治疗目前没有标准化的推荐方案,短程大剂量泼尼松的治疗效果尚不确定;可参考难治性偏头痛的治疗措施,必要时给予曲坦类、镇静剂等,缓解症状。

撤药治疗成功的标准:撤药后患者头痛消失或头痛频次较前减少 50% 以上,1 年内的成功率约 70%。

2. 预防性治疗

MOH 预防性治疗的大样本临床研究数据尚缺乏。预防性药物的选择可根据患者的原发头痛类型、药物不良反应、并发症、先前的治疗经验。在撤药前即开始给药,口服托吡酯和(或)A 型肉毒毒素局部注射可减轻 MOH 患者的头痛症状。

3. 心理支持

患者教育及心理支持对于成功撤药治疗非常重要。告知患者撤药后出现的症状,积极争取患者配合治疗;同时动员家庭成员参与患者治疗,给予鼓励和心理支持,增加患者的治疗信心,度过困难的撤药阶段。多项研究显示,心理治疗配合药物治疗远期效果优于单纯药物治疗。

4. MOH 预防

规范急性期头痛治疗药物的使用,监督指导患者急性期治疗药物的服用,严格控制每月使用剂量,明确患者服药时机,规定复诊时间,指导患者用药,宣讲药物过量的危害。

(六)预后

MOH 的 1 年复发率约为 30%,4～6 年的累积复发率为 40%～60%。

第二节　病毒感染性疾病

中枢神经系统病毒感染是指由各种不同的病毒感染中枢神经系统引起的一大组临床和亚临床症候群。不同的病毒可侵犯人类中枢神经系统的不同部分,引起脑炎、脑膜炎、脑干炎、小脑炎等。病毒性脑炎是中枢神经系统感染的常见病,而其致病病毒种类繁多,如疱疹病毒、虫媒病毒、肠道病毒等,其中以单纯疱疹病毒性脑炎最为常见。但近年来,一些新发病毒的感染也引起了人们的重视,如美国西尼罗河病毒的感染。一些可能导致人兽共患病的病毒也得到人们的重视,如博尔纳病毒。

一、单纯疱疹病毒性脑炎

(一)概述

单纯疱疹病毒性脑炎(herpes simplex virus encephalitis,HSE)是由单纯疱疹病毒(herpes simplex virus,HSV)感染引起的一种急性中枢神经系统感染性疾病,最常累及大脑颞叶、额叶及边缘系统,引起脑组织出血性坏死和(或)变态反应性脑损害,又称为急性坏死性脑炎,是中枢神经系统最常见的病毒感染性疾病。未经治疗的 HSE 病死率高达 70% 以上,自从阿昔洛韦应用于临床以来,HSE 的病死率已大幅下降。本病呈全球性分布,一年四季均可发病,无明显性别差异,任何年龄均可发病,其中约 1/3 发生于 20 岁前。据统计,国外 HSE 发病率为(4~8)/10 万,患病率为 10/10 万;国内尚缺乏准确的流行病学资料。

(二)病因和发病机制

HSV 是一种嗜神经的 DNA 病毒,有两种血清型,即 HSV-1 和 HSV-2。在人类约 90% 的 HSE 由 HSV-1 引起,约 10% 由 HSV-2 所致,且 HSV-2 引起的 HSE 主要发生在新生儿,是其通过产道时被 HSV-2 感染所致。

HSV 属于疱疹病毒,它们有脂质包膜并可以在细胞核内繁殖。疱疹病毒可以长时间处于静止期,其发病可以表现为由原发感染导致急性发病,也可表现为受到刺激后由潜伏的病毒再度活化而发病。细胞中积聚的病毒颗粒常以嗜酸性包涵体的形式存于细胞核内。人群中 HSV 感染非常普遍,患者和健康带毒者是本病的主要传染源,主要通过密切接触与性接触传播,也可通过飞沫传播。其中 HSV-1 主要经呼吸道或唾液接触传播,HSV-2 主要通过性接触途径传播。单纯疱疹病毒首先在口腔和呼吸道或生殖器引起原发感染,HSV-1 原发感染主要引起口炎、咽喉炎或呼吸道疾病,HSV-2 主要引起生殖系统感染。原发感染后机体迅速产生特异性免疫力而康复,但不能彻底消除病毒,病毒以潜伏状态长期存在体内,而不引起临床症状。神经节中的神经细胞是病毒潜伏的主要场所,HSV-1 主要潜伏在三叉神经节,HSV-2 主要潜伏在骶神经节。人体受到各种非特异性刺激使机体免疫力下降,潜伏的病毒再度活化,经三叉神经轴突进入脑内,引起颅内感染,出现颞叶、岛叶、额叶眶面的炎症。超过 2/3 的 HSV-1 脑炎是由再活化感染而引起,其余由原发感染引起。而 HSV-2 则大多数由原发感染引起。

(三)病理

病理改变主要是脑组织水肿、软化、出血、坏死,这种改变呈不对称性分布,以颞叶内侧、边缘系统和额叶眶面最为明显,也可累及枕叶,同时往往伴有脑膜的炎症。镜下血管周围有大量淋巴细胞浸润形成袖套状,小胶质细胞增生,神经细胞弥漫性变性坏死。神经细胞和胶质细胞核内可见嗜酸性的包涵体,包涵体内含有单纯疱疹病毒的颗粒和抗原。

(四)临床表现

任何年龄均可患病,原发感染的平均潜伏期为 6 日,起病前常有上呼吸道的前驱感染史,前驱症状包括发热、全身不适、头痛、肌痛、嗜睡、腹痛和腹泻等,约 1/4 的患者有口唇疱疹史。

本病多呈急性起病,患者出现发热,体温可高达 40.0℃,临床症状主要为精神行为异常,表现为注意力涣散、反应迟钝、言语减少、情感淡漠、表情呆滞,呆坐或卧床,行动懒散,甚至不能自理生活,或表现木僵、缄默,或烦躁、动作增多、行为奇特及冲动行为等。患者可出现头痛、呕吐、癫痫发作,也可出现偏瘫、失语、偏盲、共济失调等,少数患者还可出现锥体外系症状。病情常在数日内快速进展,患者出现意识障碍,表现为嗜睡、昏睡、昏迷或去皮质状态,部分患者在疾病早期迅即出现昏迷,重症患者可因广泛脑实质坏死和脑水肿引起颅内压增高,甚至脑疝形成而死亡。自然病程通常为数日至2个月。

（五）辅助检查

1.血常规检查

血常规检查对HSE的诊断无特异性,可见白细胞轻度增多,也可正常。

2.脑电图检查

常出现弥漫性高波幅慢波,以单侧或双侧颞区、额区异常更明显,甚至可出现颞区的尖波与棘波。以颞叶为中心的周期性同步放电(2~3Hz)最具诊断价值。

3.影像学检查

头颅CT检查约有50%的HSE发现一侧或两侧颞叶和额叶低密度灶,若在低密度灶中有点状或片状高密度灶,提示有出血,部分患者可伴有明显的占位效应。在单纯疱疹病毒性脑炎发病的最初4~5日内,部分患者头颅CT检查可能不能发现异常,此时头颅MRI对早期诊断和显示病变区域帮助较大,典型表现为在颞叶内侧、额叶眶面、岛叶皮质和扣带回出现局灶性水肿,在T_1像上为低信号,T_2像上表现为高信号。

4.脑脊液检查

脑脊液外观大多为无色清亮,伴有出血者可呈血性脑脊液,脑脊液的压力多呈轻度增高,部分患者也可正常,颅内有占位效应明显的重症患者脑脊液压力可明显增高;脑脊液中有核细胞数增多,一般为$(50\sim100)\times10^6/L$,少数可高达$1000\times10^6/L$;以淋巴细胞为主,可有红细胞数增加,除外腰椎穿刺损伤后则提示伴有出血;脑脊液蛋白质呈轻、中度增高,大多数患者脑脊液蛋白质在1g/L以下,超过1g/L者少见;脑脊液糖与氯化物正常。有5%~10%的HSE患者脑脊液常规、生化检查正常。脑脊液病原学检查对诊断颇有意义,具体包括以下内容。①检测HSV特异性抗体:采用Western印迹法、间接免疫荧光测定及ELISA法,病程中2次及2次以上抗体滴度呈4倍以上增加(需同时检测血清中的抗体),即可确诊,但这主要用于回顾性诊断。②检测脑脊液中HSV-DNA:用聚合酶链反应(PCR)检测病毒DNA,可早期快速诊断,有着很高的敏感性和特异性,标本最好在发病后2周内送检。③脑脊液病毒分离:从患者脑脊液中分离病毒的阳性率仅为4%,且阴性结果不能排除诊断。

5.脑活检

脑活检是诊断HSE的金标准,可发现非特异性的炎症改变,细胞核内出现嗜酸性包涵体,电镜下可发现细胞内病毒颗粒。

（六）诊断

诊断的主要依据包括以下几点。①口唇或生殖系统疱疹史,或本次发病有皮肤、黏膜疱疹。②有典型的HSE的临床表现,患者在上呼吸道感染后出现发热、头痛、精神行为异常、癫痫发作、意识障碍及早期出现的局灶性神经系统损害体征等。③脑脊液检查有核细胞数轻至中度增加,糖和氯化物正常,蛋白质轻度增高。④脑电图检查表现为以颞区、额区损害为主的脑弥漫性高波幅慢波。⑤头颅CT检查发现一侧或两侧颞叶和额叶低密度灶或头颅MRI出现颞叶内侧、额叶眶面、岛叶皮质和扣带回的异常信号,在T_2像上表现为高信号。⑥特异性抗病毒药物治疗有效可间接支持诊断。

确诊尚需选择如下检查。①脑组织活检病理发现组织细胞核内嗜酸性包涵体,电镜下发现细胞内病毒颗粒或原位杂交发现 HSV 病毒核酸。②脑脊液的 PCR 检测发现病毒 DNA。③脑组织或脑脊液标本中分离、培养和鉴定出 HSV。

对于疑是 HSE 的患者,先进行影像学检查排除了腰椎穿刺的禁忌证(严重的占位性损害或严重的脑水肿和脑中线移位等),应做腰椎穿刺检查。尽管有 5%~10% 的 HSE 患者脑脊液检查可能是正常的,但大多数患者有脑脊液核细胞的轻到中度增高,脑脊液蛋白质轻度增高,糖和氯化物正常。脑脊液 PCR 检测对单纯疱疹病毒性脑炎的诊断很有帮助,也有利于与其他病毒性脑炎的鉴别,有条件的实验室应进行脑脊液 PCR 检测。检测脑脊液和血清中急性期和恢复期病毒抗体滴度,由于获得结果较迟,这对急性期患者的诊治帮助不大,主要用于回顾性诊断。由于阿昔洛韦治疗和脑脊液 PCR 诊断方法的出现,脑活检已很少应用,但对高度怀疑患者的诊断仍应考虑进行。

(七)鉴别诊断

1.急性播散性脑脊髓炎(ADEM)

ADEM 是一种免疫介导的中枢神经系统脱髓鞘疾病,ADEM 通常在发病前 4 周内有疫苗接种或有麻疹、风疹或水痘等感染病史,好发于儿童,在症状出现时常无发热,可有视神经受累,也可累及脊髓;而单纯疱疹病毒性脑炎病前往往出现上呼吸道感染病史,任何年龄都可发病,发病时往往有发热,一般不会累及视神经和脊髓。急性播散性脑脊髓炎 MRI 检查多个区域出现局灶性高信号影,包括双侧大脑半球的白质区、基底节、脑干、小脑、脊髓;而单纯疱疹病毒性脑炎 MRI 表现为颅内一个或多个区域的弥散性高信号影,主要位于颞叶内侧、额叶眶面、岛叶皮质和扣带回。此外,在伴有出血的单纯疱疹性脑炎患者还可在脑脊液中出现红细胞,而这在 ADEM 不常见。

2.其他疱疹病毒性脑炎

水痘—带状疱疹病毒主要侵犯和潜伏在脊神经后根神经节的神经细胞或脑神经的感觉神经节的神经细胞内,极少侵及中枢神经系统。水痘—带状疱疹病毒感染引起的病毒性脑炎通常发生在带状疱疹出疹后 3~5 周,此时疱疹已消退,只留下局部色素沉着,发病前有带状疱疹病史有助于鉴别诊断。脑脊液检出该病毒抗体和病毒核酸阳性,也是鉴别的依据。

巨细胞病毒性脑炎临床较少见,常见于有免疫缺陷的个体,如获得性免疫缺陷综合征(AIDS)或长期用免疫抑制剂的患者。临床呈亚急性或慢性病程,表现意识模糊、头痛、记忆力减退、情感障碍和局灶性脑损害的症状和体征。脑脊液中用 PCR 方法检测到巨细胞病毒核酸可资鉴别。

3.肠道病毒性脑炎

肠道病毒是 RNA 病毒,人与人之间的接触和粪-口途径是主要的传播途径,特别多见于儿童,除引起病毒性脑膜炎外,也是病毒性脑炎的常见病因之一。发病高峰季节多见于夏、秋季,流行性或散发性。临床主要表现为发热、精神异常、意识障碍、癫痫发作、瘫痪等。发病初期有胃肠道症状、脑脊液中 PCR 检出病毒核酸可帮助诊断。

4.结核性脑膜炎

结核性脑膜炎临床也较常见,随着结核耐药菌株的增加、AIDS 患者的增多以及免疫抑制剂的大量应用,全球结核的发病率近年有所增高,这就使得结核性脑膜炎的发病率也有所增加。结核性脑膜炎呈急性或亚急性起病,临床主要表现为头痛、发热、盗汗、消瘦、呕吐、脑神经麻痹,也可出现精神行为异常,严重者出现意识障碍、脑疝,甚至死亡。鉴别主要依靠脑脊液检查,结核性脑膜炎患者脑脊液压力常明显增高,脑脊液外观可呈无色透明或呈微黄色,脑脊液有核细胞轻至中度增高,脑脊液糖和氯化物降低,蛋白质常明显增高,许多患者脑脊液蛋白质超过 1g/L。头颅 MRI 检查大多正常,部分患者出现脑膜强化、脑积水等改变。部分结核性脑膜炎患者有肺结核病史或结核接触史,这也有利于与单纯疱疹病毒性脑炎鉴别。

5. 中毒性脑病

中毒性脑病患者有相关毒物接触史,一般无发热,头痛不常见,在中毒因素未去除前或得到有效治疗前精神抑制症状逐渐恶化,血常规和脑脊液检查通常正常。

（八）治疗

早期诊断和早期治疗是降低 HSE 病死率的关键,治疗主要是抗病毒治疗,辅以免疫治疗和对症支持治疗。未经治疗的单纯疱疹病毒性脑炎有着很高的病死率,阿昔洛韦的早期应用又可以明显地降低患者病死率,故对拟诊和确诊的患者都要早期给予阿昔洛韦抗病毒治疗。

1. 抗病毒药物治疗

（1）阿昔洛韦（无环鸟苷）：为一种鸟嘌呤衍生物,能选择性地抑制病毒 DNA 的复制。阿昔洛韦首先在病毒感染的细胞内,经病毒胸苷激酶作用转化为单磷酸阿昔洛韦,再经宿主细胞酶的作用转变为三磷酸阿昔洛韦,三磷酸阿昔洛韦与 DNA 合成的底物 2'-脱氧鸟苷发生竞争,一旦三磷酸阿昔洛韦进入 DNA 链,就可阻断病毒 DNA 链的合成。三磷酸阿昔洛韦插入病毒 DNA 链的过程是不可逆的,插入后同时可灭活 DNA 聚合酶。阿昔洛韦不良反应一般比较小,主要原因如下。①阿昔洛韦必须在病毒胸苷激酶的作用下才能发挥作用,所以阿昔洛韦只有在有病毒感染的细胞内才能发挥作用。②三磷酸阿昔洛韦阻断 HSV-1 聚合酶的能力是阻断人类细胞 α-DNA 聚合酶的 30～50 倍,故在体内,它主要影响病毒 DNA 的合成。常用剂量为每次 10mg/kg,每 8 小时静脉滴注 1 次,每次静脉滴注时间需 1 小时以上,连用 14～21 日为 1 个疗程,疗程少于 10 日者可能会复发。若病情较重,可延长治疗时间或再重复治疗1 个疗程。不良反应主要有暂时性的升高肌酐浓度和在骨髓移植的患者中出现神经毒性（4%的患者出现精神恍惚、震颤或癫痫）、皮疹、血清氨基酸转移酶暂时性升高等。阿昔洛韦在体内主要经过肾排泄,在肾功能正常的患者中,半衰期为 2～3 小时,脑脊液中的阿昔洛韦药物浓度大约是血浆浓度的 50%。口服给药的生物利用度低（20%）,虽然口服给药可达到与静脉给药相似的血药浓度,但口服阿昔洛韦对于单纯疱疹病毒性脑炎的治疗效果尚不能确定,故单纯疱疹病毒性脑炎首选是静脉滴注阿昔洛韦。对于肾功能不全的患者,可根据肌酐清除率来确定阿昔洛韦的剂量和给药间隔。当肌酐清除率每分钟>50mL 时,阿昔洛韦的使用剂量为每次 10mg/kg,给药间隔为每 8 小时 1 次;当肌酐清除率在每分钟 25～50mL 时,阿昔洛韦的使用剂量为每次 10mg/kg,给药间隔调整为每 12 小时 1 次;当肌酐清除率在每分钟 10～25mL 时,阿昔洛韦的使用剂量为每次 10mg/kg,给药间隔调整为每 24 小时 1 次;当肌酐清除率每分钟<10mL 时,阿昔洛韦的使用剂量为每次 5mg/kg,给药间隔为每 24 小时 1 次。

近年已发现对阿昔洛韦耐药的 HSV 株,这类患者可改用膦甲酸钠和西多福韦治疗。

（2）膦甲酸钠（PFA）：PFA 是焦磷酸盐的类似物,为非核苷类抗病毒药物。作用机制是直接作用于病毒核酸聚合酶的焦磷酸结合部位,抑制 DNA 和 RNA 的合成,有广谱的抗病毒作用,适宜治疗所有人类疱疹病毒类和 HIV 的感染,特别对 HSV-1 和 HSV-2 均有抑制作用。

膦甲酸钠因是直接作用于核酸聚合酶的焦磷酸结合部位,这与阿昔洛韦不同,故对阿昔洛韦耐药的病毒株仍有抑制作用。使用剂量是每日 0.16mg/kg,连用 14 日,不良反应主要是贫血、肾损害、电解质异常、头痛、疲劳等。足够的水化对于膦甲酸钠治疗时减少肾毒性是很重要的。

(3)西多福韦:1996 年 5 月美国 FDA 批准该药上市。该药是开环核苷酸类似物,其作用机制是西多福韦在细胞胸苷激酶的作用下转化为活性代谢物单磷酸酯、二磷酸酯和与磷酸胆碱的加成物。西多福韦二磷酸酯通过抑制病毒 DNA 聚合酶,竞争性地抑制脱氧胞嘧啶核苷-5'三磷酸酯整合人病毒的 DNA,减慢 DNA 的合成,并使病毒 DNA 失去稳定性,从而抑制病毒的复制。对人 CMV 有很强的抑制作用,对其他疱疹病毒如 HSV-1、HSV-2、VZV、EBV、HHV-6 及腺病毒、人乳头瘤状病毒也有很强的活性,对某些耐阿昔洛韦或膦甲酸钠的病毒株也有活性。体外试验表明,尽管西多福韦对 HSV-1 和 HSV-2 的抑制作用比阿昔洛韦低 10倍,但对缺乏胸苷激酶的 HSV-1 突变病毒株的作用则比阿昔洛韦强。免疫印迹分析表明,西多福韦能阻滞 HSV 特异性蛋白的表达。从 HIV 感染者分离的对阿昔洛韦产生耐药性的HSV-2 病毒株,西多福韦对其有很强的抑制作用。治疗剂量通常为每周静脉注射 1 次,剂量为 5mg/kg,共 2 周;其后隔 1 周注射 1 次,剂量为 3~5mg/kg,可再用数次。不良反应有发热、蛋白尿、中性粒细胞减少、血肌酐升高、酸中毒等。

(4)更昔洛韦:是一种脱氧鸟苷核苷类似物。其抗 HSV 的疗效是阿昔洛韦的 25~100倍,具有更强、更广谱的抗 HSV 作用和更低的毒性。耐阿昔洛韦并有 DNA 聚合酶改变的HSV 突变株对更昔洛韦也敏感。常用剂量为每日 10mg/kg,分 2 次静脉滴注,疗程为 14~21日。主要不良反应是骨髓抑制,中性粒细胞、血小板减少,贫血,轻度肝功能损害,血肌酐升高等。

(5)阿糖腺苷:为人工合成的嘌呤核苷类似物,对 HSV-1、HSV-2 均有效,是一种广谱的抗病毒药,其主要作用机制是抑制病毒 DNA 的合成。由于阿糖腺苷的溶解度不是很高,它需要一个较高的稀释体积以便静脉内给药(药液浓度不超过 700mg/L,给药时间>12 小时)。脑脊液中阿糖腺苷的浓度是血清浓度的 30%~50%。总体来说,阿糖腺苷对单纯疱疹病毒性脑炎的疗效不如阿昔洛韦,故在临床工作中,阿糖腺苷应用大部分被阿昔洛韦所取代。对于应用阿昔洛韦后复发的单纯疱疹病毒性脑炎患者,阿糖腺苷具有应用价值。对阿昔洛韦过敏或者是阿昔洛韦耐药 HSV 感染的患者,可给予阿糖腺苷每日 15mg/kg,静脉滴注持续 14 日。由于该药必须被稀释,大剂量液体可能对于有显著脑水肿的患者是不利的。阿糖腺苷的不良反应相对较少,包括恶心、腹泻、厌食、呕吐、白细胞减少,以及神经系统不良反应如震颤、共济失调、精神症状和癫痫等。

2. 肾上腺皮质激素治疗

糖皮质激素具有抑制炎症反应,减轻脑组织水肿的作用。目前对糖皮质激素治疗本病尚有争议,但对病情危重、头颅 CT 见出血性坏死灶以及脑脊液有核细胞和红细胞明显增多者可酌情使用;常用药物为地塞米松 10~20mg,静脉滴注,每日 1 次,连用 10~14 日;然后改为泼尼松龙口服,逐渐减量至停药。

3. 免疫治疗

(1)干扰素及其诱生剂:干扰素是细胞经病毒感染后产生的一组高活性糖蛋白,病毒感染后可使人体产生干扰素,它具有广谱抗病毒活性,而对宿主细胞损害极小;α-干扰素治疗剂量

为每日 60×10^6 U,连续肌内注射 30 日。干扰素诱生剂,如聚肌苷聚胞啶酸(Poly:C)和聚鸟苷聚胞啶酸(PolyG:C)、麻疹活疫苗等可使人体产生足量的内源性干扰素。

(2)转移因子:可使正常淋巴细胞致敏而转化为免疫淋巴细胞,治疗剂量为皮下注射每次 1 支,每周 1～2 次。

4.对症支持治疗

对重症及昏迷的患者至关重要,注意维持营养及水、电解质的平衡,加强护理,保持呼吸道通畅,预防呼吸道感染,预防压疮和深静脉血栓。必要时可给予静脉高营养,高热者给予物理降温,颅内压增高者及时给予甘露醇等脱水降颅压治疗,严重脑水肿的患者,可短程大量应用肾上腺糖皮质激素治疗。对药物治疗无效伴随临床症状恶化的快速颅内压增高患者,应考虑给予外科手术减压,如果手术及时,可能会挽救患者的生命。有癫痫发作的患者给予抗癫痫治疗。恢复期可进行康复治疗。

二、水痘—带状疱疹病毒性脑炎

(一)概述

水痘—带状疱疹病毒性脑炎是由水痘—带状疱疹病毒(varicella-herpes zoster virus,VZV)感染引起的一种病毒性脑炎。水痘—带状疱疹病毒在人类引起带状疱疹比较常见,而仅少数患者发生病毒性脑炎。

(二)病因和发病机制

水痘—带状疱疹病毒属疱疹病毒科,是一种嗜神经的 DNA 病毒。因机体免疫功能状态不同,VZV 感染后在儿童发生水痘,成人则患带状疱疹。VZV 通常经呼吸道侵入人体,无免疫力的儿童初次感染后,经 2 周左右的潜伏期后全身皮肤出现斑丘疹、水疱疹。愈合后病毒往往不能被完全清楚,病毒长期潜伏在脊髓背根神经节或脑神经的感觉神经节中。中年以后,当机体的免疫力下降以及患恶性肿瘤,接受骨髓移植、放射治疗、器官移植,长期接受肾上腺皮质激素或免疫抑制剂治疗而导致免疫力下降时,潜伏在神经节中的病毒可再次活化,沿感觉神经向外传到皮肤引起带状疱疹,或沿神经上行,进入中枢神经系统引起病毒性脑炎。

(三)病理

受累的脊髓背根神经节或脑神经的感觉神经节可发生肿胀,出现炎症反应,炎症反应细胞主要是淋巴细胞,炎症反应可进一步扩展至脑膜。脑内存在广泛的非特异性改变,一般有弥漫性脑水肿,部分患者血管周围有单核细胞浸润和脱髓鞘改变,神经元可发生变性,神经细胞核内可见嗜酸性包涵体。

(四)临床表现

水痘-带状疱疹病毒性脑炎多见于中老年人,症状一般出现在疱疹出疹后 3～5 周,此时疱疹已消退,仅留有色素沉着,也有少数患者症状出现于发疹前或发疹时,若脑炎的症状出现在发疹前,则会给脑炎的病因诊断带来困难。主要临床表现为头痛、呕吐、发热、偏瘫、失语、共济失调、精神行为异常、意识障碍和癫痫发作。

(五)辅助检查

脑脊液检查显示脑脊液压力可有增高,脑脊液有核细胞轻到中度增高,以淋巴细胞为主,蛋白质含量增高,糖和氯化物正常。但应注意在无中枢神经系统受累的带状疱疹患者中,有 40%～50%脑脊液有轻度的淋巴细胞和蛋白质增高,故诊断需结合临床表现及其他辅助检查。脑脊液中检测出抗带状疱疹 IgG 抗体也有助于诊断,也可应用 PCR 技术检查脑脊液中的 VZV-DNA。脑电图检查通常表现为弥漫性异常。影像学检查可见不同大小的梗死或出血性梗死灶和脱髓鞘改变。

(六)诊断

诊断主要依据临床表现,特别是出现神经系统症状前数周有带状疱疹病史则诊断不难。脑脊液检查淋巴细胞和蛋白质增高,糖正常。影像学的异常,脑脊液检测到 VZV-DNA 或带状疱疹 IgG 抗体。

(七)治疗

尽管目前还缺乏抗病毒药物治疗 VZV 脑炎疗效的临床研究证据,VZV 脑炎的治疗还是首选阿昔洛韦,用法为每次 10mg/kg,每 8 小时 1 次。其他抗病毒药物如阿糖腺苷等对 VZV 脑炎也有效,肾上腺糖皮质激素的应用目前意见尚不统一。

三、巨细胞病毒性脑炎

(一)概述

巨细胞病毒性脑炎是一种由巨细胞病毒感染引起的,主要发生在免疫缺陷个体的一种中枢神经系统感染性疾病。

(二)病因

巨细胞病毒属于疱疹病毒科,是疱疹病毒科中一种基因组很大的 DNA 病毒。人群中有着很高的巨细胞病毒感染率,成人巨细胞病毒抗体的血清阳性率高达 $40\%\sim100\%$,大多为隐性感染。成人巨细胞病毒性脑炎主要发生在免疫缺陷的患者,特别是 $CD4^+$ 细胞数低于 $50\times10^6/L$ 的 AIDS 患者。

(三)病理

病理上,可出现大脑、小脑和脑干的灶性坏死,脑内可见弥漫分布的小神经胶质结节或表现为以室管膜和室管膜下神经胶质细胞的炎症和坏死为特征的室管膜炎。

(四)临床表现

临床主要表现为发热、头痛、癫痫发作、定向障碍、行为异常、淡漠、昏睡,并可出现神经系统局灶性症状和体征,如脑神经麻痹和眼震等。约 30% 的患者出现脑干和小脑受累的症状。在脑室脑炎的患者,多表现为亚急性起病。有弥漫性小结节形成者,可出现痴呆。

(五)辅助检查

脑脊液检查表现为脑脊液压力可增高,淋巴细胞轻度增多,蛋白质增高。脑脊液病毒培养尽管非常特异,但阳性率较低。脑脊液 PCR 检查病毒核酸是一种敏感和特异的方法。CT 或 MRI 检查可正常,在脑室室管膜表面可见信号增高影,CT 可见脑实质中有弥散分布的小结节状低密度影,MRI 表现为 T_2 像高信号。

(六)治疗

巨细胞病毒性脑炎的治疗主要是抗病毒治疗和对症支持治疗,这里主要介绍抗病毒治疗。阿昔洛韦对 CMV 感染无效,不应作为巨细胞病毒性脑炎的治疗选择。

1.更昔洛韦

更昔洛韦又称丙氧鸟苷,是一种脱氧鸟苷核苷类似物,该药对所有的疱疹病毒都有效,尤其是对巨细胞病毒有强烈的抑制作用。无论是免疫功能健全或是免疫功能不全的患者(接受器官移植或骨髓移植的患者或 AIDS 患者），更昔洛韦都可作为严重巨细胞病毒感染的选择。更昔洛韦口服吸收差，生物利用度低，需要静脉给药，推荐剂量为每次 5mg/kg，每 12 小时 1 次，静脉滴注，急性期疗程 2～3 周，多数患者在停药后数周内复发，故在急性期疗程结束后尚需维持治疗，以降低复发率，维持治疗剂量为每日 5mg/kg。剂量限制的毒性反应包括骨髓抑制，导致中性粒细胞下降和血小板减少；中枢神经系统毒性包括头痛、精神状态的改变和癫痫。免疫功能健全的患者对急性治疗有反应，不需维持治疗。

2. 膦甲酸钠

膦甲酸钠是一种焦磷酸类似物，可阻断 HSV-1、HSV-2、CMV、EBV 和 VZV 的 DNA 聚合酶。剂量为每次 60mg/kg，每 8 小时 1 次静脉滴注，急性期疗程 2～3 周，为了减少停药后的复发，急性期疗程结束后尚需维持治疗，剂量为每日 90～120mg/kg。主要的不良反应是肾毒性，并可能会发展为急性肾衰竭，足够的水化对于膦甲酸钠治疗时减少肾毒性是很重要的。其他不良反应包括电解质紊乱，如低钙血症或高钙血症、低磷酸盐血症或高磷酸盐血症和低钾血症。中枢神经系统毒性发生于 10％的患者，包括头痛、震颤、癫痫发作和精神状态的改变。

对于更昔洛韦或膦甲酸单独治疗失败的患者，可用二者联合治疗或用西多福韦治疗。

四、腮腺炎病毒性脑炎

（一）概述

腮腺炎病毒性脑炎是流行性腮腺炎的神经系统并发症之一。流行性腮腺炎病毒是副粘病毒科副粘病毒属中的一种 RNA 病毒，对人类具有高度的传染性。多见于儿童，4～7 岁为高发年龄，全年皆可发病，以冬季为多，病毒感染后主要引起的腮腺肿大是流行性腮腺炎的主要特征。病毒侵入人体后，可通过血—脑屏障或血—脑脊液屏障进入中枢神经系统引起脑炎。致病机制有两种学说：一种认为脑损伤是病毒直接作用的结果，另一种则认为是感染后脱髓鞘病变。本病罕见死亡。

（二）临床表现

脑炎最常发生于腮腺肿大后的 3～10 日，体温已逐渐降低，腮腺肿大已逐渐消退时，此时诊断一般并不困难；但也有部分患者的脑炎症状发生在腮腺肿胀前或发生在没有腮腺肿大的情况下，这时诊断往往比较困难。中枢神经系统感染腮腺炎病毒的常见的症状是发热、头痛、呕吐、厌食、人格改变、精神异常，极少有昏迷和抽搐发作。脑实质受侵犯时可有偏瘫、偏身感觉障碍、失语、共济失调等症状。大多数患者经 3～10 日可完全愈合。

（三）辅助检查

脑脊液检查压力增高，有核细胞轻度增多，蛋白质轻度增高，糖和氯化物一般正常，少数患者可有脑脊液糖的轻度降低，脑脊液病毒培养和抗体检测也可有阳性发现。部分患者可有血清淀粉酶增高。头颅 CT 检查通常正常。

（四）诊断

诊断主要依据病史，结合临床表现和脑脊液检查。

（五）治疗

腮腺炎病毒性脑炎大多预后良好，治疗主要以对症支持治疗为主。

五、进行性多灶性白质脑病

（一）概述

进行性多灶性白质脑病（progressive multifocal leucoencephalopathy，PML）是一种由乳头多瘤空泡病毒（JCV）引起的罕见的亚急性致死性的中枢神经系统脱髓鞘疾病。常发生于细胞免疫功能低下的患者。JCV 是一种 DNA 病毒，主要感染侵及少突胶质细胞，造成神经细胞的髓鞘脱失。

（二）病理

病理改变以中枢神经系统脑白质内广泛多灶性部分融合的脱髓鞘病变为主，髓鞘脱失区的神经元可有轴突破坏，早期病灶主要在灰白质的交界区，后期病灶扩大，相互融合成片。病变主要累及大脑半球，也可累及小脑、脑干和颈段脊髓，但累及脊髓比较少见。

（三）临床表现

本病主要发生于成人，儿童罕见，呈亚急性或慢性起病，由于病灶主要累及双侧大脑半球，且病灶多发，临床症状和体征也多种多样，常以人格改变和智力下降起病，其他神经系统症状和体征包括偏瘫、感觉异常、视野缺损、共济失调等。病情呈进行性加重，逐渐出现痴呆、意识障碍，直至死亡。从发病到死亡的平均时间为 3～6 个月。

EEG 显示非特异的弥漫性或局灶性慢波；CT 可发现白质内多灶性低密度区，无增强效应；MRI 可见白质内 T 像高信号病灶。

（四）治疗

本病尚无有效的治疗方法，α-干扰素可试用于本病治疗，也有报道用阿糖胞苷治疗本病。病程通常持续数月，约 80% 的患者于 9 个月内死亡。

第三节　化脓性脑膜炎

根据脑脊液的外观，脑膜炎通常可以分为三大类：化脓性脑膜炎、浆液性脑膜炎和出血性脑膜炎。其中化脓性脑膜炎最常见的病原是脑膜炎双球菌、肺炎链球菌及流行性感冒嗜血杆菌 B 型，其次是金黄色葡萄球菌、链球菌、大肠埃希菌、变形杆菌、厌氧杆菌、铜绿假单胞菌。而结核分枝杆菌、布鲁氏菌、隐球菌等引起的中枢神经系统感染多表现为浆液性脑膜炎。

一、概述

化脓性脑膜炎简称化脑，系由化脓性细菌引起的一种急性软脑（脊）膜、蛛网膜、脑脊液及脑室的急性炎症反应，脑及脊髓表面可轻度受累。按照致病菌的种类不同，临床表现差异较大。通常全身感染症状重，也可发生于局部感染的恢复期，脑脊液中白细胞显著增多，甚至呈米汤样，脑脊液细菌培养或涂片检查可发现致病菌，有时可发现原发性化脓性病灶。化脓性脑膜炎是一种严重的颅内感染，尽管多数患者抗生素治疗有效，但至今病死率和病残率仍然较高。

二、临床表现

各种细菌感染引起的化脓性脑膜炎临床表现类似，主要如下。

1.感染症状

发热、寒战或上呼吸道感染表现等。

2.脑膜刺激征

表现为颈项强直,Kernig 征和 Brudzinski 征阳性。但新生儿、老年人或昏迷患者脑膜刺激征常常不明显。

3.颅内压增高

表现为剧烈头痛、呕吐、意识障碍等。腰椎穿刺时检测颅内压明显升高,有的在临床上甚至形成脑疝。

4.局灶症状

部分患者可出现局灶性神经功能损害的症状,如偏瘫、失语等。

5.其他症状

部分患者有比较特殊的临床特征,如脑膜炎双球菌脑膜炎(又称流行性脑脊髓膜炎)菌血症时出现的皮疹,开始为弥散性红色斑丘疹,迅速转变成皮肤瘀点,主要见于躯干、下肢、黏膜及结膜,偶见于手掌及足底。

三、诊断和鉴别诊断

（一）诊断

根据急性起病的发热、头痛、呕吐,查体有脑膜刺激征,脑脊液压力升高、白细胞计数明显升高,即应考虑本病。确诊须有病原学证据,包括脑脊液细菌涂片检出病原菌、血细菌培养阳性等。

1.常规实验室检查

（1）血常规检查:白细胞总数及中性粒细胞数明显增加。贫血常见于流感杆菌脑膜炎。

（2）血培养:早期、未用抗生素治疗者可得阳性结果。能帮助确定病原菌。

（3）咽拭子培养:分离出致病菌有参考价值。

（4）瘀点涂片:流脑患儿皮肤瘀点涂片查见细菌阳性率可达 50% 以上。

2.脑脊液检查

（1）常规检查:可见典型化脓性改变。脑脊液外观浑浊或稀米汤样,压力增高。镜检白细胞甚多,每升可达数亿。

（2）生化检查:糖定量不但可协助鉴别细菌或病毒感染,还能反映治疗效果。蛋白定性试验多为强阳性,定量在 1g/L 以上。

（3）细菌学检查:将脑脊液离心沉淀,做涂片染色,常能查见病原菌,可作为早期选用抗生素治疗的依据。

（4）免疫学检查:具体如下。

1)对流免疫电泳(coumter-immunoec trophoresis,CIE):此法是以已知抗体(特定的抗血清)检测脑脊液中的抗原(如可溶性荚膜多糖。特异性高,常用作流脑快速诊断,也用以检查流感杆菌、肺炎链球菌等,阳性率可达 70%～80%。

2)对脑膜炎双球菌与流感杆菌检测结果与用 CIE 方法所测结果相似。但对肺炎链球菌敏感性较差。此法较 CIE 敏感,但有假阳性可能。

3)用荧光素标记已知抗体,再加入待检抗原(如脑脊液、血液标本),然后用荧光显微镜观察抗原抗体反应。此法特异性高、敏感性强,可快速作出诊断,但需一定设备。

4)酶联免疫吸附试验。

(5)鲎蛛溶解物试验:具体如下。

1)正常脑脊液中免疫球蛋白量很低,IgM 缺乏。化脑患儿脑脊液中 IgM 明显增高,如大于 30mg/L,基本可排除病毒感染。

2)正常脑脊液 LDH 平均值:新生儿 53.1U;乳儿 32.6U;幼儿 29.2U;学龄 28.8U。LDH 同功酶正常值;新生儿 LDH1 27%,LDH2 35%,LDH3 34%,LDH4 3%,LDH5 1%。出生 1 个月后,LDH1 37%,LDH2 32%,LDH3 28%,LDH4 2%,LDH5 1%。化脑患儿 LDH 值明显升高,同功酶中 LDH4 及 LDH5 明显上升。

3.影像学检查

影像学检查的诊断和鉴别诊断意义有限。部分患者表现为增强后脑膜和脑皮质增强信号,但无增强表现也不能排除诊断。影像学检查的真正意义在于了解脑膜炎的中枢神经系统并发症,如脑脓肿、脑梗死、脑积水、硬膜下积脓和静脉窦血栓形成等。

(二)鉴别诊断

1.病毒性脑膜炎

脑脊液中白细胞计数通常低于 1000×10^6/L,糖及氯化物一般正常或稍低,细菌涂片或细菌培养结果阴性。

2.结核性脑膜炎

通常亚急性起病,脑神经损害常见,脑脊液检查白细胞计数升高往往不如化脓性脑膜炎明显,病原学检查有助于进一步鉴别。

3.隐球菌性脑膜炎

通常隐匿起病,病程迁延,脑神经尤其是视神经受累常见,脑脊液中白细胞计数通常低于 500×10^6/L,以淋巴细胞为主,墨汁染色可见新型隐球菌,乳胶凝集试验可检测出隐球菌抗原。

四、治疗

化脓性脑膜炎的治疗包括病因治疗(抗菌治疗)、辅助治疗和并发症治疗 3 个方面。其中抗菌治疗是化脓性脑膜炎治疗的关键,应避免延误治疗时机。

1.抗菌治疗

化脓性脑膜炎的病因治疗主要包括去除感染源和抗生素治疗。对于不能明确病原学的患者,根据经验选择抗生素,并尽快完善病原学检查;对于能够明确病原学的患者,则可以根据其特性及药敏试验结果选择针对性的抗生素。在化脓性脑膜炎急性期,由于血—脑脊液屏障的破坏,因此,多数抗生素可以自由地进入脑脊液内,但是随着病情的好转,应选择能够穿透血—脑脊液屏障并保持脑脊液中足够浓度、在酸性环境(脑脊液)内仍具有抗菌活性的抗生素。

除此之外,化脓性脑膜炎患者起病较急,病情危重,难以在第一时间获得病原学依据,因此通常采用两阶段的降阶梯治疗方案。第一阶段:结合患者年龄、易患因素、基础疾病及可能的病原菌经验性使用高效、广谱的抗生素治疗,以改善患者预后(降低病死率,防止器官功能障碍并缩短住院时间);第二阶段,在获得脑脊液细菌培养和药敏试验结果的基础上,换用相对窄谱的抗菌方案,以减少耐药性发生,并优化成本效益比。

(1)病原未明者抗生素选用标准。

1)新生儿:最常见的病原体是无乳链球菌、大肠埃希菌、单核细胞增多性李斯特菌、克雷伯菌属。通常选用头孢噻肟加氨苄西林。第三代头孢菌素对李斯特菌无效,因此不推荐头孢类单药使用。注意,头孢曲松可能干扰清蛋白和胆红素的结合,因此新生儿慎用。

2)婴儿和儿童及成人:婴儿期化脓性脑膜炎最常见的病原体是肺炎链球菌、脑膜炎奈瑟菌、无乳链球菌、嗜血流感杆菌、大肠埃希菌,儿童及成人常见的病原体是脑膜炎奈瑟菌、肺炎链球菌,其起始治疗均为万古霉素联合三代头孢菌素(头孢曲松或头孢噻肟)。

3)老年及老年前期(>50岁):多考虑社区获得性感染,最常见的病原体为肺炎链球菌、脑膜炎奈瑟菌、单核细菌增多性李斯特菌、需氧革兰阴性杆菌,其初始治疗推荐万古霉素联合氨苄西林和第三代头孢菌素。

4)颅底骨折:对于合并颅底骨折的化脓性脑膜炎患者,其病原菌主要为肺炎链球菌、流感嗜血杆菌、A群β溶血性链球菌,多为菌血症继发颅内感染,病情发展迅速,因此通常选用万古霉素联合抗菌谱较广的第三代头孢菌素。

5)脑外伤及神经外科手术(含脑脊液分流术)后:常见病原菌为需氧革兰阴性杆菌(包括铜绿假单胞菌)、金黄色葡萄球菌、凝固酶阴性葡萄球菌等,需考虑院内感染的可能,院内致病菌耐药常具有耐药性,因此起始治疗通常选用高效抗生素,如万古霉素联合使用四代头孢菌素(头孢吡肟)和(或)美罗培南。

(2)病原菌已明确者可参考药敏试验选用抗生素。

1)脑膜炎双球菌脑膜炎:又称流行性脑脊膜炎,我国流行的为A群菌株,多对磺胺药敏感,因此首选磺胺嘧啶。首次剂量50～100mg/kg,静脉缓慢注入;以后每日80～160mg/kg,分4次口服或静脉注入,同时给予等量碳酸氢钠和充足的水分。随着国内流脑疫苗(A群脑膜炎多糖菌苗)的广泛使用,近年来B群和C群菌株引起的化脓性脑膜炎屡有报道,因此,应在发病之初及时使用第三代头孢菌素,也可使用青霉素、氨苄西林、氯霉素、喹诺酮类、氨曲南素。脑膜炎双球菌具有传染性,因此,一旦诊断应及时消毒隔离,必要时需对密切接触者(成人)使用利福平、头孢曲松或环丙沙星等药物预防感染。

2)肺炎链球菌性脑膜炎:多发生于急性大叶性肺炎恢复期,因此,通常已经接受过抗生素的治疗,更容易产生耐药性。对成年患者,首选万古霉素联合第三代头孢菌素(头孢曲松或头孢噻肟),并及时进行脑脊液细菌培养加药敏试验。根据药敏试验结果,对于青霉素敏感的患者,换用青霉素G,每日2000万U,分次静脉滴注,至少使用2周;对于青霉素耐药的患者(MIC为$0.1～1.0\mu g/mL$),继续使用头孢曲松每日$2.0～4.0g$或头孢噻肟每日$2.0g$,分两次静脉注射;对于青霉素抵抗的患者(MIC>$1.0\mu g/mL$),需在万古霉素联合三代头孢的基础上,加入利福平联合用药。

3)金黄色葡萄球菌性脑膜炎:金黄色葡萄球菌有耐药性,应尽力培养出细菌,做药敏试验,以指导合理用药。如金黄色葡萄球菌对甲氧西林敏感,可选用耐酶青霉素(奈夫西林或苯唑西林);如对青霉素过敏或对甲氧西林耐药,则选择万古霉素。通常在体温下降、病情好转后仍需坚持用药2～3周。

4)流感嗜血杆菌性脑膜炎:国内长期使用氨苄西林联合氯霉素静脉滴注,但近年来广泛使用第三代头孢菌素为首选。

5)革兰阴性杆菌性脑膜炎:该组脑膜炎多由大肠杆菌、铜绿假单胞菌或肺炎杆菌等引起,首选氨苄青霉素、氯霉素和第三代头孢菌素。

(3)化脓性脑膜炎常用抗生素见表1-9。

表1-9 化脓性脑膜炎患者抗菌治疗推荐剂量

抗菌药物	一日总量(给药间隔)			
	新生儿,按天计算		婴幼儿	成人
	0～7[1]	8～28[1]		
阿米卡星[2]	15～20mg/kg	30mg/kg	20～30mg/kg	15mg/kg
氨苄西林	150mg/kg	200mg/kg	300mg/kg	12g
氨曲南	—	—	—	6～8g
头孢吡肟	—	—	150mg/kg	6g
头孢噻肟	100～150mg/kg	150～200mg/kg	225～300mg/kg	8～12g
头孢他啶	100～150mg/kg	150mg/kg	150mg/kg	6g
头孢曲松	—	—	80～100mg/kg	4g
氯霉素	25mg/kg	50mg/kg	75～100mg/kg	4～6g[3]
环丙沙星	—	—	—	800～1200mg
加替沙星	—	—	—	400mg[4]
庆大霉素[2]	5mg/kg	7.5mg/kg	7.5mg/kg	5mg/kg
美洛培南	—	—	120mg/kg	6g
莫西沙星	—	—	—	400mg(24小时)[5]
奈夫西林	75mg/kg	100～150mg/kg	200mg/kg	9～12g
苯唑西林	75mg/kg	100～150mg/kg	200mg/kg	9～12g
青霉素	0.15mU/kg	0.2mU/kg	0.3mU/kg	24mU
利福平	—	10～20mg/kg	10～20mg/kg	600mg
妥布霉素[2]	5mg/kg	7.5mg/kg	7.5mg/kg	5mg/kg
复方新诺明[6]	—	—	10～20mg/kg	10～20mg/kg
万古霉素[7]	20～30mg/kg	30～45mg/kg	60mg/kg	30～45mg/kg

注 1极低体重(<2000g)新生儿建议给药方法为小剂量、长间隔;2需监测血清药物峰浓度、谷浓度;3肺炎球菌脑膜炎推荐用更大剂量;4治疗细菌性脑膜炎的最佳剂量尚无资料;5每日最高剂量600mg;6剂量按甲氧苄啶计算;7维持血清药物谷浓度为15～20μg/mL。一表示不推荐。

2. 添加治疗

通常认为糖皮质激素,如地塞米松,具有抗炎、抗休克和抗脑水肿作用。急性期可减少炎性渗出物,恢复期可有抗蛛网膜粘连作用。个别研究报道,对于B型流感嗜血杆菌性脑膜炎患者,在使用抗生素前应用地塞米松,可以减少其耳聋的发生。类似的效果也见于肺炎链球菌性脑膜炎患者。其中地塞米松均为短期使用,如5～10mg,每日1～2次,连续使用2～4日。但目前为止,地塞米松在化脓性脑膜炎治疗中的作用尚存在争议。激素的使用仍需坚持个体化治疗原则,只有对于有严重全身反应、高颅压、脑积水等情况下,在强力抗生素应用的基础上才能使用,必要时需联合使用利福平。

而对于万古霉素等药物,地塞米松治疗减少了万古霉素进入脑脊液的量,有可能减轻其效果,此时需慎重使用地塞米松或将万古霉素换为其他抗生素。

3. 对症治疗

对明显颅内压力增高者,可加用强力脱水剂(如20%甘露醇125mL,每6~8小时1次,还可配合应用呋塞米(速尿)40~100mg,每12小时1次以降低颅内压。高热者可应用物理降温或解热剂治疗。反复惊厥者可选用苯巴比妥钠(0.2g,肌内注射)、地西泮(10~20mg,静脉注射)或10%水合氯醛(20~30mL,肌内注射)等镇静药。出现败血症者注意加强抗休克和纠正酸中毒等方面的治疗。出现DIC者须及时给予肝素等治疗。

4. 颅内并发症的治疗

脑室炎病例除全身应用抗生素外,应行脑室引流、冲洗,并向脑室内注入抗生素。脑脓肿患者需加大抗生素用量,必要时可手术清除脓肿。硬膜下积液、积脓者可行硬膜下穿刺抽液。对严重梗阻性脑积水患者可行脑室引流或分流术。

5. 补液治疗

维持水、电解质平衡。

6. 治疗原发病

如中耳炎、乳突炎、筛窦炎及脑脊液鼻漏等均须采取相应治疗。

7. 神经细胞代谢活化剂

可选用胞二磷胆碱、ATP、辅酶A、辅酶Q10、阿米三嗪萝巴新、脑活素以及B族维生素等。

8. 康复治疗

对瘫痪、失语者尤须早期进行。

第四节　多发性硬化

一、定义

多发性硬化(multiple sclerosis,MS)是累及中枢神经系统的自身免疫性脱髓鞘疾病,以多发性炎症脱髓鞘、轴索变性和胶质增生为主要病理学特点。

二、概述

流行病学研究显示,MS多中青年发病,女性多于男性,发病率随纬度升高呈增高趋势。并且这种流行病学特点仍在动态变化中。

MS的病因及发病机制尚未完全明确,但目前倾向于认为MS是由遗传和环境因素的相互作用导致的自身免疫性疾病。全基因组连锁分析(genome-wide linkage screens)、候选基因关联研究(candidate gene association studies)等发现,遗传因素参与MS发病。与MS易感性关系最密切的基因是人类白细胞抗原基因(human leucocyte antigen,HLA)。与MS发病相关的环境因素包括多种感染因素如EB病毒、人类疱疹病毒-6(human herpesvirus-6,HHV-6)、水痘—带状疱疹病毒(varicella-zoster virus,VZV)等病原体感染及非感染因素如日照、血清维生素D水平及吸烟。特定遗传背景的个体在一定环境因素(如病毒感染)的促发下,通过分子模拟等机制激活 T 细胞、巨噬细胞、B 细胞等,启动针对自身髓鞘的自身免疫反应导致 MS 发生。

三、临床表现和临床分型

绝大多数 MS 患者在临床上表现为空间和时间的多发性,即病变部位的多发及缓解—复发的病程。MS 患者大脑、脑干、小脑、脊髓可同时或相继受累,故临床症状和体征多种多样。常见症状和体征包括肢体无力、感觉异常、视力下降、共济失调、眼球震颤、复视。其他症状包括膀胱、直肠、性功能障碍及精神障碍等。

1996 年,美国多发性硬化学会根据 MS 患者的自然史,按病程将 MS 分为 4 型,具体如下。

1. 复发缓解型 MS(relapse remitting MS,RRMS)

疾病早期有多次复发和缓解,两次复发间期病情稳定。复发是指由于炎症脱髓鞘引起的临床神经功能障碍,持续时间要>24 小时;缓解是指复发后病情的完全或部分恢复,两次发作间隔>30 日。

2. 继发进展型 MS(secondary progressive MS,SPMS)

最初为 RRMS,之后急性型加重,伴或不伴急性复发。

3. 原发进展型 MS(primary progressive MS,PPMS)

自发病起病情缓慢进展,呈渐进性神经症状恶化。

4. 进展复发型 MS(progressive relapsing MS,PRMS)

发病后病情逐渐进展,有明确的急性复发,伴或不伴完全康复,两次发作间期病情持续进展。

四、诊断

MS 的诊断主要基于中枢神经系统病灶在时间(dissemination of lesions in time,DIT)和空间上的多发性(dissemination of lesions in space,DIS)的临床依据,且需除外可引起这些损害的其他疾病。因其临床表现复杂多样,并且缺乏特异性辅助检查指标,所以造成诊断尤其是早期诊断困难。1983 年发表的 Poser 诊断标准获得广泛应用。随着神经影像学技术的发展,2001 年提出了 McDonald 诊断标准,并分别在 2005 年及 2010 年作出了部分修正和完善。在修正后的 McDonald 诊断标准中,DIT 和 DIS 的影像学诊断标准得到了简化,并据此对 PPMS 诊断标准做出了调整。在一些情况下,DIT 和 DIS 可以通过单次扫描确定,减少所需MRI 检查,有助于更早期诊断(表 1-10)。

表 1-10　2010 年 McDonald 诊断标准

临床表现	诊断必须的附加证据
2 次或更多发作[1],2 处或更多客观临床病灶或 1 处客观临床病灶且有既往发作[2] 的可靠证据	不需要附加证据[3]
2 次或更多发作[1],1 处客观临床病灶	空间多发性符合 2 项中任何一项: 1)在 4 个 MS 特征性部位(脑室旁、近皮质、幕下或脊髓)中,至少 2 个部位存在 1 个或更多 T_2 像病灶[4] 2)累及不同部位的临床再次发作[1]

续表

临床表现	诊断必须的附加证据
1 次发作[1],2 处或更多处客观临床病灶	时间多发性符合以下 3 项中任何一项： 1)任何时间同时出现无症状钆增强和无增强病灶 2)参考基线扫描，随访 MRI 出现一个新的 T_2 像和（或）钆增强病灶，不考虑基线 MRI 时间 3)临床再次发作[1]
1 次发作,1 处客观临床病灶(临床孤立综合征)	空间多发性符合以下 2 项中任何一项： 1)在 4 个 MS 特征性部位(脑室旁、近皮质、幕下或脊髓)中，至少 2 个部位存在 1 个或更多 T_2 病灶[4] 2)累及不同部位的临床再次发作[1] 时间多发性符合以下 3 项中任何一项： 1)任何时间同时出现无症状钆增强和无增强病灶 2)参考基线扫描，随访 MRI 出现一个新的 T_2 像和（或）钆增强病灶，不考虑基线 MRI 时间 3)临床再次发作[1]
提示 MS 的隐袭进展神经功能障碍(原发进展型 MS)	疾病进展 1 年(回顾性或前瞻性决定) 符合以下 3 项中 2 项[4]： 1)脑部空间多发证据，即在 MS 特征性部位(脑室旁、近皮质或幕下)中，至少 1 个部位存在 1 个或更多 T_2 像病灶 2)脊髓空间多发性证据，即脊髓存在 2 个以上 T_2 像病灶 3)脑脊液检查结果阳性[寡克隆区带阳性和（或）IgG 24 小时合成率增高]

注　如果对符合标准的临床症状没有更好的解释，则可以诊断 MS。如果疑似 MS,不完全符合标准,则诊断为"可疑 MS",如果有另一个诊断可以更好地解释临床症状,则诊断为"非 MS"。1 一次发作(复发;加重)定义为患者描述或客观观察的典型 CNS 急性炎症脱髓鞘事件,当前的或既往的,至少持续 24 小时,排除发热或感染。应该同时记录神经系统检查,但一些具有 MS 特征性症状和进展的既往事件,若没有客观神经系统检查发现,可以提供既往脱髓鞘事件的证据。发作性症状(既往的或当前的)应该包括出现不少于 24 小时的多发性发作。在作出 MS 诊断前,至少 1 次发作必须被神经系统检查、视觉障碍患者的视觉诱发电位表现或与神经系统症状相关的 CNS 区域脱髓鞘一致的 MRI 所证实。2 基于两次发作客观临床发现的临床诊断是最可靠的。一次既往发作的证据,没有记录客观神经系统发现,可以包括具有炎症脱髓鞘事件特征性症状和进程的既往事件;至少 1 次发作,且必须有客观发现支持。3 不需要附加证据,但任何 MS 的诊断应基于该诊断标准考虑影像学。如果影像学和其他辅助检查(如 CSF 检查)阴性,作 MS 的诊断要慎重。必须考虑其他疾病的诊断。只有没有其他诊断可以更好地解释临床症状,并且有一些客观证据支持,才能诊断为 MS。4 病灶钆增强不是必需的;如果患者有脑干或脊髓症状,诊断标准不考虑该责任病灶。

虽然 2010 年的 McDonald 诊断标准保持或提高了特异性和（或）敏感性,但相当一部分病例仍需等临床再次发作才能确诊,造成治疗的延迟。因此,在临床工作中对一些未达到诊断标准的初发病例及临床前期病例,仍需要早期识别。临床孤立综合征(clinical isolated syndrome,CIS)是单相病程的可疑潜在炎症脱髓鞘疾病,很大部分 CIS 最终将转化为 MS。Miller 等学者总结了高度提示转化为 MS 的视神经、脑干、脊髓和脑部 CIS 的临床特点。此外,一些健康个体或者出现非特异症状(如头痛、头晕)的患者脑部存在符合 MS 诊断标准的 MRI 表现,这些患者中有 30%～40%将发展成为 CIS,甚至 MS。这种没有临床症状,但存在高度提示脱髓鞘疾病的异常 MRI 特征的临床前期被定义为影像孤立综合征(radiologically isolated syndrome,RIS)。根据这些特点可能更早期识别 MS。

五、治疗

1. MS 急性期治疗

(1)糖皮质激素:甲泼尼龙可抑制炎症反应,减少炎性细胞激活及进入中枢神经系统(central nervous system,CNS),诱导淋巴细胞凋亡,减轻水肿,修复血—脑脊液屏障破坏,从而在 MS 中发挥治疗作用。糖皮质激素可缩短 MS 急性发作后功能缺损恢复时间,2002 年美国神经病学会(American Academy of Neurology,AAN)指南(A 级推荐)及 2010 年国内专家共识将糖皮质激素作为任何类型 MS 急性期的首选治疗。糖皮质激素的长期疗效并不十分确定,有限的临床试验显示规律的激素冲击治疗或许可改善 RRMS 患者长期预后(C 级推荐)。甲泼尼龙的推荐治疗方案为每日 1g 开始,静脉滴注 3~4 小时,共 3 日,然后剂量减半并改为口服,每 3 日减半量,一般 28 日减完。短期使用糖皮质激素产生的不良反应如多毛、痤疮、高血糖及低血钾等;长期不良反应包括肥胖、骨质疏松、无菌性股骨头坏死、糖尿病、高血压、青光眼、白内障、感染、消化道溃疡等。

(2)血浆置换:血浆置换可将循环中特异性淋巴细胞、免疫活性物质去除。然而 MS 主要是细胞免疫介导的疾病,血浆置换的效果欠佳。美国 AAN 指南指出血浆置换对于进展型 MS 几乎没有任何价值(A 级推荐),对既往无神经功能缺损的 MS 患者严重的急性发作可能有益(C 级推荐)。总体来说,血浆置换并不作为 MS 治疗首选,仅为常规治疗效果欠佳时的一种备选治疗。

(3)静脉注射大剂量免疫球蛋白 IVIg:IVIg 含有抗特异型抗体,可中和血液循环中针对髓鞘蛋白的自身抗体,减少 B 细胞产生抗体,封闭巨噬细胞 Fc 受体,抑制 T 淋巴细胞活化等作用机制调节免疫系统,从而达到治疗 MS 的目的。目前的证据表明,IVIg 治疗对于缓解MS 病程疗效甚微(C 级推荐)。因此,国内专家建议:MS 急性期首选大剂量甲泼尼龙治疗,对糖皮质激素反应差的患者可用 IVIg 或血浆置换。IVIg 用量是每日 0.4g/kg,连续用 5 日为 1 个疗程;5 日后,如果没有疗效,则不建议患者再用;如果有疗效但疗效不是特别满意,可继续每周用 1 日,连用 3~4 周。

2. MS 缓解期治疗(disease-modifying therapy,DMT)

美国食品药品监督管理局(food and drug administration,FDA)批准用于 MS 疾病缓解治疗的药物见表 1-11。此外,一些既往应用于其他疾病的药物在 MS 患者中治疗的安全性及有效性目前也正在进行评估。

表 1-11　现有的美国 FDA 批准用于 MS 疾病缓解治疗的药物

药物名称	剂量	给药途径	给药频次	美国上市时间	妊娠分级
芬戈莫德(gilenya)	0.5mg	口服	每日	2010 年	C
醋酸格拉替雷(copaxone)	20mg	皮下注射	每日	1996 年	B
β-干扰素 1a(avonex)	30mg	肌内注射	每周	1996 年	C
β-干扰素 1b(betaseron)	0.25mg	皮下注射	隔日	1993 年	C
β-干扰素 1b(extavia)	0.25mg	皮下注射	隔日	2009 年	C
β-干扰素 1a(rebif)	22μg 或 44μg	皮下注射	每 3 周	2002 年	C
米托蒽醌(novantrone)	12mg/m^2	静脉注射	每 3 个月	2000 年	D

药物名称	剂量	给药途径	给药频次	美国上市时间	妊娠分级
特立氟胺(aubagio)	7mg 或 14mg	口服	每日	2012 年	X
BG-12(tecfidera)	240mg	口服	每日 2 次	2013 年	C
那他珠单抗(tysabri)	300mg	静脉注射	每月	2004 年/2006 年	C
阿仑单抗(lemtrada)	12mg	静脉注射	每年	2014 年	C

(1)免疫调节剂:常用药物如下。

1)β-干扰素(IFN-β):用于治疗 MS 的 IFN-β 分为 IFN-β1a 和 IFN-β1b。IFN-β1a 活性大于 IFN-β1b,且用药后产生中和抗体(NAb)的时间较长,滴度较低。研究显示,IFN-β 可通过多种机制发挥免疫调节作用如调解细胞因子的产生、抑制细胞迁移进入脑内、抑制 T 淋巴细胞活化、抑制其他炎性 T 淋巴细胞等。IFN-β 治疗适用于临床确诊 MS(clinical definited multiple sclerosis,CDMS)高危人群以及仍有复发的 RRMS 或 SPMS 患者,对于无缓解的 SPMS 疗效尚不肯定。它可以减少 MS 患者或 CIS 的发作(包括临床及影像学表现),改善患者 T_2 像病灶的严重程度及延缓功能残疾进展。在 PRISMS 试验(关于 IFN-β1a 最关键的临床试验)中,22μg IFN-β1a 及 44μg IFN-β1a 治疗组 RRMS 患者复发率较安慰剂组分别减少 27% 和 33%($P<0.01$),试验终点累积的功能残疾也分别减少 1.2% 和 3.8%($P<0.001$)。一旦开始 IFN-β 治疗,如果疗效肯定且患者可以耐受,则应长期连续治疗,一般持续 2 年。长期 IFN-β 治疗可刺激机体产生中和抗体降低疗效,有研究显示,MS 患者一开始接受 IFN-β 治疗时联合应用甲泼尼龙、米托蒽醌、硫唑嘌呤或进行血浆置换可减少中和抗体的发生率,但对已产生中和抗体的患者无效。另外,IFN-β 的制作工艺也是减少免疫原性的重要方法。IFN-β 药物耐受性较好,常见的不良反应包括注射部位反应、流感样症状、疲倦、头痛、白细胞减少、肝酶升高、抑郁、肌痛等。

2)醋酸格拉替雷(glatiramer acetate,GA):GA 具有多聚物分子特性,能有效地与抗原提呈细胞表面的 MHC Ⅱ 类分子结合,竞争性抑制髓鞘碱性蛋白等抗原与抗原提呈细胞结合,并促使 T 细胞从 Th1 向 Th2 转换,从而促进抗炎因子的释放。GA 可减少 RRMS 患者的复发次数(包括临床发作和 MRI 表现),改善患者 T_2 像病灶严重程度,还能延缓 RRMS 患者功能残疾进展速度,但尚无确切证据支持 GA 对 SPMS 患者有益。2007 年 REGARD 和 BEYOND 研究发现 GA 和 IFN-β 在减少复发和 MRI 病灶等方面疗效相当,对 IFN-β 无反应或不能耐受的患者换用 GA 能显著减少复发。2009 年 PreCISe 研究显示,GA 能显著延缓 CIS 发展至 CDMS 的时间,因此美国 FDA 批准扩大 GA 的适用范围。总的来说,GA 耐受性良好,常见的不良反应有注射部位反应、注射后全身反应、胸痛及淋巴结肿大等。

3)芬戈莫德:芬戈莫德是一种口服鞘氨醇 1-磷酸(sphingosine 1-phosphate,S1P)受体调节剂,2010 年北美及 2011 年欧洲批准用于 MS 治疗。它经鞘氨醇激酶磷酸化后转变为对 S1P 受体(S1P receptor,S1PR)结合具有高亲和力的活性形式。磷酸化的芬戈莫德与淋巴细胞表面的 S1PR 结合后,导致 S1PR 内吞及降解,S1PR mRNA 表达下调。淋巴细胞表面的 S1PR 减少,抑制其由淋巴组织进入外周循环系统。这一作用与 MS 患者血液和脑脊液(cerebrospinal fluid,CSF)淋巴细胞水平下降及炎性事件风险降低有关。芬戈莫德显著减少实验性自身免疫性脑脊髓炎(experimental autoimmune encephalomyelitis,EAE)的进展,而在 $S1P_1$ 和 $S1P_5$ 缺陷小鼠中其疗效消失。

为期 12 个月,随机双盲对照的Ⅲ期试验 TRANSFORMS 显示,口服芬戈莫德(每日 0.5mg 或 1.25mg)与肌内注射 IFN-β1a(每周 30μg)相比,RRMS 患者的年复发率(anual relapse rate,ARR)显著降低,T_2 像高信号病灶及 T_1 像钆强化病灶明显减少。不过两种药物治疗组的 EDSS 评分无明显差异。为期 24 个月的Ⅲ期试验 freedoms 显示,芬戈莫德除能降低 ARR,减少新发 T_2 像病灶或 T_1 像钆增强病灶及 T_1 像低信号病灶负荷外,还能降低功能残疾进展。在该临床试验中,芬戈莫德组患者下呼吸道感染(9.6%~11.4%)较安慰剂组(6%)常见。其他不良反应包括黄斑水肿、氨基转移酶升高。TRANSFORMS 试验中,23 例(5.5%)高剂量芬戈莫德治疗组(每日 1.25mg)及 12 例(2.8%)安慰剂组 RRMS 患者出现肝炎病毒感染。

4)特立氟胺:特立氟胺是治疗类风湿关节炎药物来氟米特的活性代谢产物。它主要通过抑制二氢乳清酸脱氢酶——增殖细胞(而非静息状态细胞)的嘧啶从头合成途径中必需的酶——发挥免疫调节作用。基于两个大型Ⅲ期安慰剂对照试验批准的特立氟胺口服剂量每日 7mg 和每日 14mg,可减少疾病复发和头颅 MRI 病灶,另外每日 14mg 剂量的特立氟胺可以减少残疾进展。然而一项尚未发表的临床试验显示两种口服剂量的特立氟胺疗效并不优于皮下注射 INF-β1a。

两种批准剂量的特立氟胺均耐受性良好。常见的不良反应包括淋巴细胞减少、氨基转移酶一过性升高、高血压、恶心、腹泻、外周神经病变(1%~2%),急性肾衰竭(1%)和脱发。

特立氟胺一些特殊的药物安全注意事项包括其致畸性(妊娠分级 X)及较长的药物半衰期。该药为孕妇禁用药且可随乳汁及精液分泌。肠肝循环使得该药的半衰期延长(18~19 日),停药后需数月至 2 年才能完全从体内清除,因此对于计划近期妊娠及用药期间出现严重不良反应如肝毒性的患者,可以给予消胆胺或活性炭加速药物清除。特立氟胺的这些特性使其不适宜应用于特定人群尤其是药物依从性差及药物监测困难的育龄期妇女、既往有肝脏疾病或者服用过其他潜在肝毒性药物的患者。

5)富马酸二甲酯/BG-12:富马酸二甲酯(dimethyl fumarate,DMF)是用于治疗 RRMS 的口服药物。DMF 在消化道水解成富马酸单甲酯,主要通过呼吸道排泄,经肝、肾代谢少。DMF 的作用机制尚未完全阐明,现有的研究显示,它可以激活核相关因子 2 的转录途径,从而降低细胞氧化应激,以及调节 NF-κB,发挥抗炎作用。DMF(又称 BG-12)为肠溶剂型,可改善胃肠道的耐受性。两个关键的 MS 试验比较 DMF(240mg,每日 2 次;和 240mg,每日 3 次两种剂量)与安慰剂。DMF 治疗组疾病复发及 MRI 病灶活动度显著减少。虽然该药与 GA——欧洲监督机构指定的"参照药物"相比,在控制 EDSS 评分进展方面没有优越性,但其控制疾病复发及 MRI 病灶活动的疗效超过了 GA。

DMF 安全性和耐受性良好。约 30% 的个体可能出现自限性症状(持续大约 1 周,与食物或阿司匹林同服可减轻症状)或胃肠道不良反应,如恶心、腹痛、腹泻(或持续 2~4 周)。目前尚无 DMF 相关 PML 的报道。不过应用 DMF 患者淋巴细胞计数普遍减少,因此建议定期检查血常规。根据现有的临床获益及药物安全性评估,DMF 有理由成为大多数 RRMS 患者免疫调节治疗的药物。

(2)单克隆抗体:常用药物如下。

1)那他珠单抗:那他珠单抗是一种人源性单克隆抗体,特异性针对活化淋巴细胞及单核细胞表面表达的糖蛋白 $α_4$ 整合素——一种在炎性细胞黏附至血管内膜向内迁移过程中发挥重要作用白细胞黏附分子,进而阻止炎症反应。那他珠单抗能够有效地降低 RRMS 患者的复发率和延缓功能残疾进展。AFFIRM 研究显示,那他珠单抗在降低 MS 复发率方面具有显著的优势:在 2 年内那他珠单抗治疗组年复发率较安慰剂组降低 68%($P<0.001$)。由于增加了进行性多灶性白质脑病(progressive multifocal leukoencephalopathy,PML)的发病风险,该药曾一度在欧美市场停止使用。鉴于那他珠单抗在治疗 MS 中的突破性疗效且暂无其他药物可以取代,欧洲药品评估局(European Agency for the Evaluation of Medicinal Products,EMEA)和美国 FDA 经过对那他珠单抗药效及安全性的综合评估后批准该药在 2006 年重新上市。尽管如此,人们对那他珠单抗的严重不良反应 PML 仍高度关注,有关那他珠单抗药物安全性方面的数据也在不断完善中。PML 患病风险与既往 JC 病毒感染、应用那他珠单抗的时间以及既往免疫抑制剂如米托蒽醌、硫唑嘌呤、甲氨蝶呤(但不包括 β 干扰素、GA 等免疫调节剂)使用情况有关。血清病毒抗体阳性,既往使用过免疫抑制剂,接受那他珠单抗治疗超过 2 年罹患 PML 的风险超过 1:200(5.51/1000;95% 可信区间 4.95~6.11;截止到 2013 年 9 月),而仅有 2 例血清 JC 病毒抗体阴性患者出现那他珠单抗相关 PML 的报道。因此,目前那他珠单抗治疗前常规需要检测血清 JC 病毒抗体水平。由于 PML 的发生风险,那他珠单抗仅考虑用于使用一种以上 DMT 药物仍出现疾病恶化的 MS 患者。那他珠单抗的其他不良反应还包括过敏反应、疲劳感等。患者出现持续抗那他珠单抗中和抗体阳性会影响疗效需要终止治疗。

2)阿仑单抗:阿仑单抗是一种人源化针对 CD52 的单克隆抗体。CD52 是存在于单核细胞和淋巴细胞表面的标志物,阿仑单抗能特异性地与 CD52 分子结合,通过补体介导的细胞溶解作用、抗体依赖的细胞毒性作用等清除外周血、骨髓及包括中枢神经系统在内的其他器官中浸润的淋巴细胞。

两个报道的Ⅲ期研究——CARE-MS Ⅰ 和 CARE-MS Ⅱ——显示出阿仑单抗治疗 RRMS 的临床疗效。12mg 的阿仑单抗能够显著降低年复发率及 MRI 终点表现,并且达到"无病状态"的比例也较安慰剂组高。24mg 的阿仑单抗疗效与 12mg 相当,但不良反应更大。

阿仑单抗显著的不良反应为继发性自身免疫性疾病,如自身免疫性甲状腺疾病、特发性血小板减少性紫癜和肺出血肾炎综合征。这些继发性自身免疫性疾病可能与 IL-21 有关。输液反应、疱疹病毒感染及其他常见感染在接受阿仑单抗治疗患者中更常见。有专家建议在输注阿仑单抗后加用阿昔洛韦治疗 28 日。恶性疾病也可能是长期应用阿仑单抗潜在的风险。已报道有 2 例接受阿仑单抗治疗后出现甲状腺乳头状癌的病例。

(3)免疫抑制剂:常用药物如下。

1)米托蒽醌:米托蒽醌是一类具有免疫调节成分的蒽环类免疫抑制剂,可以通过抑制拓扑异构酶Ⅱ来抑制分裂细胞和未分裂细胞的 DNA 修复剂合成。接受米托蒽醌治疗的 EAE 模型复发率减少。一项为期 2 年多中心双盲安慰剂对照试验显示,该药可显著减少 MS 复发率、MRI 上新发病灶数量,延缓功能残疾进展。米托蒽醌作为美国 FDA 推荐用于治疗恶化性 RRMS、SPMS 和进展复发型 MS(progressive relapsing multiple sclerosis,PRMS)的药物,其推荐剂量为 $12mg/m^2$,每月 1 次,连用 3 个月,累积剂量不得超过 $40mg/m^2$。虽然米托蒽醌疗效显著,但在疾病早期,其潜在的毒性作用可能比临床疗效更加突出。常见的不良反应有恶心、脱发、尿路感染、继发性闭经等,尤其是该药的心脏毒性限制了其临床应用。

2)其他免疫抑制剂:硫唑嘌呤缺乏相关的随机对照临床试验证据,仅有来自专家委员会的报告或建议或公认权威的临床经验支持。根据一些Ⅰ期和Ⅱ期临床试验结果,硫唑嘌呤可能有助于减少 MS 患者的复发率(C 级推荐),但对延缓患者功能残疾的进展无效(U 级推荐)。目前缺乏足够的临床证据证实环磷酰胺(cyclophosphamide,CTX)对 MS 有效。根据Ⅰ期临床试验结果,加用 CTX 治疗并不能影响 MS 疾病病程(B 级推荐)。一项Ⅲ期临床试验显示年轻进展型 MS 患者可能从 CTX 冲击加强化治疗中获益(U 级推荐)。另外,环孢素及甲氨蝶呤对进展型 MS 可能具有一定的治疗效果(C 级推荐)。

(4)其他治疗:

1)他汀类药物:他汀类药物是广泛应用于临床的降脂药物,然而近年来的研究发现该类药物可抑制淋巴细胞激活、减少淋巴细胞向 CNS 趋化及调节免疫。Ⅱ期临床试验虽然未能显示他汀类药物能够改善 EDSS 评分,但 RRMS 患者接受大剂量他汀类药物治疗(80mg/d,6 个月)后,MRI 增强病灶总数和平均容积值较治疗前有所减少。且该类药物耐受性好,不良反应少且轻微。

2)造血干细胞治疗:造血干细胞具有高度的自我更新、多向分化、重建造血潜能以及损伤后修复能力,且具有广泛迁移及特定的定向特性。其治疗 MS 的理论基础是清除异常的免疫活性细胞、重建免疫系统、诱导免疫耐受。动物实验支持大剂量免疫抑制剂后抑制造血干细胞恢复免疫系统来治疗 MS 的设想。个别难治性 MS 接受造血干细胞治疗后也获得了优于传统治疗的效果。但是尚有许多令人困惑的问题需要解决,如造血干细胞治疗的远期疗效及并发症尚不清楚,如何选择患者及治疗时机以及如何减少移植后各种并发症风险等也未明确。

(5)治疗 MS 的新药:包括拉喹莫德(laquinimod)、利妥昔单抗(rituximab)、ocrelizumab、ofatumumab、达珠单抗(赛尼哌,daclizumab)等。临床试验数据显示,这些药物在降低 RRMS 患者 ARR、新发 T_2 像病灶及 T_1 像钆增强病灶数量及延缓疾病进展等方面均有显著的疗效,不过还需要大规模临床试验进一步评估其药物安全性。

3.MS 对症治疗

(1)疲劳:目前尚无一种常规推荐用于治疗疲劳的药物,每日 200mg 的金刚烷胺可能对轻微的症状有效。

(2)肌强直和痛性痉挛:可选用肌松药、抗癫痫药及苯二氮䓬类药物,药物治疗反应差的可予以神经阻滞,针对一些症状特别严重的患者可行手术治疗。

(3)疼痛:首选抗惊厥药物如卡马西平、加巴喷丁,可加用抗焦虑抑郁药物,继发于姿势和肌张力障碍的异常疼痛可予巴氯芬治疗。

(4)共济失调和震颤:常用药物包括卡马西平、普萘洛尔、氯硝西泮、异烟肼等,然而疗效有限且临床试验结果不一致。适度康复治疗显示出一定疗效如肢体远端负以重物,使用拐杖等。对于药物及康复锻炼无效且患者生活质量极差时可考虑手术治疗如丘脑毁损术和深部脑刺激术。

(5)吞咽障碍:加强护理及吞咽功能训练。

(6)认知功能障碍:多奈哌齐在一定程度上可改善认知障碍,神经心理康复锻炼的研究尚在起步阶段。

(7)抑郁:使用抗抑郁药物如 5-羟色胺再摄取抑制剂,积极寻找病因予以治疗如减轻疼痛、疲劳感等。

4. MS 的治疗策略

(1)早期治疗:MS 患者中有 80% 首先表现为 CIS,因此阻止或缓解 CIS 向 MS 转化很重要。研究表明,对于高度提示 MS 转化风险的 CIS 患者,早期应用 IFN-β、GA 等治疗可有效降低其转化成为 MS 的概率。另外,MS 确诊后,尤其是对于进展较快、提示预后不良的 MS 患者进行早期强化治疗(应用疗效更好的二线药物)能够减缓病情恶化。一项随机临床试验中,对于疾病进展较快的 RRMS 患者早期接受米托蒽醌治疗 6 个月继之以 IFN-β 维持治疗比单纯 IFN-β 维持治疗复发时间延迟。

(2)序贯 DMT 单药治疗:该策略是目前 MS 最常见的治疗策略,且一些临床试验证实了其疗效。患者首先应用一线 DMT 药物治疗,并定期评估临床病情、MRI 活动度、药物耐受性、患者依从性。如果 MS 患者临床症状及 MRI 表现提示缓解期及疾病进展延长而没有出现明显的药物不良反应,则继续治疗。如果治疗失败则更换治疗方案。如何准确定义"治疗失败"还比较困难,一些常见的考虑因素总结见表 1-12。理论上更换的药物应该具有不同的药理机制且疗效相当甚至更强。

表 1-12　MS 治疗失败或疗效减退的考虑因素

患者因素
　药物耐受性
　药物毒性
　药物治疗依从性
　用药监测依从性
临床因素
　治疗前与治疗期间复发率对比
　治疗时复发率(每年>1 次)、病情严重程度和病情缓解程度
　增加的神经功能缺损(如 1 年内 EDSS 评分增长>1 分)
　认知功能受损增加
　中和抗体的出现(对于 INF-β 和那他珠单抗)
MRI 因素
　头颅病灶数量增加(连续 MRI 扫描)
　治疗期间的病灶活动度(增强病灶)
　脑干或脊髓病灶的增加
　头颅 MRI T_1 序列"黑洞"数量增加(不可逆轴索损伤的标志)
　发生或加重的脑萎缩

注　EDSS,扩展残障评分。

一线注射药物治疗失败后可以根据患者 JC 病毒抗体水平选择升级为口服 DMT 药物或者那他珠单抗。已使用芬戈莫德、特立氟胺或 BG -12 的患者可以用更有效的那他珠单抗升级治疗(虽然尚缺乏直接证据),而口服 DMT 药物之间转换治疗可能并不会有更好的疗效。2 个或 2 个以上药物治疗失败通常需要综合各方面因素考虑那他珠单抗治疗,即使对于 JCV 阳性患者,必要时也可在降低 PML 发生风险的前提下使用那他珠单抗(不超过 2 年)缓解疾病进展。

除了考虑疗效,用药风险也是更换治疗时需要考虑的。由于药物的不良反应(PML、继发性自身免疫性疾病、恶性疾病)可能会延迟数月甚至数年出现,患者有可能出现两种药物免疫

抑制效应的叠加。此外还有一些问题尚待解决，例如，两种 DMT 药物更换中间是否需要洗脱期？如何长期有效地监测 PML 及恶性疾病的发生风险？

（3）诱导维持治疗：如果 MS 早期炎症活动和后期的退行性变之间存在因果关系，则早期更积极的免疫抑制治疗有望延缓甚至阻止后期的疾病恶化。更激进的免疫抑制治疗可能通过减少表位扩展、保护神经元免受炎性反应的损伤等途径使得 MS 出现长时间的持续缓解，进而使患者可以过渡到"更缓和的"免疫调节维持性治疗。这种"诱导维持"策略类似于肿瘤及其他一些慢性疾病的治疗方法。非对照研究显示，进展型 MS 患者可以从米托蒽醌诱导，GA 或 TNF-β 维持治疗中获益。不过诱导维持，治疗策略应用于具体实践还有许多数据需要完善。该治疗策略是否适用于大多数尚处于炎症阶段，且在相当长时间内不会进展的，MS 患者仍存质疑。此外，有关 SPMS 流行病学及治疗方面的研究提示，MS 炎症过程和退行性变过程似乎是分离的，换言之，消除早期炎症并不一定对进展期的退行性变有效。这些疑问据需要高质量的对照试验及长期随访观察才能解答。

（4）联合治疗：理论上两种药理作用不同的药物治疗可较单药治疗发挥更好的疗效，且减少单药治疗的不良反应，具有一定的吸引力，然而临床试验的数据并不一致。现有规模最大，随访时间最长的联合治疗药物临床试验 CombiRx 对比了 INF-β 联合 GA 与单用 INF-β＋安慰剂及 GA＋安慰剂治疗，发现在随访 3 年内疾病的年复发率及残疾进展方面联合治疗并未显示其优越性。其他报道的一些联合治疗方案如 IFN-β 联合那他珠单抗，IFN-β 联合硫唑嘌呤等则优于单药治疗。联合治疗伴随的其他问题也需要考虑，如药物之间的相互作用可能会抵消疗效或者加重疾病，加重患者经济负担等。虽然很多问题尚待解决，理论上的可行性使得联合治疗仍有望成为特定 MS 人群的适宜治疗策略。

（5）个体化 DMT 治疗：MS 是一种个体异质性的疾病，特定的 MS 患者对相同药物的治疗反应差异较大，需要强调个体化治疗。然而现有的治疗指南仍基于 MS 亚型进行分类，而非患者个体（表 1-13）。很多时候临床上单纯根据病程特点选择药物显得过于粗糙，随着影像学、药物基因组学、分子生物学相关理论及技术的发展，一些生物标志物如 MRI 表现、JC 抗体、抗 INF-β 中和抗体、抗那他珠单抗中和抗体已经在 MS 个体化用药选择和监测中显示出一定的指导作用（图 1-1）。今后将探索更多的生物标志物预测及监测 MS 患者个体对特定药物应答效应。

表 1-13 不同类型 MS 的治疗策略

临床类型	治疗
急性期（所有类型 MS）	大剂量糖皮质激素冲击治疗（首选）；血浆置换或 IVIg（激素无效时）
有较高风险转化为 MS 的 CIS	IFN-β、GA
复发缓解型 MS	一线：IFN-β、GA；二线：那他珠单抗、米托蒽醌
继发进展性 MS	一线：IFN-β；二线：米托蒽醌、环磷酰胺
原发进展型 MS	暂无推荐治疗
进展复发型 MS	米托蒽醌

注　MS：多发性硬化；IVIg：静脉注射用丙种球蛋白；CIS：临床孤立综合征；IFN-β：β 干扰素；GA：醋酸格拉替雷。

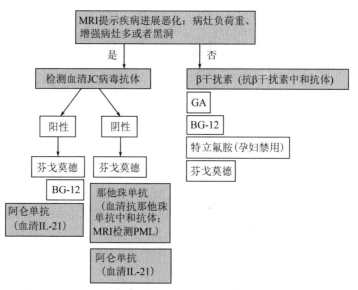

图 1-1　MRI 及血清生物标志物作为 MS 药物选择的参考指标

注　MRI:磁共振;JC病毒:乳头多瘤空泡病毒;GA:醋酸格拉替雷;BG-12:富马酸二甲酯;IL-21:白细胞介素 21;PML:进行性多灶性白质脑病。

第二章 神经内科常用药物

第一节 麻醉药

一、氧化亚氮

1. 其他名称

笑气，一氧化二氮。

2. 性状

无色气体，无显著臭，味微甜；较空气重。本品在20℃与气压101.3kPa下在水或乙醇中易溶，溶于乙醚。

3. 作用和用途

本品为吸入性全身麻醉药（简称全麻药）。和氧合用，才能完全地达到第三期全麻（外科麻醉期）而无缺氧的顾虑。全麻的深度仅为三期一级，不可能再深，故不是全能的全麻药。其特点为：化学性质稳定，不燃烧，不爆炸，浓度在40％以上即有明显的镇痛作用。与充裕的氧气合用对脑、心、肝、肾等功能无不良反应，在体内极少转化，绝大部分仍随呼气排出体外。诱导期很短，麻醉效能很差，吸入80％氧化亚氮和20％氧的混合气体仍不能达到满意的全麻状态，肌肉不松弛，故常与其他麻醉药（如乙醚、硫喷妥钠、普鲁卡因等合用）。由于本品是气体，携带和搬运不方便，且使用时，务必遵守高压气体使用的规定，故应用不广。

4. 不良反应和注意事项

对呼吸道和机体各重要器官均无明显刺激性，肠胀气患者禁用。

二、氟烷

1. 其他名称

三氟氯溴乙烷，三氟乙烷。

2. 性状

无色、易流动的重质液体；有类似氯仿的香气，味甜。微溶于水，可与乙醇、氯仿、乙醚及非挥发性油类任意混合。性质稳定，不燃烧，不爆炸；遇光、热和湿空气都能缓缓分解，通常加入0.01％麝香草酚作稳定剂。相对密度（20℃）为1.871～1.875。沸点为50.2℃。

3. 作用和用途

本品为全身吸入麻醉药，麻醉作用较乙醚强而迅速，诱导期很短，但镇痛和肌松作用不强，用量少，无刺激性，不会发生因刺激呼吸道所致的不良反应；不易燃烧爆炸，可用于小手术或复合麻醉。但其缺点为抑制心脏和扩张血管，使血压下降，脑血管扩张导致颅内压升高和对呼吸中枢有抑制作用。用法与用量可采用紧闭式、半紧闭式或滴入法。吸入量视手术需要而定，一般在诱导麻醉时维持浓度为1％～3％，在手术中维持浓度为0.5％～1％。

4. 不良反应和注意事项

①本品仅引起轻微的恶心和呕吐，无局部刺激性。②其麻醉作用较强，极易引起麻醉过

深,出现呼吸抑制和心律失常等。③吸入低浓度氟烷蒸气,子宫的收缩即明显削弱,故产妇忌用。肝肾疾病患者慎用或禁用,禁与儿茶酚胺类药物合用,3个月内不重复使用氟烷。④氟烷蒸气能腐蚀金属,又可有一定量溶解在橡胶里,临床上使用时应格外注意。

三、麻醉乙醚

1.其他名称

乙醚,麻醉醚。

2.性状

无色澄明、易流动的液体,有特臭,味灼烈,微甜;有极强烈的挥发性与燃烧性,其蒸气与空气混合后,遇火能爆炸;在空气和日光影的有害物质一过氧化物。溶解于水,与乙醇、氯仿、苯、石油醚、脂肪油或挥发油均能任意比例混合。相对密度(20℃)为 0.713~0.718。沸点为 33.5~35.5℃。

3.作用和用途

本品为最早应用的较安全的吸入麻醉药。其优点为作用强,安全性大,对心脏及肝脏毒性小,肌肉松弛较完全,不需加用肌肉松弛药。缺点是对黏膜有刺激性,麻醉诱导期较长和易燃易爆。

4.用法和用量

常用开放点滴法,通过麻醉面罩吸入,方法最简便。缺点是有大量乙醚蒸气释放到大气里,使药量消耗增大。因此这种方法常限用于儿童,在有条件时,成人都已改用紧闭式装置麻醉机给药。

5.不良反应和注意事项

①苏醒时常有恶心、呕吐,麻醉前必须空腹6小时以上,可预防呕吐。②本品极易燃烧爆炸,贮存和使用中须远离火种,手术操作中禁用电刀、电灼和电凝固器等。③通常不引起并发症,但由于它对呼吸道黏膜的刺激作用,可能继发支气管性肺炎。④对高热、肺结核、急性呼吸道疾病、颅内压过高、心血管疾患并伴有显著血压增高、糖尿病、严重的肝肾功能损害、酸血症等未纠正前以及病员尚处于休克状态时忌用。

四、甲氧氟烷

1.其他名称

甲氧氟乙烷。

2.性状

无色易流动的澄明液体,具特臭。不燃不爆。不溶于水,可与乙醇、氯仿、丙酮或乙醚互相混合。相对密度(20℃)为 1.427~1.431。沸点为 103~105℃。

3.作用和用途

本品为全身吸入麻醉剂。镇痛效能强,全麻效力最强,并有明显的肌松作用。吸入后对黏膜刺激比乙醚轻,其沸点高,蒸发慢,直接用来作为吸入全麻的诱导,需要时间长(20分钟左右)。对呼吸和循环系统的抑制与氟烷相似,但程度上较轻微。由于能直接抑制心肌和血管运动中枢,随着全麻的加深,出现进行性低血压和心动过缓。在整个麻醉过程中瞳孔都是缩小的,故不宜用瞳孔的大小来判断麻醉的深度。现多用于浅全麻。

4.用法和用量

可采用开放式、紧闭式或半紧闭式吸入麻醉。最好有特制专用的蒸发器,可随时指明吸气内蒸气确切的浓度,一般不超过 2%。

5.不良反应和注意事项

肝、肾功能严重不全的患者禁用。麻醉中严格控制用量,密切观察血压脉搏的变化,可强烈抑制呼吸。

五、盐酸氯胺酮

1.其他名称

开他敏,氯胺酮。

2.性状

白色结晶性粉末,无臭。易溶于水,溶于热乙醇,不溶于乙醚或苯。熔点为 259~263℃(分解)。

3.作用和用途

本品为一种新型非巴比妥静脉麻醉药,其作用方式与前述各药有较多区别,它可选择地阻断痛觉传导,而不抑制整个中枢神经系统,故有优良的镇痛效能。静脉或肌内注射后很快出现意识模糊,如入梦境,但仍可睁眼,肌张力增加呈木僵状,患者的意识模糊而不是完全丧失,呈浅睡眠状态,对周围环境的改变不再敏感,而痛觉却完全消失,意识和感觉分离。临床表现为浅全麻。本品静脉注射约 1 分钟开始作用,维持约 10 分钟,进行较大手术时,可连续补加药量。主要用于外科短小手术,小儿检查或诊断操作,麻醉诱导及辅助麻醉。

4.用法和用量

(1)静脉注射:一次按体重 1~2mg/kg,缓慢注射(60 秒以上)。如需延长麻醉时间,每次追加首次量的 1/2 至全量。

(2)肌内注射:一次按体重 4~8mg/kg。

5.不良反应和注意事项

本品对心血管系统有兴奋作用,使心率加快,血压上升,脑血流量增加,颅内压升高,可用氯丙嗪或抗肾上腺素药对抗。因此,心功能不全、高颅内压、青光眼及严重高血压伴有脑出血患者慎用或忌用。常见不良反应为流涎、恶心、呕吐,以及恢复期的谵妄、幻觉和恶梦。成人静脉注射发生率可达 15%,小儿较少而轻。

六、恩氟烷

1.其他名称

安氟醚,易使宁。

2.性状

无色液体,有果香。性质稳定,不燃烧,不爆炸。相对密度为 1.52,沸点为 57℃。20℃大气饱和蒸气浓度为 23.3%,37℃油/水分配系数为 98,血/气分配系数为 1.19,极微溶于橡胶。对金属腐蚀性弱。

3.作用和用途

本品为吸入麻醉药。对黏膜无刺激性。麻醉诱导和苏醒的时间均比氟烷短,无不快感,有较好的肌松作用和止痛作用。麻醉后患者的呼吸接近正常。本品易从肺呼出，苏醒较快，恶心、呕吐现象少。麻醉时本品无交感神经系统兴奋现象，可使心脏对肾上腺的反应稍有增敏，不增加毛细血管出血，不延长出血时间，不增加呼吸道分泌。因抑制心肌及血管运动中枢，并有神经节阻断作用，使心率血压稍有下降，与氟烷不同，麻醉时需加用肾上腺素。对呼吸也稍有抑制。本品可增强其他非去极化肌松药的作用，但比乙醚弱。

本品在肝内代谢率很低，仅有 2.4%，约为氟烷的 1/5，代谢产物为无机或有机氟化物，80% 自肺呼出，极少量以非挥发性物自肾排泄。肝毒性很小，适用于全身麻醉的诱导和维持麻醉。

4.用法和用量

吸入给药。诱导麻醉可单独与氧气一起用，或与笑气-氧气混合诱导麻醉。吸气内浓度一般为 2%～2.5%，以 4.5% 为极限，维持麻醉吸气内浓度一般为 1.5%～2%，以 3% 为极限，根据手术需要和患者情况迅速调整吸气内的浓度。

5.不良反应和注意事项

单用本品可轻度刺激唾液腺和呼吸道的分泌，抑制咽喉反射。术后某些患有恶心症状。少数患者出现后遗性中枢神经兴奋。偶见脑电图癫痫样波。

孕妇及原有肾损害、肾移植患者慎用或不用。

七、异氟烷

1.其他名称

异氟醚，活宁。

2.性状

无色透明液体，略带刺激性醚样臭，性稳定，在钠石灰中不分解。不易燃。

3.作用和用途

本品为恩氟烷的异构体。作用与恩氟烷相似，诱导麻醉及苏醒均较快。麻醉期血压降低，但可恢复。抑制呼吸作用弱于恩氟烷，强于氟烷。对心肌抑制是同类药最轻的一种。用本品进行麻醉，脑血流量不变，无癫痫样脑电波，其肌松作用与恩氟烷及氟烷相似。也能增强其他肌松药的作用。

异氟烷在体内代谢率极低，为恩氟烷的 1/10，因而对肝、肾的毒性很低，适用于全身麻醉。

4.用法和用量

(1)吸入诱导麻醉：单与氧或与氧气—笑气混合应用。开始吸入气体浓度为 0.5%～1.5%，以 3% 为极限。通常 7～10 分钟产生麻醉。

(2)维持量：单独与氧混合应用浓度为 1.5%～3%。与氧气—笑气混合应用浓度为1%～2.5%，手术快完成时吸入浓度减至 0.5%，缝合时减至 0。

5.不良反应和注意事项

可见低血压、呼吸抑制，在诱导期和恢复期少数人胸闷气短、上呼吸道分泌增多、咳嗽。浓度过大偶见喉头和气管痉挛、寒战、恶心、呕吐等，与其他麻醉剂比较，不良反应较轻。

孕妇、使用本品曾致高热者、对卤族麻醉剂过敏者均属忌用。麻醉期监护呼吸、血压变化。与常规麻醉药合用，本品需减量。

八、丙泊酚

1.其他名称

普鲁泊福。

2.性状

熔点为19℃,沸点(BP_{30})为136℃,折射率为1.5134。

3.作用和用途

属短效静脉麻醉药。注射后迅速分布全身,$t_{1/2}\alpha$ 为 1.8～8.3 分钟;$t_{1/2}\beta$ 为 34～64 分钟。由于消除迅速,便于控制麻醉深度,有利于患者苏醒。适用于全身麻醉的诱导和维持。

4.用法和用量

用于诱导麻醉:每 10 秒静脉注射 40mg,直至麻醉,剂量为 2～2.5mg/kg,55 岁以上适当减量约 20%。用于维持麻醉:用量为每分钟 0.1～0.2mg/kg。

5.不良反应和注意事项

用于诱导麻醉时可出现低血压和呼吸暂停;维持麻醉期间也可出现低血压,需要减慢给药速度,必要时扩充血容量;苏醒期少数人头痛、恶心、呕吐、注射部位疼痛等。罕见静脉炎和血栓形成。

孕产妇及 3 岁以下儿童禁用。对有肝肾损害、心脏病、呼吸道疾病、老年人、应用脂肪乳剂者、脂肪代谢紊乱者慎用。本品不得与其他药液混合。

九、羟丁酸钠

1.其他名称

γ-羟基丁酸钠。

2.性状

白色有吸湿性的结晶性粉末,微臭,味咸。极易溶于水,可溶于乙醇,不溶于乙醚或氯仿,熔点为 144～149℃。

3.作用和用途

静脉麻醉药,全麻作用微弱,起效较慢,镇痛效能不强。静脉注射后 3～5 分钟开始发挥作用,作用时效 2 小时左右。对呼吸、循环影响不大,适用于较长时间手术。本品常用作浅麻醉的维持药物,即先给其他全麻药,再缓慢静脉注射本药,以维持浅麻醉。常用于全身麻醉或诱导麻醉,以及局麻、腰麻的辅助用药,适用于老人、儿童及神经外科手术、外伤、烧伤患者的麻醉。

4.用法和用量

静脉注射,成人剂量 60～80mg/kg,约 2 小时后,全麻转浅可再加半量(30～40mg/kg)。极量为一次总量 30mg/kg。

5.不良反应和注意事项

(1)毒性较小,用量过大或注射速度过快,可出现运动性兴奋、谵妄、肌肉抽动或产生木僵状态及惊厥。

(2)作用期间副交感神经系统的活动亢进,可使呼吸道黏液分泌过多及大小便失禁,故麻醉前须给以足量的阿托品。

（3）本品适用于体力衰弱的患者，但有酸血症、癫痫、心血管系统功能紊乱的患者忌用。

十、依托咪酯

1.其他名称

甲苄咪唑，乙咪酯。

2.性状

白色结晶性粉末。熔点 115℃。极易溶于水、甲醇、乙醇及丙醇，易溶于氯仿；难溶于丙酮；不溶于乙醚。

3.作用和用途

静脉注射后 20 秒产生麻醉，持续时间约 5 分钟，再给药持续时间也相应延长。对呼吸和循环系统的影响较小，短暂的呼吸抑制，收缩压略下降，心率稍增快。无镇痛作用。能减少脑血流量及耗氧量。约 1/3 患者引起肌阵挛，事先应用地西泮或哌替啶可减少发生率。约 1/6 患者可有 30～60 秒无呼吸状态，但比硫喷妥钠弱。可使眼压下降。适用于诱导麻醉、短小手术和外科处置。

4.用法和用量

首剂注射每千克体重 0.3mg，15～60 秒注完毕。

5.不良反应和注意事项

有 15％～30％患者注射后血管疼痛，快速注射也难免。10％～60％患者发生肌阵挛性收缩，先应用地西泮、哌替啶可减少发生率。

十一、盐酸普鲁卡因

1.其他名称

奴佛卡因，普鲁卡因。

2.性状

白色结晶或结晶性粉末，无臭，味微苦，随后有麻痹感。易溶于水，略溶于乙醇，微溶于氯仿，几乎不溶于乙醚。其水溶液久贮、曝光或受热后易分解失效。熔点 154～157℃。

3.作用和用途

本品为局部麻醉药。其作用机制一般认为局麻药能阻滞神经冲动传导。由于本品封闭了神经纤维及其终末端的生物膜钠（或钾）通道，保持了膜电位的稳定，妨碍了冲动的传导。其毒性低微，作用迅速安全。适用于局部麻醉，应用于眼、耳、鼻、齿等科手术。并用于浸润麻醉、传导麻醉、硬膜外麻醉及封闭疗法等。本品不宜作诱导麻醉。

4.用法和用量

局部封闭用 0.25％～0.5％水溶液。浸润麻醉 0.25％～0.5％水溶液，每小时不超过 1.5g。传导麻醉 1％～2％水溶液，每小时不超过 1g。硬膜外麻醉 2％水溶液，每小时不超过 0.75g，全麻用 1％水溶液 0.2～0.5g 加入 100mL 葡萄糖注射液中静脉滴注。

5.不良反应和注意事项

（1）有的患者对本品呈现高敏感性，如头晕、全身无力、血压下降、虚脱和休克等。也可能发生皮肤反应，如皮炎等，因此开始应用小剂量。

（2）用量过大或用浓溶液快速注入血管时，可能引起颜面潮红、谵妄、兴奋和惊厥。对惊厥患者可静脉注射异戊巴比妥解救。

(3)本品在体内相当快地水解为对氨基苯甲酸及二乙基氨乙醇,前者可抑制磺胺类药物的抗菌作用。用磺胺类药物治疗感染疾患时,应禁用本品。

(4)不宜与抗胆碱酯酶药(如新斯的明)合用,因可使本品毒性增加。

十二、盐酸丁卡因

1. 其他名称

丁卡因,四卡因,地卡因,潘托卡因。

2. 性状

白色结晶性粉末,无臭,味苦而麻,有引湿性,易溶于水,溶于乙醇,不溶于乙醚或苯。熔点为147～150℃。

3. 作用和用途

本品的化学结构与普鲁卡因很相似,作用机制相同。麻醉作用较其强10倍,吸收后毒性也相应地比普鲁卡因大10倍。能阻断神经纤维的传导。能透过黏膜,主要用于表面麻醉、阻滞麻醉、腰椎麻醉及硬脊膜外麻醉。作用迅速,1～3分钟可生效,维持30分钟左右。常用其混合液(即1%丁卡因1mL,10%葡萄糖注射液1mL与3%～5%盐酸麻黄碱1mL混合),优点是作用时间较长,上腹部手术可维持1.5～2.5小时。

4. 用法和用量

(1)常用量:表面麻醉0.25%～2%水溶液,阻滞麻醉0.2%～0.5%水溶液,硬脊膜外腔麻醉用0.15%～0.3%溶液。

(2)极量:表面麻醉每次0.05g;阻滞麻醉、硬脊膜外腔麻醉每次0.1g。

5. 不良反应和注意事项

本品毒性较大,不宜用于浸润及传导麻醉,但可用于腰椎麻醉。

十三、盐酸利多卡因

1. 其他名称

昔罗卡因,利多卡因。

2. 性状

白色结晶性粉末,无臭,味苦继有麻木感。易溶于水或乙醇,溶于氯仿,不溶于乙醚。熔点为76～79℃。

3. 作用和用途

本品为酰胺类局部麻醉药,作用机制与普鲁卡因相似,但刺激性小,穿透力好,作用快而强,维持时间约为普鲁卡因的两倍,但较丙胺卡因为短。本品广泛应用于表面麻醉、浸润麻醉、传导麻醉及硬膜外麻醉。做胃镜检查和气管插管时,用其抑制咽喉反射作用。牙科用5%乳剂涂搽,1分钟产生麻醉作用,可维持12～15分钟。

4. 用法和用量

表面麻醉用2%溶液;牙科用2%溶液加肾上腺素;浸润麻醉,用0.25%～0.5%溶液,总量不超过0.4g;传导麻醉用1%～2%溶液;硬膜外及骶管阻滞用1%～2%溶液;部位神经阻滞可用不同浓度本品加肾上腺素;臂丛阻滞用1%溶液15～30mL。也用于治疗心律失常。

5. 不良反应和注意事项

浓度在 0.5% 以下时毒性与同剂量的普鲁卡因一样,因组织扩散力强,浓度增高毒性也增加,常见的不良反应有肌肉抽搐、出汗、低血压、恶心、呕吐和嗜睡等。与其他麻醉药不同之点为超剂量时最初是神经抑制而不是兴奋。

十四、辛可卡因

1. 其他名称

狄布卡因,纽白卡因,拍卡因,苏夫卡因。

2. 性状

白色结晶性粉末,味略苦,有潮解性,遇光变质。易溶于水,极易溶于乙醇。熔点为 94～96℃。

3. 作用和用途

本品属酰胺类局部麻醉药,是局麻药中作用最强、毒性最大、维持时间最长的一种,注射给药其麻醉强度为普鲁卡因的 15 倍,毒性也大 15 倍。作用比利多卡因强数倍。起效较慢,约 15 分钟,但作用持续时间为普鲁卡因的 3 倍,比利多卡因也长。局部刺激性小,穿透力较强。

4. 用法和用量

限用于成人蛛网膜下腔阻滞,一般以 10mg 为限,不得超过 20mg。

5. 不良反应和注意事项

毒性为局麻药中最大者,切勿与普鲁卡因混淆,以免发生事故,本品被吸收后,可引起低血压。

十五、盐酸布比卡因

1. 其他名称

丁哌卡因。

2. 性状

白色结晶性粉末;无臭,味苦;易溶于乙醇,溶于水,微溶于氯仿,几乎不溶于乙醚。

3. 作用和用途

本品为酰胺类局部麻醉药。起效快,作用时间长,强于利多卡因,但毒性较利多卡因大 4 倍。适用于浸润麻醉、阻滞麻醉、硬膜外麻醉。其他给药方法慎用。静脉区域阻滞勿用。

4. 用法和用量

成人不同麻醉方式时用量如下。①臂丛神经阻滞:用 0.25% 溶液 20～30mL(50～75mg)。②骶管阻滞:用 0.5% 溶液 15～20mL(75～100mg)。③硬膜外麻醉:用 0.5% 溶液 10～20mL(50～100mg)可行一般的下腹部手术;0.75% 溶液 10～20mL(75～150mg)行上腹部手术,腹肌可全无张力。以后每 3 小时再给初量的一半。④局部浸润:0.25% 溶液 70～80mL(175～200mg)为限,24 小时内分次给药,日极量 400mg。⑤交感神经阻滞:总用量 0.25% 溶液 20～50mL(50～125mg),12 岁以下小儿勿用。

5. 不良反应和注意事项

偶见恶心、呕吐、低血压、呼吸抑制、精神兴奋。药液入血后,有心搏骤停致死的危险,应及时抢救。肝肾功能严重不全、低蛋白血症、过敏者忌用,孕妇慎用。

十六、盐酸丙胺卡因

1.其他名称

丙氨卡因,丙胺卡因。

2.性状

白色结晶性粉末,无臭,味酸涩微苦,微溶于氯仿。熔点为 167～169℃。

3.作用和用途

本品药效比普鲁卡因好,局麻作用强度时间较长,毒性较小,因代谢快,蓄积性也较小。适用于硬膜外麻醉,传导麻醉和浸润麻醉等。

4.用法和用量

一般配成 1% 溶液用于浸润麻醉,2%～3% 的水溶液用于传导麻醉和硬膜外麻醉。膀胱镜检查前从尿道注入胶冻剂 10～15mL。腰椎麻醉用 5% 溶液。表面麻醉用 4% 溶液。一次最大剂量为 600mg。儿童采用较稀溶液和较小剂量。

5.不良反应和注意事项

贫血、先天性或自发性变性血红蛋白血症患者禁用。孕妇慎用。

十七、达克罗宁

1.其他名称

达可隆。

2.性状

白色结晶粉末,无臭,味苦。微溶于丙酮,几乎不溶于乙醚,溶于水或乙醇。

3.作用和用途

局部麻醉作用持久,由于注射后有局部刺激作用,不适用于浸润麻醉,对黏膜穿透力强,适用于表面麻醉,如外伤、虫咬、压疮、皮疹等的止痛止痒。

4.用法和用量

外用。

十八、氯筒箭毒碱

1.其他名称

筒箭毒碱,管箭毒碱,筒箭毒。

2.性状

白色或黄白色结晶性粉末,无臭,可溶于水或乙醇,不溶于丙酮、乙醚或氯仿。水溶液稳定,可加热消毒。熔点为 268～270℃(部分分解)。

3.作用和用途

本品为非去极化肌松药。作用于骨骼肌的神经肌肉接头处,阻断神经冲动的正常传递到肌纤维,使肌张力下降而表现为骨骼肌松弛。主要用于外科手术肌肉松弛,以利手术进行。偶可用于控制肌肉痉挛、惊厥或破伤风肌强直性收缩。由于本品来源有限,加之剂量难于掌握,使用过量可致呼吸停止,现已少用。

4.用法和用量

全身麻醉：静脉注射，成人一次 6~9mg，按需要可增加 3~4.5mg。作用维持时间 20~40 分钟。根据手术时间的长短和肌肉松弛的需要，可重复注射，不过其剂量为首剂的 1/3~1/2。

5.不良反应和注意事项

有麻痹呼吸肌的危险，应用前须做好急救准备。如呼吸停止，可给氧、气管插管，并做人工呼吸，或同时注射新斯的明对抗。重症肌无力患者忌用。

十九、泮库溴铵

1.其他名称

潘龙，潘库罗宁。

2.性状

白色结晶或结晶性粉末，略有特臭。易溶于水、乙醇、甲醇、冰醋酸，难溶于丙酮，几乎不溶于苯及醋酸乙酯。熔点为 214~217℃（分解）。

3.作用和用途

本品具有非去极化型肌松药的各种特点，作用强度约为氯筒箭毒碱的 5 倍，静脉注射 2~3 分钟起效，维持时间与氯筒箭毒碱相似，有效的肌肉松弛时间为 20~45 分钟，作用确实，消退平稳，残余的肌松作用可被新斯地明、依酚氯铵所逆转。本品与氯筒箭毒碱显著不同之处在于无神经节阻断作用，无降血压作用，不释放组胺，不会引起支气管痉挛，适合哮喘患者。它可能兴奋 β 受体使心率加快、血压上升和心输出量增加。对胎儿无影响，产妇可用。与硫喷妥钠合用不会发生沉淀。适用于外科手术麻醉的辅助用药，可得到充分的肌松效果。

4.用法和用量

静脉注射：成人每次 4~6mg，与乙醚、氟烷合用时应减量。

5.不良反应和注意事项

可见血压升高、心率加快。部分患者出现烧灼感。重症肌无力禁用。肾功能不全慎用。过量中毒可静脉注射新斯地明 2.5mg 解救。

二十、维库溴铵

1.其他名称

维库罗宁。

2.性状

结晶状，熔点为 227~229℃。

3.作用和用途

本品属中效非去极化型肌肉松弛剂。作用于胆碱受体，使肌张力下降、骨骼肌松弛，利于手术进行。肌松强度为泮库溴铵的 1/3，维持时间较短，恢复快。本品不诱发组胺释放，不会引起支气管痉挛和血压下降。

本品 $t_{1/2}$ 为 31 分钟，部分于体内代谢，原形及代谢物随尿和胆汁排泄。适用于气管插管及外科手术的松弛肌肉。

4.用法和用量

静脉注射：成人初次用量 0.08~0.1mL/kg，2.5~3 分钟内发生良好作用。10 岁以上儿童按成人剂量。1～10 岁儿童初始剂量和补充剂量稍高于成人。7 周龄～1 岁婴儿按体重给药。

5.不良反应和注意事项

本品无明显不良反应。肝肾功能不全者,肌松时间和恢复时间均延长。婴儿对本品敏感,未满月婴儿不宜应用。孕妇使用的安全性未定。

二十一、阿库氯铵

1.其他名称

爱肌松。

2.作用和用途

本品为去极化型肌肉松弛剂。其有效成分为二丙烯基托锡弗林,是氯箭毒生物碱的衍生物,肌松作用比右旋箭毒碱强 1.5～2 倍。本品于体内不代谢,大部分经肾排泄,少部分随胆汁排出。适用于各种外科手术中的肌肉松弛。

3.用法和用量

静脉注射:首次剂量 0.15mg/kg,每间隔 15 分钟、25 分钟给药,每次剂量为0.3mg/kg,间隔时间和剂量均由医师根据手术情况而定。大部分患者于停药 20 分钟后,药效逐步消失。注射新斯的明可迅速拮抗本品的作用。

4.不良反应和注意事项

应用卤代烷类麻醉诱导或维持期间,应用本品可导致血压下降、呼吸肌松弛,严重者出现支气管痉挛。偶见变态反应。

肾功能不全者排泄减慢,作用增强。肌无力患者慎用。与多黏菌素或氨基糖苷类并用,本品作用加强,应减少用量。

二十二、氯琥珀胆碱

1.其他名称

司可林,琥珀酰胆碱。

2.性状

白色结晶性粉末,无臭,味咸。遇光易变质。极易溶于水,水溶液呈酸性,微溶于乙醇或氯仿,不溶于乙醚。熔点 157～163℃。

3.作用和用途

本品为骨骼肌松弛药。用作全身麻醉辅助药。本品属去极化类肌肉松弛药,为氯筒箭毒碱的合成代用品,显效快,持续时间短,易于控制,适用于外科手术的肌肉松弛,用于麻醉进行气管插管,促使嚼肌松弛,减少喉头反射,可使气管插管更易进行。

4.用法和用量

静脉注射:成人一次每千克体重 1～2mg;小儿一次每千克体重 2.5mg。极量为肌内注射,一次 150mg。

5.不良反应和注意事项

脑出血、青光眼、视网膜剥离、白内障摘除术后及高钾血症患者禁用,使用抗胆碱酯酶药者慎用。大剂量时可引起呼吸麻痹,用时宜注意,使用前须先备妥人工呼吸设备及其他抢救器材。

二十三、溴化新斯的明

1. 其他名称

普洛斯的明,普洛色林,新斯的明。

2. 性状

溴化新斯的明为白色结晶性粉末,无臭,味苦。极易溶于水,易溶于乙醇或氯仿,几乎不溶于乙醚。熔点为170～176℃。

3. 作用和用途

本品具有可逆性胆碱酯酶抑制作用,致使乙酰胆碱不致酶解,长时间存在于胆碱能神经末梢。有兴奋平滑肌、骨骼肌的作用;对骨骼肌作用较强,缩瞳力较小;多用于重症肌无力、手术后腹胀与尿潴留,亦可用于室上性阵发性心动过速,以及筒箭毒碱等过量时的解毒。

4. 用法和用量

常用量口服吸收不良及首关效应,故剂量需较大。每次15mg,每日3次。极量,口服每次30mg,每日10mg。

皮下、肌内注射效果好,每次0.5～1mg,每日1～2次。

5. 不良反应和注意事项

常见的不良反应为上腹部不适、恶心、呕吐、腹痛和腹泻等。重症肌无力患者因需要长时期给药,故应注意掌握剂量,因过量时可引起胆碱能危象,表现为上腹部不适,心动过缓和肌束颤动或肌无力加重,禁用于机械性肠梗阻、尿路梗死及支气管哮喘等。

二十四、水杨酸毒扁豆碱

1. 其他名称

依色林。

2. 性状

无色或淡黄色有光泽的结晶或粉末,无臭。

3. 作用和用途

本品为胆碱酯酶抑制剂,表现出乙酰胆的作用。有缩瞳和降低眼内压的作用,用于青光眼和散瞳验光后的缩瞳药,作用较匹鲁卡品强而持久,可维持数小时和数天。

吸收后对各种平滑肌均有很强的收缩作用。也可致腺分泌增加,对心血管的作用较复杂,血压、心率降后又有轻微的上升。对骨骼肌可致肌束颤动。对中枢神经系统先兴奋,剂量过大转入抑制,中毒时呼吸麻痹可致死亡。

主要用于青光眼,也用于拮抗阿托品或后马托品所致的调节麻痹。

4. 用法和用量

用其0.25%～0.5%溶液滴眼。滴眼次数按需要而定,晚上涂0.25%的眼膏。

5. 不良反应和注意事项

本品吸收后不良反应较严重,故不做全身用药。滴眼时要特别注意压住内眦,以免吸收中毒。滴眼后可引起睫状肌痉挛。还可见头痛、眉部痛、视物模糊、眼睑抽搐等。其水溶液不稳定,逐渐氧化变红则不能再用。

二十五、依酚氯铵

1.其他名称

腾喜龙,艾亩酚。

2.性状

白色结晶,味苦,易溶于乙醇,极易溶于水,不溶于氯仿、乙醚。

3.作用和用途

本品为抗胆碱酯酶药,但作用弱。也可对骨骼肌 N_2 受体直接作用。本品作用与其他抗胆碱酯酶药不同,作用出现快而短,给药后 30~60 秒起效,维持 10 分钟。用于非去极化型骨骼肌松弛药的拮抗剂及诊断重症肌无力,也广泛用于治疗室上性心律失常。

4.用法和用量

(1)对抗肌松剂:肌内注射或静脉注射,每次 10mg,由于维持时间短需重复给药。

(2)诊断重症肌无力:先静脉注射 2mg,如 30 秒内无反应,再注射余下的 8mg,若为重症肌无力,约 1 分钟内出现肌力改善,维持 5 分钟。

5.不良反应和注意事项

可有唾液增加、支气管痉挛、心动徐缓等。机械性肠梗阻和尿道阻塞者禁用。支气管哮喘、心动过缓者慎用。

第二节　镇静催眠药

镇静催眠药是选择性抑制中枢神经系统,能引起镇静和催眠作用的药物。小剂量时中枢神经系统抑制作用较弱,仅引起镇静作用;较大剂量时对中枢神经系统抑制作用增强,可产生催眠作用,故称为镇静催眠药;再增大剂量则具有抗惊厥作用。有些药物还有抗焦虑作用。

临床上常用的镇静催眠药有苯二氮䓬类、巴比妥类和其他类。其中以苯二氮䓬类药物应用最为广泛。

一、苯二氮䓬类药物

(一)地西泮

地西泮(安定)是苯二氮䓬类的代表药,属长效类药物。临床上常口服或静脉注射给药。肌内注射吸收缓慢且不规则,故不常用。地西泮口服吸收良好,血药浓度 1 小时达高峰。脂溶性高,易透过血脑屏障进入脑组织,但随后又再分布到脂肪等组织,故中枢神经系统作用迅速而短暂。血浆蛋白结合率达 99%。易透过胎盘进入胎儿体内,也可经乳汁分泌进入婴幼儿体内。主要经肝脏代谢为有活性的去甲地西泮,经肾缓慢排泄,反复使用易蓄积。

1.作用和用途

(1)抗焦虑作用:选择性高,小于镇静剂量即可产生良好的抗焦虑作用,能改善患者的烦躁不安、紧张、恐惧、忧虑等症状,是治疗焦虑症的首选药。临床常用于各种原因引起的焦虑症。

（2）镇静催眠作用：较大剂量时可产生镇静催眠作用，能使兴奋，躁动不安的患者安静而不影响其正常的精神活动和运动功能；能缩短诱导入睡时间，减少觉醒次数，延长睡眠时间。地西泮催眠的特点有：对快动眼睡眠时相（REM）无明显影响，停药后反跳现象较轻；醒后无后遗症状；安全范围大，对呼吸、循环系统抑制较轻，大剂量使用也不引起全身麻醉；连续应用依赖性较小。因此，地西泮已取代巴比妥类而成为首选的催眠药。

临床上广泛用于缓解各种原因所致的兴奋不安和紧张、麻醉前给药、心脏电击复律或内镜检查前给药及失眠症等。

（3）抗惊厥、抗癫痫作用：地西泮有很强的抗惊厥作用，可用于治疗高热、破伤风、子痫及药物中毒等所致的惊厥。地西泮能抑制癫痫病灶异常放电的扩散，对癫痫大发作、小发作均有效，地西泮静脉注射给药是治疗癫痫持续状态的首选药。

（4）中枢性肌肉松弛作用：肌松作用较强，能降低肌张力，但不影响机体正常活动，可用于缓解脑血管意外、脊髓损伤等所致的中枢性肌肉强直，以及局部病变，如腰肌劳损引起的肌肉痉挛。

中枢神经系统广泛存在苯二氮䓬受体。目前认为，苯二氮䓬受体、γ-氨基丁酸受体、γ-氨基丁酸受体调控蛋白及氯离子通道在γ-氧基丁酸能神经末梢的突触后膜上组成复合体。地西泮与苯二氮䓬受体结合后，可引起γ-氨基丁酸受体调控蛋白的构型发生改变，从而解除γ-氨基丁酸受体调控蛋白对γ-氨基丁酸受体的封闭作用，利于γ-氨基丁酸（GABA）与γ-氨基丁酸受体结合，因而促进 Cl^- 通道开放和 Cl^- 内流，增强γ-氨基丁酸能神经的抑制效应而发挥作用（图2-1）。

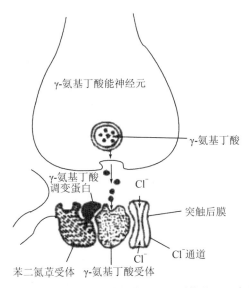

图 2-1　γ-氨基丁酸受体与苯二氮䓬受体关系示意图

2. 不良反应和注意事项

（1）不良反应：常见有嗜睡、乏力、头晕等，用药期间不宜从事高空及高速作业。

（2）耐受性、依赖性：地西泮属于第二类精神药品，长期服用可产生耐受性及依赖性，突然停药可产生戒断症状,不宜长期使用。

(3)静脉注射可致静脉炎,静脉注射过快可抑制呼吸和循环系统功能,故应稀释后缓慢注射。

(4)少数患者可出现荨麻疹、粒细胞减少、肝功能异常。长期应用时,应定期检查血常规及肝功能。

(5)急性中毒:地西泮过量中毒时可致共济失调、语言含糊不清、昏迷、呼吸抑制和心跳停止等。除采用洗胃及对症治疗外,还可用中枢性苯二氮䓬受体拮抗药氟马西尼对抗。

(6)药物相互作用:与其他中枢神经系统抑制药、吗啡、乙醇等合用可显著增强其毒性。

(7)有过敏史者慎用。孕妇和哺乳期妇女、急性青光眼、重症肌无力患者禁用。

(二)其他常用苯二氮䓬类药物

其他常用苯二氮䓬类药物见表 2-1。

表 2-1 其他常用苯二氮䓬类药物作用比较

	药物	作用特点	主要用途
长效类	硝西泮(nitrazepam,硝基安定)	催眠作用显著,抗惊厥、抗癫痫作用较强;口服吸收和消除均缓慢,连续用药易蓄积	各种失眠及癫痫
	氯硝西泮(clonazepam)	有抗惊厥作用;对各型癫痫均有效,尤以对失神小发作、肌阵挛发作和不典型小发作为佳;显效快,作用持久;长期用药可产生耐受性	各型癫痫,尤其用于不典型小发作、失神小发作、肌阵挛发作
	氟西泮(flurazepam,氟安定)	催眠作用较强,持续 7~8 小时;活性代谢产物 $t_{1/2}$ 长,可产生后作用	各型失眠症,尤其适用于不能耐受其他催眠药者
	氯硝西泮(nunitrazepam)	镇静、催眠作用较硝西泮强,也有较强的肌松作用,且作用快	静脉麻醉或诱导麻醉
中效类	艾司唑仑(estazolam,舒乐安定)	镇静、催眠、抗焦虑、抗惊厥作用较强,肌松作用较弱;催眠作用较硝西泮强 2~4 倍;剂量小,不良反应少,安全范围大	各种失眠症和焦虑症,麻醉前给药
	奥沙西泮(oxazepam)	抗焦虑、抗惊厥作用较强,催眠作用较弱;反复使用较易产生依赖性;口服吸收慢而不完全;服药第 1 周可出现睡眠障碍,过度兴奋,注射可引起低血压	焦虑症
	劳拉西泮(lorazepam)	抗焦虑作用强而催眠作用较弱;反复使用易产生依赖性	焦虑症
短效类	三唑仑(triazolam,三唑安定)	有显著的镇静催眠作用,催眠作用相当于硝西泮的20倍;口服吸收快,作用迅速,$t_{1/2}$ 短,极少有蓄积,不良反应少	各种失眠症

二、巴比妥类药物

巴比妥类药物是巴比妥酸的衍生物,巴比妥酸本身没有催眠作用,当第 5 位碳原子上的氢被其他基团取代时,则形成一系列具有中枢神经系统抑制作用的巴比妥类药。本类药物作用相似,但理化性质及体内过程有不同,故作用快慢、持续时间长短有差异,因此临床应用也不完全相同。

常用巴比妥类药物分类及特点见表 2-2。

表 2-2　常用巴比妥类药物分类及特点

	药物	脂溶性	显效时间	消除方式	维持时间(小时)	主要用途
长效类	苯巴比妥(pheno-barbital)	低	慢,30～60分钟	30%以原形经肾排泄,部分在肝内代谢	6～8	镇静、催眠、抗惊厥、抗癫痫、麻醉前给药
中效类	异戊巴比妥(amobarbital)	较高	略快,15～30分钟	主要在肝内代谢	3～6	催眠
短效类	司可巴比妥(secobarbital)	较高	较快,15分钟	主要在肝内代谢	2～3	催眠
超短效类	硫喷妥钠(sodium thiopental)	高	快,静脉注射立即显效	迅速贮存在脂肪组织中,后经肝代谢	10～15	静脉麻醉、诱导麻醉

(一)作用和用途

巴比妥类药物有抑制中枢神经系统作用,其抑制程度随剂量的增大而增强,依次产生镇静、催眠、抗惊厥和全身麻醉作用。此外,苯巴比妥尚有抗癫痫作用。中毒剂量下可麻痹延髓呼吸中枢和血管运动中枢,最后因中枢性呼吸衰竭而死亡。巴比妥类的镇静催眠作用是由于选择性地抑制脑干网状结构上行激动系统的传导功能,使大脑皮质兴奋性降低所致(图 2-2),也与增强 γ-氨基丁酸能神经的抑制作用有关。

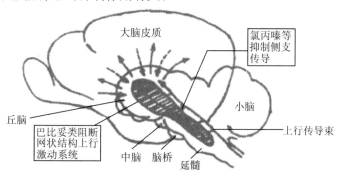

图 2-2　巴比妥类及氯丙嗪作用部位示意图

本类药物不良反应多,安全性差,久用易产生耐受性和依赖性,因此作为镇静催眠药已逐渐被其他药物取代。目前苯巴比妥仍用于麻醉前给药、控制各种原因所致的惊厥、治疗癫痫大发作及癫痫持续状态;硫喷妥钠仍用于诱导麻醉和小手术短时间麻醉。

(二)不良反应和注意事项

1.后遗效应

服药后次晨有头晕、困倦、精神萎靡不振、嗜睡等,为药物作用的延续反应,减少剂量,饮浓茶可对抗之。

2.耐受性、依赖性

反复用药可产生耐受性,其原因一方面是本类药物诱导肝药酶活性,使本身代谢加速;另一方面可能与长期使用后,神经系统对药物产生了适应性有关。产生耐受性后,药物疗效降低,必须增大剂量才能产生应有疗效,但药物的致死量并未增大,故易引起中毒,另外,可产生依赖性,突然停药则出现戒断症状,故应避免滥用。

3.抑制呼吸作用

巴比妥类药物对正常人呼吸影响较小,但对严重肺功能不全如肺气肿、支气管哮喘等患者,中等剂量时即对呼吸中枢产生明显的抑制作用,可使呼吸频率减慢、潮气量减少。呼吸深度抑制是巴比妥类药物中毒致死的主要原因,故对严重肺部疾病患者,用药期间应密切观察呼吸频率及节律,注意口唇、指甲有无发绀等表现。

4.变态反应

少数患者可出现变态反应,如皮疹、血管神经性水肿、哮喘等。

5.药物相互作用

苯巴比妥是药酶诱导剂,可加快自身及香豆素类、皮质激素类、口服避孕药、强心苷类、苯妥英钠、氯霉素等代谢而使作用减弱,作用时间缩短,故这些药物与苯巴比妥合用时应适当增加剂量。

6.禁忌人群

妊娠期及哺乳期妇女、老年人,以及心,肝、肾功能不全者慎用。严重肺功能不全、支气管哮喘、颅脑损伤致呼吸中枢抑制者及对本类药物过敏者禁用。

三、其他类

(一)水合氯醛

1.作用和用途

水合氯醛口服或灌肠给药,吸收后大部分在肝内还原成中枢神经系统抑制作用更强的三氯乙醇,有镇静、催眠、抗惊厥作用。催眠作用强,服后 15 分钟显效,持续 6~8 小时,对 REM 无明显影响,停药时无明显的反跳现象,醒后无后遗效应。可用于顽固性失眠或对其他催眠药效果不佳的失眠患者。大剂量也可用于控制小儿高热、破伤风、子痫等所致的惊厥,安全范围小,使用时应注意。

2.不良反应和注意事项

(1)局部刺激性强:口服给药易引起恶心、呕吐、上腹部不适,为减轻其刺激性,常以 10%溶液稀释后口服或灌肠给药。

(2)耐受性、依赖性:长期服用可产生耐受性、依赖性,且停药时戒断症状较严重。故用药时间不宜过长,最好与地西泮等药物交替使用。

(3)长期使用可损害心、肝、肾功能,用药前应了解病史,严重心、肝、肾功能不良者禁用;消化性溃疡患者禁用;乙醇可增强其毒性,故服药期间禁止饮酒。

(二)佐匹克隆

1.作用和用途

佐匹克隆具有抗焦虑、镇静、催眠、抗惊厥及骨骼肌松弛等作用。本药催眠作用快,可延长睡眠时间,减少觉醒次数,提高睡眠质量。适用于治疗失眠症。

2.不良反应和注意事项

(1)常见不良反应:催眠后有嗜睡、头昏、乏力、健忘等症状。过量可引起昏睡、昏迷。长期使用可产生依赖性,突然停药时出现激动、焦虑、反跳性失眠、恶梦等。

(2)药物相互作用:与苯二氮䓬类、巴比妥类等中枢抑制药合用时可增强其中枢抑制作用。

(3)呼吸功能不全者、对本药过敏者禁用。15 岁以下儿童不宜使用;老年人、肝功能不良者应适当调整剂量。服药期间禁止同时饮酒或含有乙醇的饮料。

此外,甲丙氨酯、格鲁米特、甲喹酮等也都有镇静催眠作用,但久服可产生依赖性,现已少用。

第三节 抗癫痫药

一、苯妥英钠

苯妥英钠(大仑丁)属二苯乙内酰脲的钠盐,为最常用的抗癫痫药。

1. 体内过程

苯妥英钠呈碱性(pH 为 10.4),刺激性大,不宜进行肌内注射,癫痫持续状态时可做静脉注射。口服吸收慢而不规则,作用缓慢,4～12 小时血药浓度达高峰,每日 0.3～0.6g 连续服药,须经 6～10 日才达到稳态血药浓度(10～20μg/mL)。血浆蛋白结合率为 85%～90%,脂溶性较大,易透过血—脑脊液屏障,由肝药酶代谢为无活性的对羟基苯基衍生物,与葡萄糖醛酸结合经肾排出,以原形由尿排出者不足 5%。消除速度与血药浓度密切相关,血药浓度低于 10μg/mL 时,按一级动力学消除,$t_{1/2}$ 为 6～24 小时,血药浓度增高时,则按零级动力学方式消除,$t_{1/2}$ 也随之延长,可达 20～60 小时,血药浓度与给药剂量不成比例地升高,易出现毒性反应。本药不同制剂的生物利用度显著不同,且个体差异大,临床应注意剂量个体化。宜从小剂量开始逐步递增,最好做血药浓度监测,及时调整好药物剂量。

2. 作用机制

苯妥英钠具有膜稳定作用,血药浓度在 10μmol/L 以下即可降低细胞膜对 Na^+ 和 Ca^{2+} 的通透性,抑制 Na^+ 和 Ca^{2+} 的内流,导致动作电位不易产生,细胞兴奋性降低。这一作用具有明显的使用依赖性,对高频异常放电神经元的 Na^+ 通道阻滞作用更加明显,而对正常的低频放电并无明显影响。较高浓度能抑制 K^+ 外流,延长动作电位时程和不应期,此外,高浓度的苯妥英钠还能抑制神经末梢对 GABA 的摄取,诱导 GABA 受体增生,间接增强 GABA 的作用,Cl^- 内流增加导致超极化,抑制异常高频放电的发生和扩散。

3. 药理作用

(1)抗癫痫:苯妥英钠为治疗癫痫强直-阵挛性发作的首选药。缓慢静脉注射可缓解癫痫持续状态,对复杂局限性发作和单纯局限性发作疗效次之,但对失神小发作无效,甚至可能使病情恶化。

(2)抗中枢性疼痛综合征:中枢性疼痛综合征与癫痫有相似的发作机制,其神经元在轻微刺激下即产生强烈放电,引起剧痛。苯妥英钠通过稳定神经细胞膜,使疼痛减轻,发作次数减少。对三叉神经痛疗效较好;对坐骨神经痛、舌咽神经痛也有一定效果。

(3)抗心律失常:主要用于室性心律失常,对强心苷中毒引起者更为有效,可作为首选药。

4. 不良反应

除局部刺激外,苯妥英钠的其他不良反应都与血药浓度大致平行。一般来讲,血药浓度为 10μg/mL 可有效控制癫痫发作,20μg/mL 出现轻度毒性反应,如眩晕、复视、眼球震颤、共济失调等;血药浓度大于 40μg/mL 可致精神错乱,50μg/mL 以上时出现严重昏睡甚至昏迷。

(1)局部刺激:本药为强碱性,可刺激胃肠引起恶心、呕吐、食欲缺乏、上腹疼痛,严重者可致胃炎,饭后服用可减轻以上症状。静脉注射可发生静脉炎。

(2)牙龈增生:长期用药可致牙龈增生,青少年较为多见,发生率为20%,虽无痛苦,但影响美观。其发生与药物部分经唾液排泄,胶原代谢改变刺激结缔组织增生有关,注意口腔卫生,经常按摩牙龈和加服钙剂可以预防和减轻。一般停药3个月后可自行消退。

(3)造血系统反应:本药可抑制二氢叶酸还原酶,抑制叶酸的吸收和代谢,久服可致叶酸缺乏,引起巨幼红细胞性贫血,补充甲酰四氢叶酸治疗有效。偶见粒细胞缺乏及血小板减少,罕见再生障碍性贫血,可能是由于机体的变态反应引起。用药期间应定期检查血常规。

(4)变态反应:少数患者可见皮疹、皮肤瘙痒、粒细胞缺乏、血小板减少、再生障碍性贫血等,其中皮疹较为常见,以麻疹样、荨麻疹样或猩红热样皮疹多见,停药可消退。少数患者有剥脱性皮炎。偶见肝损害,甚至致死性肝坏死。用药期间需定期检查血常规和肝功能,如有异常,应及早停药。

(5)致畸作用:妊娠早期用药可致畸胎,胎儿畸形发生率高,如腭裂等。而妊娠中期服用苯妥英钠出生的新生儿可能出现出血倾向或撤药综合征,故孕妇慎用。

(6)其他反应:静脉注射过量,可致心脏抑制、血压下降和心律失常,故宜在心电图监护下进行。久用骤停可致癫痫加重,甚至诱发癫痫持续状态。本药诱导肝药酶,可加速维生素D的代谢。长期用药可致低钙血症,诱发软骨症和佝偻病等,必要时补充维生素D预防。

5.禁忌证

静脉注射禁用于Ⅱ度及Ⅲ度房室传导阻滞、窦性心动过缓和阿-斯综合征。妊娠妇女禁用。

6.药物相互作用

(1)本药诱导肝药酶,能加快多种药物,如口服避孕药、皮质类固醇的代谢而降低其药效。

(2)巴比妥类药物和卡马西平等通过诱导肝药酶,使苯妥英钠的代谢加速,血药浓度降低,疗效下降。

(3)氯霉素、异烟肼、西咪替丁等均可抑制肝药酶,使苯妥英钠代谢减慢,血药浓度提高,毒性加强。

(4)口服抗凝血药、水杨酸类、苯二氮䓬类及磺胺类药物等可与苯妥英钠竞争血浆蛋白结合部位,使后者游离药物浓度增加,毒性增强。

(5)吩噻嗪类与苯妥英钠合用可抑制后者的代谢,血药浓度显著增高,毒性加大。

二、苯巴比妥

苯巴比妥(鲁米那)是临床上第一个有机合成的抗癫痫药。

1.药理作用和作用机制

除了具有镇静催眠作用以外,对癫痫强直-阵挛性发作及癫痫持续状态疗效佳,对复杂局限性发作及单纯局限性发作也有效,但对失神发作和婴儿痉挛疗效较差,具有起效快、疗效好、毒性低和价廉等优点。但因中枢抑制作用明显,不作首选药。

苯巴比妥的作用机制与苯妥英钠相似,也能抑制Na^+内流和K^+外流,但需较高浓度。对异常神经元有抑制作用,既能抑制病灶的异常放电,又能抑制异常放电的扩散。

2.不良反应

本药为镇静催眠药,较大剂量时常出现嗜睡、精神不振、共济失调等不良反应。长期用药可发生耐受性而使疗效降低,可能与其具有肝药酶诱导作用,自身代谢速度加快引起血药浓度下降有关。少数患者会发生变态反应,如皮疹、药热等。偶尔出现巨幼红细胞性贫血,白细胞、血小板减少等症状。

3.药物相互作用

本药具有肝药酶诱导作用,可使苯妥英钠的代谢速度加快而血药浓度下降。卡马西平、丙戊酸钠可抑制苯巴比妥代谢,使其血药浓度增加。因此与其他抗癫痫药合用应注意调整剂量。

三、扑米酮

扑米酮(去氧苯比妥)在体内可代谢生成苯巴比妥和苯乙基丙二酰胺,原形及其代谢物都有抗癫痫作用。对强直-阵挛性发作和单纯局限性发作疗效优于苯巴比妥,对复杂局限性发作也有效,但不及卡马西平和苯妥英钠,对失神发作无效。与苯妥英钠合用有明显协同作用。不良反应与苯巴比妥相似,不宜与苯巴比妥合用。呕吐为常见不良反应。宜从小剂量开始,逐渐增量。

四、乙琥胺

乙琥胺属琥珀酰亚胺类药物,临床上对其他类型癫痫无效,只对失神发作疗效较好,但不及氯硝西泮和丙戊酸钠,因其不良反应及耐受性的产生较少,可作为防治失神发作的首选药。由于失神发作常伴有大发作,常与治疗大发作的药物合用。作用机制与抑制 T 型 Ca^{2+} 通道有关。

常见的不良反应有胃肠道反应,如恶心、呕吐、食欲缺乏等,另外还会产生中枢神经系统的不良反应,如嗜睡、眩晕等,易引起精神行为异常,如抑郁、攻击行为、多动、幻听等。有精神病史者慎用。此外,极少数患者可能会出现嗜酸性粒细胞增多症或粒细胞缺乏症,严重者发生再生障碍性贫血,用药期间应定期检查血常规。

五、丙戊酸钠

丙戊酸钠(抗癫灵)1964 年开始用于临床治疗癫痫。

1.体内过程

口服吸收良好,生物利用度在 80% 以上。血浆蛋白结合率高,可达 99% 以上。主要经肝代谢为丙戊二酸,再与葡萄糖醛酸结合由肾排泄。丙戊酸钠能显著提高苯妥英钠、苯巴比妥、氯硝西泮和乙琥胺的血药浓度和游离药物浓度;而苯妥英钠、苯巴比妥、扑米酮和卡马西平则会降低丙戊酸钠的血药浓度和抗癫痫作用。

2.作用和用途

对各型癫痫均有效,为广谱抗癫痫药。临床用于失神小发作,疗效优于乙琥胺,但因其肝毒性,不作首选药。复杂部分性发作疗效类似卡马西平,对其他药物未能控制的顽固性癫痫有时可能有效。对非典型性小发作,疗效不及氯硝西泮。对全身强直-阵挛性发作,疗效不如苯巴比妥及苯妥英钠,但对后两药无效者,本药仍可有效。其作用机制不明,可能与抑制 GABA降解、增加脑内 GABA 含量有关;也有认为与其抑制电压敏感性 Na^+ 通道有关。

3.不良反应

不良反应较轻,约 16% 的患者可能会出现食欲缺乏、恶心等胃肠道反应,严重者出现肝损害,表现为谷草转氨酶升高,偶致肝功能衰竭,发生率小但可致死,用药期间应定期检查肝功能。儿童耐受性较好。此外,对胎儿有致畸作用,常见脊椎裂,孕妇慎用。

六、卡马西平

卡马西平(酰胺咪嗪)为广谱抗癫痫药,作用机制与苯妥英钠相似,并具有镇静、抗惊厥、抑制外周神经痛和抗抑郁等作用。对复杂部分性发作疗效较好,至少有 2/3 的病例可得到控制和改善;对全身强直—阵挛性发作也有效,对单纯局限性及失神小发作疗效差;对三叉神经痛及舌咽神经痛疗效优于苯妥英钠。卡马西平还可改善癫痫患者的精神症状,对并发的精神症状以及锂盐治疗无效的躁狂、抑郁症也有效。

不良反应较多,常见的不良反应有眩晕、恶心、呕吐、食欲减退、剥脱性皮炎、嗜睡及共济失调,但一般并不严重,不需中断治疗,一周左右逐渐消退。少见但严重的不良反应有肝损害和骨髓抑制,如粒细胞缺乏、血小板减少、再生障碍性贫血。

用药前后需检查肝肾功能及血常规。如发现骨髓抑制或肝功能异常应停药。本药可使雌激素类避孕药失效,育龄女性患者服用时应注意。卡马西平可降低华法林的血药浓度;西咪替丁、红霉素、异烟肼、维拉帕米等可使卡马西平的血药浓度增高,与上述药物合用时应注意调整用药剂量。心、肝、肾功能不全者及妊娠早期和哺乳期妇女禁用,青光眼患者禁用。

第四节　抗帕金森病药

帕金森病又称震颤麻痹,是锥体外系功能紊乱引起的中枢神经系统疾病,其主要临床表现为静止性震颤、肌强直、运动迟缓及姿势步态异常等。多见于中老年人,65 岁以上人群患病率为 1000/10 万。黑质中的多巴胺能神经元上行纤维到达纹状体,其末梢释放多巴胺,为抑制性递质,对脊髓前角运动神经元起抑制作用;同时纹状体中存在有胆碱能神经元,其末梢释放乙酰胆碱,为兴奋性递质,对脊髓前角运动神经元起兴奋作用。生理状态下,多巴胺和乙酰胆碱两种神经相互制约,处于动态平衡状态,共同调节机体的运动功能。当中枢神经系统黑质多巴胺能神经元受损变性,引起黑质—纹状体通路中的多巴胺能神经功能减弱,纹状体多巴胺含量显著降低,造成胆碱能神经功能相对亢进,引起帕金森病(图 2-3)。抗帕金森病药分为中枢拟多巴胺药和中枢抗胆碱药两类。

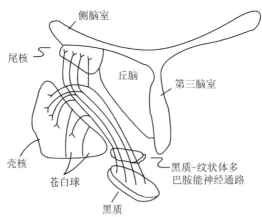

图 2-3　黑质—纹状体多巴胺能神经通路

一、中枢拟多巴胺药

（一）补充中枢递质药

其中以左旋多巴为主。

左旋多巴又称 L-多巴，为酪氨酸的羟化物。因多巴胺不能透过血脑屏障，故选用其前体物质。

1.体内过程

口服在小肠迅速吸收，12 小时血药浓度达高峰，$t_{1/2}$ 为 13 小时，吸收后首次通过肝脏大部分被脱羧转化为多巴胺，而多巴胺不易透过血脑屏障。临床用药过程中，实际进入脑内的左旋多巴不足用量的 1%。如同时给予脱羧酶抑制剂（如卡比多巴），可减少在外周的脱羧，使进入脑组织的左旋多巴量明显增多，以减少用量，并降低外周的不良反应。维生素 B_6 是脱羧酶的辅基，可促进左旋多巴在外周脱羧，降低疗效。

2.作用和临床应用

（1）抗帕金森病：进入中枢的左旋多巴在脑内多巴脱羧酶的作用下，转化为多巴胺，直接补充纹状体内多巴胺递质的不足，从而增强多巴胺能神经的功能，缓解帕金森病症状。临床用于治疗各种类型帕金森病。

其作用特点是：对轻症、年轻和治疗初期的患者疗效好，而对重症、年老体弱的患者疗效差；显效慢，用药后 2～3 周才能改善症状，1～6 个月才能获得稳定疗效；用药早期效果好，随着治疗时间的延长，疗效逐渐下降；服药后，先改善肌强直及运动障碍，后缓解肌震颤，但对后者作用差；对氯丙嗪等抗精神病药引起的帕金森病无效。

（2）改善肝性脑病：肝功能衰竭时，体内芳香氨基酸的代谢产物苯乙胺与酪胺难以迅速被氧化解毒，进入脑内后代谢生成为胺类伪递质而干扰 NE 的正常作用，导致中枢神经信息传导障碍。左旋多巴为多巴胺和去甲肾上腺素的前体物质，用药后通过补充脑内多巴胺与去甲肾上腺素以恢复神经系统功能，从而使肝性脑病患者意识苏醒，但无改善肝功能作用。

3.不良反应和用药监护

不良反应主要是体内左旋多巴脱羧产物多巴胺引起的外周反应和部分中枢反应所致。

（1）胃肠道反应：治疗初期约 80% 患者出现厌食、恶心、呕吐等，主要是左旋多巴在外周和中枢脱羧成多巴胺，分别直接刺激胃肠道和兴奋延髓呕吐中枢，多潘立酮是消除恶心、呕吐的有效药。

（2）心血管反应：表现有直立性低血压、心律失常，尤其是老年患者易发生。与外周脱羧酶抑制剂合用可减轻。心律失常等心脏病患者禁用。

（3）长期用药反应：长期用药患者可出现不自主的异常动作，表现为咬牙、吐舌、点头、舞蹈样动作等。长期用药患者可出现"开—关"现象，即患者突然多动不安（开），而后又出现肌强直、运动不能（关），这两种现象可交替出现。一旦出现"开—关"现象，则应减量或停用，7～10 日再从小剂量开始服用。长期用药患者可出现精神错乱，有逼真的梦幻、幻想、幻视等，也可有抑郁等精神症状。

（二）脱羧酶抑制药

其中以卡比多巴和苄丝肼为主。

卡比多巴又称 α-甲基多巴肼、洛得新。苄丝肼又称羟苄丝肼、色丝肼。

1.作用和临床应用

两药均是脱羧酶的抑制剂,具有较强的抑制外周脱羧酶活性,与左旋多巴合用可明显减少左旋多巴在外周的脱羧作用,使进入脑内的左旋多巴增加,提高治疗帕金森病的疗效。同时,配伍用药还可减少左旋多巴的用明显减少其外周不良反应。

左旋多巴的复方制剂帕金宁(左旋多巴与卡比多巴混合比为 10∶1)、美多巴(左旋多巴与苄丝肼混合比为 4∶1)是治疗帕金森病的首选药。

2.不良反应和用药监护

在治疗剂量时不良反应较少见。使用时注意剂量个体化,应逐渐增加剂量至患者的病情有显著改善而无明显不良反应为宜。

(三)多巴胺受体激动药

其中以溴隐亭和培高利特为主。

溴隐亭又称溴麦角亭、溴麦亭,为半合成麦角生物碱。培高利特又称硫丙麦角林。

1.作用和临床应用

两药均能选择性激动黑质—纹状体通路的 D_2 受体,缓解帕金森病患者的肌肉强直和运动障碍,但对改善肌肉震颤疗效差。激动垂体部位的 D_2 受体,可抑制催乳素和生长激素分泌。

临床主要用于不能耐受左旋多巴治疗或用其他药物疗效不佳的帕金森病患者。其抑制催乳素及生长素的分泌,可用于退乳及治疗催乳素分泌过多症和肢端肥大症。

2.不良反应和用药监护

不良反应与左旋多巴相似,有恶心、呕吐、直立性低血压、运动困难和精神症状等,尤其精神症状多见。长期用药偶有肢端红痛和肺纤维化,一旦出现应立即停药。有精神病史者、心肌梗死患者禁用,末梢血管疾病、消化性溃疡患者慎用。

(四)促多巴胺释放药

其中以金刚烷胺为主。金刚烷胺又称金刚胺。

1.作用和临床应用

主要是通过促进帕金森病患者脑中黑质—纹状体内残余多巴胺能神经递质的释放,表现为多巴胺受体激动药的作用,产生抗帕金森病效果。同时,也具有抑直接激动多巴胺受体、较弱的中枢抗胆碱作用。对帕金森病的肌肉强的缓解作用较强,疗效虽不及左旋多巴,但优于抗胆碱药。与左旋多巴合用,能相互补充不足,产生协同作用。

临床主要用于不能耐受左旋多巴的患者。

2.不良反应和用药监护

常见有眩晕、嗜睡、言语不清、运动失调、恶心、呕吐、便秘、口干等。一日用量如超过300mg 或与抗胆碱药合用,不良反应明显增强,严重者可致精神错乱和惊厥。

长期用药常见下肢网状青斑、踝部水肿等。有癫痫病史、心力衰竭、肾功能不全患者及孕妇禁用。

二、中枢抗胆碱药

其中以苯海索为主。苯海索又称安坦。

（一）作用和临床应用

通过选择性阻断中枢神经系统纹状体内胆碱受体,降低胆碱能神经功能,恢复胆碱能神经与多巴胺能神经的功能平衡,从而改善帕金森病患者的肌肉强直、运动障碍及肌震颤症状,疗效不及左旋多巴和金刚烷胺。其外周抗胆碱作用较弱,仅为阿托品的 1/10～1/3。

临床主要用于轻症或不能耐受左旋多巴的患者以及抗精神病药引起的帕金森综合征。也可用于脑炎或动脉硬化引起的帕金森病,可有效改善流涎、震颤等症状。

（二）不良反应和用药监护

有类似阿托品样不良反应,表现为口干、便秘、尿潴留、瞳孔散大、视物模糊等。前列腺肥大、幽门梗阻、青光眼患者禁用。

（三）制剂和用法

1. 左旋多巴

片剂,50mg。口服,抗帕金森病,开始每次 0.1～0.25g,一日 2～4 次,每隔 2～4 日递增 0.25～0.75g,直至疗效显著而不良反应不明显为止。一般有效量为一日 2～5g,最大日用量不超过 8g。与外周多巴脱羧酶抑制剂同用,每日 0.6g,最大日用量不超过 2g。治疗肝性脑病,每次 0.5～1g,口服或鼻饲,一日 2～4 次或 5g,保留灌肠;或每次 0.2～0.6g 加入 5％葡萄糖注射液 500mL 内,缓慢滴入,清醒后减量至一日 0.2g。

2. 复方卡比多巴

片剂,开始治疗时以小剂量为妥,一日 3 次。间隔 2～3 日,增加 1/2～1 片,每日剂量卡比多巴不超过 75mg,左旋多巴不超过 750mg。

3. 美多巴

片剂,开始服用时,本药 25mg,左旋多巴 100mg,一日 3 次。每日剂量美多巴不超过 250mg,左旋多巴不超过 1000mg。

4. 溴隐亭

片剂,2.5mg。口服,开始每次 1.25mg,一日 2 次,在 2～4 周内每日增加2.5mg,渐增至一日 20mg,以找到最佳疗效的最小剂量。

5. 金刚烷胺

片剂或胶囊剂,100mg。口服,每次 100mg,一日 2 次,早、晚各 1 次。极量为一次 400mg。

6. 盐酸苯海索

片剂,2mg。口服,抗帕金森病,开始每次 1～2mg,一日 3 次,逐渐递增,一日不超过 20mg。抗精神病药引起的帕金森综合征,开始一日 1mg,逐渐递增至一日 5～10mg,一日 3 次。

第三章　心血管内科常见疾病

第一节　稳定型心绞痛

稳定型心绞痛是指心绞痛反复发作的临床表现,持续在 2 个月以上,而且心绞痛发作性质基本稳定。由劳累引起的心肌缺血,表现为阵发性的前胸压榨性疼痛和窒息样感觉,主要位于胸骨后,可放射至左肩或上臂等部位,持续时间为 1～5 分钟,休息或含服硝酸甘油后可迅速缓解。冠状动脉供血不足,心肌氧的供需不平衡是心绞痛发作的病理生理基础。多发生于 40 岁以上男性,劳累、情绪激动、受寒、阴雨天气、急性循环衰竭等均为常见诱因,高血压、高脂血症、吸烟、饮酒、糖尿病、肥胖均为心绞痛高危因素。

一、诊断

(一)症状

稳定型劳力性心绞痛简称稳定型心绞痛,又称普通型心绞痛,是最常见的心绞痛。由心肌缺血缺氧引起的典型心绞痛发作,其临床表现在 1～3 个月内相对稳定,即每日和每周疼痛发作次数大致相同,每次发作疼痛的性质和疼痛部位无改变,疼痛时限相仿(3～5 分钟),用硝酸甘油后也在相近时间内发生疗效。心绞痛发作时,患者表情焦虑,皮肤苍白、发冷或出汗。血压可略增高或降低,心率可正常、增快或减慢。

(二)体征

(1)可有血压升高、心率增快。

(2)皮肤黏膜可有发绀或苍白(须排除贫血)。

(3)胸廓对称,气管居中,肺部有时可闻及啰音。

(4)心脏听诊有第四、第三心音奔马律,心尖区可有收缩期杂音(二尖瓣乳头肌功能失调所致),第二心音有可逆分裂,还可有交替脉或心前区抬举性搏动等体征。

(三)检查

1.实验室检查

(1)血常规检查:一般无血红蛋白下降,严重贫血也会有心绞痛症状。

(2)血糖:测定空腹、餐后 2 小时血糖,部分患者有血糖升高。

(3)血脂:可见血脂升高。

(4)心肌酶谱:一般无异常变化。

2.特殊检查

(1)心电图检查:是发现心肌缺血、诊断心绞痛最常用的方法,其种类如下。①稳定型心绞痛患者静息时心电图半数是正常的,最常见的心电图异常是 ST-T 改变。②近 95% 的患者心绞痛发作时出现有相当特征的心电图改变,可出现暂时性心肌缺血引起的 ST 移位,在平时有 T 波持续倒置的患者,发作时可变为直立(所谓"假正常化")。③心电图负荷试验对怀疑有冠心病的患者给心脏增加运动负荷,而激发心肌缺血的心电图检查,心电图改变以 ST 段水平型或下斜型压低≥0.1mV(J 点后 60～80 毫秒)持续 2 分钟作为阳性标准。④从连续记录的

24 小时心电图中发现心电图 ST-T 改变和各种心律失常,出现时间可与患者的活动和症状相对照。

(2)超声心动图检查:稳定型心绞痛患者静息时,超声心动图大多数无异常。与负荷心电图一样,负荷超声心动图可以帮助识别心肌缺血的范围和程度。根据各室壁的运动情况,可将负荷状态下室壁运动异常分为运动减弱、运动消失、矛盾运动及室壁瘤。

(3)放射性核素检查:^{201}Tl-心肌显像或兼做负荷试验,休息时^{201}Tl 显像所示灌注缺损主要见于心肌梗死后瘢痕部位;在冠状动脉供血不足部位的心肌灌注缺损仅见于运动后缺血区。

(4)冠状动脉造影:是目前诊断冠心病最准确的方法,可以准确反映冠状动脉狭窄的程度和部位。

(5)血管内超声:从血管腔内显示血管的横截面,不仅能够提供血管腔的形态,而且能够显示血管壁的形态、结构和功能状态。

(四)诊断要点

(1)有上述典型的发作特点和体征,含硝酸甘油后能缓解;存在上述冠心病易患因素。

(2)除外其他原因所致的心绞痛,结合发作时心电图检查特征,一般可建立诊断。

(3)发作时心电图检查可见以 R 波为主的导联中,ST 段压低,T 波低平或倒置;心电图无改变者可考虑做心电图负荷试验和 24 小时动态心电图,如心电图出现阳性变化或负荷试验阳性可作出诊断,诊断有困难者行放射性核素和冠状动脉造影术确诊。

(五)鉴别诊断

1.急性心肌梗死

疼痛部位与心绞痛相仿,但性质更剧烈,持续时间多超过 30 分钟,可长达数小时,常伴有心律失常、心力衰竭和(或)休克,含服硝酸甘油多不能使之缓解。心电图中面向梗死部位的导联 ST 段抬高,并有异常 Q 波。实验室检查显示,白细胞计数增高,红细胞沉降率增快,心肌坏死标志物(肌红蛋白、肌耗蛋白 I 或 T、CK-MB 等)增高。

2.其他疾病引起的心绞痛

包括严重的主动脉瓣狭窄或关闭不全、风湿性冠状动脉炎、梅毒性主动脉炎引起冠状动脉口狭窄或闭塞、肥厚型心肌病、X 综合征等病均可引起心绞痛,要根据其他临床表现来进行鉴别。其中 X 综合征多见于女性,心电图负荷试验常阳性,但冠状动脉造影则阴性且无冠状动脉痉挛,预后良好,被认为是冠状动脉系统毛细血管功能不良所致。

3.肋间神经痛及肋软骨炎

疼痛常累及 1~2 个肋间,但并不一定局限在胸前,为刺痛或灼痛,多为持续性而非发作性,咳嗽、用力呼吸和身体转动可使疼痛加剧,肋软骨处或沿神经行经处有压痛,手臂上举活动时局部有牵拉疼痛,故与心绞痛不同。

4.心脏神经官能症

患者常诉胸痛,但多为短暂(几秒钟)的刺痛或持久(几小时)的隐痛,患者常喜欢不时地吸一大口气或作叹息性呼吸。胸痛部位多在左胸乳房下心尖部附近,或经常变动。症状多在疲劳之后出现,而不在疲劳的当时,做轻度体力活动反觉舒适,有时可耐受较重的体力活动而不发生胸痛或胸闷。含服硝酸甘油无效或在 10 多分钟后才见效,常伴有心悸、疲乏及其他神经衰弱的症状。

5. 不典型疼痛

还须与反流性食管炎等食管疾病、膈疝、消化性溃疡、肠道疾病、颈椎病等相鉴别。

二、治疗

治疗原则为改善冠脉供血,降低心肌耗氧,降脂、抗炎、抗凝、抗栓,稳定并逆转动脉粥样硬化斑块。

（一）一般治疗

发作时应立刻休息,一般患者在停止活动后症状即可消除,平时应尽量避免以下各种确知的足以引起发作的因素。①过度的体力活动、情绪激动、饱餐等,冬天注意保暖,平时避免烟酒,调整日常生活与工作量。②减轻精神负担。③保持适当的体力活动,以不发生疼痛为度。④治疗高血压、糖尿病、贫血等疾病。

（二）药物治疗

1. 发作时的治疗

（1）立即停止活动,安静休息。

（2）药物治疗:硝酸甘油 0.3～0.6mg 舌下含化,迅速为唾液吸收,1～2 分钟见效。长时间反复应用可产生耐受性,效力降低,停用 10 小时以上,即可恢复疗效。不良反应有头痛、头胀、面红、心悸等,偶有低血压。硝酸异山梨酯 5～10mg 舌下含化,2～5 分钟见效,可持续 2～3 小时。也可用上述药物的气雾剂喷雾。同时可考虑应用镇静剂。

2. 缓解期治疗

（1）抗血小板药物:阿司匹林可降低血液黏稠度,减少心绞痛发作,减少死亡和心肌梗死发生率,一般每日 75～150mg;氯吡格雷每日 75mg 单用或与阿司匹林合用。

（2）硝酸酯类制剂:硝酸异山梨酯 5～20mg 口服,每日 3 次,服后半小时起作用,持续 3～5 小时;缓释剂可持续 12 小时,可用 20mg,每日 2～3 次。5-单硝酸异山梨酯等长效硝酸酯类药物,每次 20～40mg,每日 2 次。硝酸甘油膏或贴片涂或贴在胸前或上臂皮肤而缓慢吸收,用于预防夜间心绞痛发作。要注意硝酸酯类药物的耐药性。

（3）β受体阻滞剂:降低心率和血压,从而降低心肌耗氧,缓解心绞痛发作。注意与硝酸酯类合用有协同作用。只要无禁忌证,β受体阻滞剂要坚持持续应用,不能停用,停用时要逐渐减量,以防反跳;哮喘患者禁用。常用口服制剂有:美托洛尔 25～150mg,每日 2～3 次,缓释片 100～200mg,每日 1 次;阿替洛尔 12.5～50mg,每日 1～2 次;比索洛尔 2.5～10mg,每日 1 次。兼有 α 受体阻滞作用的卡维地洛 25mg,每日 2 次。

（4）钙通道阻滞剂:扩张冠状动脉,解除冠状动脉痉挛;抑制心肌收缩力,减少心肌耗氧;扩张周围血管,降低动脉压,减轻心脏负荷,是治疗变异型心绞痛的首选药物。常用制剂有硝苯地平缓释片(10～20mg,每日 2 次)、硝苯地平控释片(30～60mg,每日 1 次)、地尔硫草(30～120mg,每日 3 次)、维拉帕米(40～80mg,每日 3 次)或缓释剂 240～480mg 每日 1 次。

（三）介入治疗

临床观察显示,经球囊导管心肌血运重建术与内科保守疗法相比,前者能使稳定型心绞痛患者的生活质量提高(活动耐量提高),但是心肌梗死的发生率和死亡率无显著差异;随着心血管新技术的出现,尤其新型药物涂层支架及新型抗血小板药物的应用,介入治疗不仅可以改善患者的生活质量,而且可以明显降低心肌梗死的发生率和死亡率。

（四）外科治疗

主要是行冠状动脉旁路移植术,手术适应证如下。①冠状动脉多支病变,尤其并发糖尿病患者。②冠状动脉左主干病变。③适合行介入治疗的患者。④心肌梗死伴有室壁瘤,须进行室壁瘤切除的患者。⑤狭窄远端管腔要通畅,血管供应区有存活心肌。

三、病情观察

(1)诊断明确者,对于稳定型心绞痛应观察药物治疗效果,注意心绞痛发作时心电图是否有变化;心绞痛发作次数、时间、性质有无变化,是否转为不稳定型心绞痛;对于不稳定型心绞痛,患者到医院就诊时应进行危险度分层(表3-1),低危险度患者可酌情短期留院观察,中度或高危险度患者应住院治疗。①陈旧性心肌梗死患者其危险度分层上调一级,若心绞痛是由非梗死区缺血所致,应视为高危险组。②左心室射血分数(LVEF)＜40％,应视为高危险组。③若心绞痛发作时并发左心功能不全、二尖瓣反流、严重心律失常或低血压(收缩压≤90mmHg),应视为高危险组。④当横向指标不一致时,按危险度高的指标归类。例如,心绞痛类型为低危险组,但心绞痛发作时ST段压低＞1mV,应归入中危险组。

表 3-1 不稳定型心绞痛临床危险度分层

分组	心绞痛类型	发作时 ST↓幅度	持续时间(分钟)	肌钙蛋白 T 或 I
低危险组	初发、恶化劳力型,无静息时发作	≤1mV	＜20	正常
中危险组	A:1 个月内出现的静息心绞痛,但 48 小时内无发作者(多数由劳力型心绞痛进展而来)	＞1mV	＜20	正常或轻度升高
	B:梗死后心绞痛			
高危险组	A:48 小时内反复发作静息心绞痛	＞1mV	＞20	升高
	B:梗死后心绞痛			

(2)诊断不明确者,应告知患者或亲属有关冠心病、心绞痛常用的诊断方法,建议患者行心电图负荷试验或 24 小时动态心电图检测,必要时建议患者住院行冠状动脉造影以明确诊断。

四、注意事项

1.医患沟通

患者诊断明确时,应告知患者或亲属有关冠心病、心绞痛的特点、治疗药物、治疗方法。告知患者调整饮食、戒烟酒,控制血压、血糖。心绞痛患者治疗后应进行长期随访。了解患者药物治疗的依从性、治疗疗效、不良反应、心绞痛发作情况、生活质量等。告知患者坚持长期、规则治疗的重要性,治疗后 1~2 个月应随访 1 次;如心绞痛发作频繁,疼痛性质、时间发生变化时,患者应立即来院诊治;如诊断不明确,应告知患者或其家属有关运动平板试验、放射性核素检查以及冠状动脉造影的目的、过程、有无风险等,以得到患者的同意。一般应在上级医师的指导下,确定患者个体化的治疗方案,有关治疗效果、治疗中出现的并发症、需调整的治疗方案,或需做的特殊检查、使用的贵重药物以及行介入治疗时,应及时告知患者及其家属,以征得患者同意并签字为据。

2.经验指导

(1)仔细询问病史,了解患者的既往病史对确定患者是否属于冠心病的范畴十分重要。多数本病患者均有不同程度的胸痛不适症状,典型的缺血性胸痛多为心前区或胸骨后压榨性疼痛或有窒息感,部分患者可能表现为胸闷、心前区烧灼感,常在劳累或情绪激动后发作。但应特别注意的是,少数患者的胸痛症状并不典型,这种情况多见于老年人、糖尿病或女性患者,其首发症状可能仅仅是胸闷、针刺样疼痛,无明显的放射痛;还有部分患者可能表现为上消化道症状或胸膜刺激症状,这些不典型的主诉症状是导致误诊或漏诊的主要原因。

(2)患者合并有心功能不全或血流动力学不稳定状态时,查体可有相应的肺部啰音、心率增快或血压下降等阳性发现。体格检查应注意排除非心源性疾病、非心肌缺血性疾病等。

(3)本病诊断一般依据患者的临床表现以及心电图检查结果,心电图可以明确患者有无缺血性 ST-T 改变,尤其是胸痛发作时的心电图。若心电图有 ST-T 动态变化,则提示患者处于高危状态;静息心电图无变化时,可以行运动平板试验或负荷超声心动图等检查。

(4)硝酸酯类和钙通道阻滞剂是对各类心绞痛都有效的药物,但以血管痉挛为发病机制的自发性心绞痛或变异性心绞痛,钙通道阻滞剂更为有效,β 受体阻滞剂为治疗稳定型劳力性心绞痛的主要有效药物,但不宜单独使用。临床用药时应注意各种药物的不良反应、禁忌证。

第二节　不稳定型心绞痛

不稳定型心绞痛(unstable angina,UA)是指介于稳定型心绞痛和急性心肌梗死(AMI)之间的一组临床综合征,包括如下亚型。①初发劳力型心绞痛,2 个月内新发生的心绞痛(无心绞痛或有心绞痛病史,但在近半年内未发作过心绞痛)。②恶化劳力型心绞痛,病情突然加重,表现为胸痛发作次数增加,持续时间延长,诱发心绞痛的活动阈值明显减低,硝酸甘油缓解症状的作用减弱,病程 2 个月以内。③静息心绞痛,心绞痛发生在休息或安静状态,发作持续时间相对较长,含硝酸甘油效果欠佳,病程 1 个月以内。④梗死后心绞痛,指急性心肌梗死发病 24 小时后至 1 个月内发生的心绞痛。⑤变异型心绞痛:休息或一般活动时发生的心绞痛,发作时心电图显示 ST 段暂时性抬高。不稳定型心绞痛是由于动脉粥样硬化斑块破裂或糜烂并发血栓形成、血管收缩、微血管栓塞所导致的急性或亚急性心肌供氧减少所致。

一、诊断

(一)症状

不稳定型心绞痛患者中约有 20% 可发生心肌坏死而无 ST 段抬高即非 ST 段抬高性心肌梗死,两者的分界只能通过血液心肌肌钙蛋白和心肌酶学分析来判断。原有稳定的阻塞性冠状动脉病变者在下列情况时可诱发不稳定型心绞痛:贫血、感染、甲状腺功能亢进或心律失常等,有学者将之称为继发性不稳定型心绞痛。下列线索有助于不稳定型心绞痛的诊断。①诱发心绞痛的体力活动阈值突然或持久地降低。②心绞痛发作频率、严重程度和持续时间增加、出现静息性或夜间心绞痛。③胸痛放射至附近的或新的部位。④发作时伴有新的相关特征,如出汗、恶心、呕吐、心悸或呼吸困难。⑤原来能使稳定型心绞痛缓解的常规休息或舌下含服硝酸甘油的方法只能暂时或不完全性地缓解症状。

（二）体征

（1）心脏听诊可闻及第三心音或第四心音，以及二尖瓣反流引起一过性的收缩期杂音。

（2）合并有心功能不全或血流动力不稳定状态时，可有相应的肺部啰音、心率增快、血压下降等阳性体征。

（三）检查

1.实验室检查

（1）血常规检查：一般无血红蛋白下降。严重贫血者也会引起心绞痛症状。

（2）血糖：测定空腹、餐后 2 小时血糖，部分患者可有血糖升高。

（3）血脂：部分患者有血脂升高。

（4）心肌酶谱：无异常发现。

2.特殊检查

（1）心电图检查：①不稳定型心绞痛患者静息时心电图半数是正常的，最常见的心电图异常是 ST-T 改变。②近 95％的患者心绞痛发作时出现明显有相当特征的心电图改变，可出现暂时性心肌缺血引起的 ST-T 改变，在平时有 T 波持续倒置的患者，发作时可变为直立（所谓的"假正象化"）。③从连续记录的 24 小时心电图中发现心电图 ST-T 改变和各种心律失常，出现时间可与患者的活动和症状相对照。

（2）超声心动图检查：不稳定型心绞痛患者静息超声心动图大多数无异常。与负荷心电图一样，负荷超声心动图可以帮助识别心肌缺血的范围和程度。根据各室壁的运动情况，可将负荷状态下室壁运动异常分为运动减弱、运动消失、矛盾运动及室壁瘤。

（3）运动负荷试验：①对于低危险组的不稳定型心绞痛患者，病情稳定 1 周以上可考虑行运动试验检查，若诱发心肌缺血的运动量超过 Bruce Ⅲ级，可采用内科保守治疗；若低于上述的活动量即诱发心绞痛，则须做冠状动脉造影检查以决定是否行介入治疗或外科手术治疗。②对于中危险和高危险组的患者在急性期的 1 周内应避免做负荷试验，病情稳定后可考虑行运动试验。如果已有心电图的缺血证据，病情稳定者也可直接行冠状动脉造影检查。

（4）冠状动脉造影：在冠心病的诊断和治疗基础上，冠状动脉造影是最重要的检查手段，中危险和高危险组的不稳定心绞痛患者，若条件允许，应做冠状动脉造影检查，目的是为了明确病变情况及指导治疗。不稳定型心绞痛患者具有以下情况时，为冠状动脉造影的适应证。①近期心绞痛反复发作，胸痛持续时间较长，药物治疗效果不满意者，可考虑行冠状动脉造影，以决定是否行急诊介入治疗或急诊冠状动脉旁路移植术（CABG）。②原有劳力型心绞痛近期突然出现休息时频繁发作者。③近期活动耐量明显减低，特别是低于 Bruce Ⅱ级或 4METs 者。④梗死后心绞痛。⑤原有陈旧性心肌梗死，近期出现非梗死区缺血所致的劳力型心绞痛。⑥严重心律失常、左心室射血分数＜40％或充血性心力衰竭。

（四）诊断要点

（1）原有的稳定型心绞痛性质改变，即心绞痛频繁发作、程度严重和持续时间延长。

（2）休息时心绞痛发作。

（3）最近 1 个月内新近发生的、轻微体力活动可诱发的心绞痛。

以上三项中的一项或一项以上，并伴有心电图 ST-T 改变者，可确立诊断。如果既往有稳定型心绞痛、心肌梗死、冠状动脉造影异常和运动试验阳性等病史，即便心电图无 ST-T 改变，但具有典型不稳定心绞痛症状，也可确立诊断。心绞痛发生于心肌梗死后 2 周内者，则称为梗死后不稳定型心绞痛。

（五）鉴别诊断

1. 心脏神经官能症

患者诉胸痛，但多为短暂（几秒钟）的刺痛或较持久（几小时）的隐痛，患者常喜欢不时地深吸一大口气或做叹气样呼吸，含服硝酸甘油无效或 10 多分钟才见效。

2. 稳定型心绞痛

与不稳定型心绞痛不同，稳定型心绞痛患者含服硝酸酸甘油后能缓解，发作时心电图检查可见以 R 波为主的导联中，ST 段压低，T 波低平或倒置。

3. 急性心肌梗死

疼痛更为剧烈，持续时间可达数小时，常伴有休克、心律失常及心力衰竭，并有发热的表现，含服硝酸甘油多不能使之缓解；心电图中梗死区的导联 ST 段抬高，并有异常 Q 波，实验室检查有心肌酶谱增高。

4. 肋间神经痛

常累及 1～2 个肋间，常为刺痛或灼痛，多为持续性，咳嗽、用力呼吸和身体转动可使疼痛加剧，沿神经行径处有疼痛，手臂上举时局部有牵拉疼痛。

5. 肺炎、气胸、胸膜炎等呼吸系统疾病

这些患者可有胸痛，但常伴有呼吸道感染症状，如咳嗽、咳痰，疼痛与呼吸有关，持续时间长，也可有畏寒、发热等表现。

6. 胃肠道疾病

消化性溃疡、慢性胆囊炎等，其疼痛与进食、饮酒等有关，而与体力活动无关，调节饮食和服药可缓解疼痛，X 线、B 超检查有助于诊断。

二、治疗

（一）一般治疗

不稳定型心绞痛急性期须卧床休息 1～3 日、吸氧、持续心电监护。对于低危险组患者留院观察期间未再发生心绞痛，心电图也无缺血改变，无左心衰竭的临床证据，在留院观察 12～24 小时期间未发现有 CK-MB 升高，心肌肌钙蛋白 T 或 I 正常者，可留院观察 24～48 小时后出院；对于中危险组或高危险组的患者，特别是肌钙蛋白 T 或 I 升高者，住院时间相对延长，并应强化内科治疗。

（二）药物治疗

1. 缓解疼痛

口服或舌下给予硝酸酯见"稳定型心绞痛"，静脉滴注硝酸甘油或硝酸异山梨酯，从每分钟 $10\mu g$ 开始，每 3～5 分钟增加 $10\mu g$，直至症状缓解或出现血压下降。如效果不佳，可用非二氢吡啶类钙通道阻滞剂，如地尔硫䓬静脉滴注每分钟 $1～5\mu g/kg$，常能控制发作。无禁忌证时，β 受体阻滞剂用至最大耐受剂量，应能够控制发作。

2. 抗血小板治疗

阿司匹林仍为抗血小板治疗的首选药物。急性期阿司匹林使用的剂量为每日 150～300mg，口服，可达到快速抑制血小板聚集的作用，3 日后可改为小剂量口服，每日 50～150mg 维持治疗；对阿司匹林存在变态反应的患者，可采用噻氯匹定或氯吡格雷替代治疗，使用时应注意定时检查血象，一旦出现明显白细胞或血小板减少，应立即停药。

3. 抗凝血酶治疗

静脉肝素治疗一般用于中危险组和高危险组的患者，国内临床常采用先静脉推注 5000U 肝素，然后以每小时 1000U 维持静脉滴注，调整肝素剂量使激活的部分凝血活酶时间（APTT）延长至对照的 1.5～2 倍（无条件时可监测全血凝固时间或激活的全血凝固时间），静脉肝素治疗，2～5 日为宜，后可改为肝素 7500U，每 12 小时 1 次，皮下注射，治疗 1～2 日。目前已有证据表明低分子量肝素降低不稳定型心绞痛有更优或至少相同的疗效；由于低分子量肝素不需血凝监测、停药无反跳、使用方便，故可采用低分子量肝素替代普通肝素。

4. 硝酸酯类药物

使用此类药物的主要目的是控制心绞痛的发作，心绞痛发作时应口含硝酸甘油，初次含服硝酸甘油的患者以先含 1 片为宜，对于已有含服经验的患者，心绞痛症状严重时也可一次 2 片含服。心绞痛发作时，若含服 1 片无效，可在 3～5 分钟内追加 1 片含服；若连续含服硝酸甘油 3～4 片仍不能控制疼痛症状，须应用强镇痛剂以缓解疼痛，并随即采用硝酸甘油或硝酸异山梨酯静脉滴注，硝酸甘油剂量以每分钟 5μg 开始，以后每 5～10 分钟增加 5μg，直至症状缓解，最高剂量一般不超过每分钟 100μg，患者一旦出现头痛或血压降低（收缩压＜90mmHg）应迅速减少静脉滴注剂量；硝酸甘油或硝酸异山梨酯维持静脉滴注的剂量以每分钟 10～30μg 为宜；对于中危险组和高危险组的患者，硝酸甘油持续静脉滴注 24～48 小时即可，以免产生耐药性而降低疗效。目前，常用的口服硝酸酯类药物为硝酸异山梨酯（消心痛）和 5-单硝酸异山梨酯。①硝酸异山梨酯作用的持续时间为 4～5 小时，因此以每日 3～4 次口服给药为宜。②对劳力型心绞痛患者应集中在白天给药，5-单硝酸异山梨酯可采用每日 2 次给药。③白天和夜间或清晨均有心绞痛发作者，硝酸异山梨酯可采用每 6 小时给药 1 次，但宜短期治疗以避免耐药性。④对于频繁发作的不稳定型心绞痛患者，口服硝酸异山梨酯短效药物的疗效常优于服用 5-单硝类的长效药物，硝酸异山梨酯的使用剂量可从每次 10mg 开始，症状控制不满意时可逐渐加大剂量，但一般不超过每次 40mg，只要患者心绞痛发作时口含硝酸甘油有效，就应是增加硝酸异山梨酯剂量的指征。⑤若患者反复口含硝酸甘油不能缓解症状，常提示患者有极为严重的冠状动脉阻塞性病变，此时即使加大硝酸异山梨酯剂量也不一定能取得良好效果。

5. β 受体阻滞剂

此类药物对不稳定型心绞痛患者控制心绞痛症状以及改善患者近期和远期预后均有好处，因此，除非有肺水肿、未稳定的左心衰竭、支气管哮喘、低血压（收缩压≤90mmHg）、严重窦性心动过缓或Ⅱ、Ⅲ度房室传导阻滞等禁忌证，一般主张常规服用 β 受体阻滞剂。选择 β 受体阻滞剂时，应首选具有心脏选择性的药物，如阿替洛尔、美托洛尔和比索洛尔等。除少数症状严重者可采用静脉推注 β 受体阻滞剂外，一般主张口服给药，使用剂量应个体化，并根据患者症状、心率及血压情况调整剂量，如用阿替洛尔 12.5～25mg，每日 2 次，口服；或用美托洛尔 25～50mg，每日 2～3 次，口服；或用比索洛尔 5～10mg，每日 1 次，口服。不伴有劳力型心绞痛的变异性心绞痛不主张使用。

6. 钙通道阻滞剂

服用此类药物以控制心肌缺血发作为主要目的。

（1）硝苯地平：对缓解冠状动脉痉挛有独到的效果，故为变异性心绞痛的首选用药，用法如下。①硝苯地平 10～20mg，每日 1 次，口服。②若不能有效控制变异性心绞痛的发作，可与地尔硫䓬合用，以产生更强的解除冠状动脉痉挛的作用，病情稳定后可改为缓释和控释制剂。③短效二氢吡啶类药物也可用于治疗不稳定型心绞痛伴有高血压病患者，但应与β受体阻滞剂合用，该类药物的不良反应是加重左心功能不全，造成低血压和反射性心率加快，所以使用时须注意了解左心功能情况。

（2）地尔硫䓬：有减慢患者心率、降低心肌收缩力的作用，故地尔硫䓬较硝苯地平更常用于控制心绞痛发作，用法如下。①地尔硫䓬 30～60mg，每日 3～4 次，口服。②该药可与硝酸酯类药物合用，也可与受体阻滞剂合用，但与后者合用时须密切注意患者心率和心功能变化，对已有窦性心动过缓和左心功能不全的患者，禁用此类药物。③对于一些心绞痛反复发作，静脉滴注硝酸甘油不能控制的患者，也可试用地尔硫䓬静脉滴注，使用方法为每分钟 5～15mg/kg，可持续静脉滴注 24～48 小时，静脉滴注过程中须密切观察患者心率、血压的变化。④静息心率＜50 次/分钟者，应减少地尔硫䓬剂量或停用地尔硫䓬。

（3）维拉帕米：一般不与受体阻滞剂配伍，维拉帕米多用于心绞痛合并支气管哮喘不能使用β受体阻滞剂的患者。总之，对于严重不稳定型心绞痛患者常须联合应用硝酸酯类、β受体阻滞剂、钙通道阻滞剂。

7. 降脂治疗

常用的为羟甲基戊二酰辅酶 A 还原酶抑制剂（HMG-CoA 还原酶抑制剂，又称他汀类）。如用辛伐他汀 20～40mg，每日 1 次，口服；或用普伐他汀 10～40mg，每日 1 次，口服；或用氟伐他汀 20～40mg，每日 1 次。此类药物不宜与β受体阻滞剂或烟酸类等药物合用，治疗过程中应注意肝功能及肌酸激酶的检测。

8. 伴随疾病的控制与治疗

如有高血压、糖尿病等，应予以相应治疗。

（三）不稳定型心绞痛的介入治疗和外科手术治疗

高危险组患者如果存在以下情况之一，应考虑行紧急介入治疗或冠状动脉架桥术。①虽经内科加强治疗，心绞痛仍反复发作。②心绞痛发作时间明显延长超过 1 小时，药物治疗不能有效缓解缺血发作。③心绞痛发作时伴有血流动力学不稳定，如出现低血压、急性左心功能不全或伴有严重心律失常等。不稳定型心绞痛的紧急介入治疗的风险一般高于择期介入治疗，故在决定之前应仔细权衡利弊，紧急介入治疗的主要目标是以迅速开通病变的血管，恢复其远端血流为原则，对于多支病变的患者，可以不必一次完成全部的血管重建，如果患者冠状动脉造影显示为左冠状动脉主干病变或弥漫性狭窄病变不适宜介入性治疗，则应选择急诊冠脉搭桥术（CABG）。对于血流动力学不稳定的患者最好同时应用主动脉内球囊反搏，力求稳定高危患者的血流动力学状态。除以上少数不稳定型心绞痛患者外，大多数不稳定型心绞痛患者的介入性治疗宜放在病情稳定 48 小时以后进行。

三、病情观察

（1）诊断明确者，应观察药物的治疗效果，注意心绞痛发作时心电图有无变化，心绞痛发作次数，时间、性质有无变化。

（2）诊断不明确者，应告知患者或家属有关冠心病、心绞痛常用的诊断方法，建议患者行心电图负荷试验或 24 小时动态心电图检测，必要时可建议患者住院行冠状动脉造影以明确诊断。

(3)对于中、高危险度的不稳定型心绞痛患者应收入住院行抗缺血治疗,并做心肌标志物及常规血液检查;对心电图正常或呈非特征性心电图改变的患者,应继续评估病情及治疗效果,并行包括心电监护、迅速测定血清心肌标志物浓度、二维超声心动图检查等床旁监测(床旁监测应一直持续到获得一系列血清标志物浓度结果),评估患者有无缺血或梗死证据,再决定继续观察治疗。

四、注意事项

1. 医患沟通

如患者心绞痛诊断明确,应告知患者或其家属有关冠心病、心绞痛的特点、治疗药物及方法,告知患者调整饮食、戒烟酒,控制血压、血糖。心绞痛患者经治疗后应进行长期随访,了解患者药物治疗的依从情况及疗效、不良反应、心绞痛发作情况、生活质量等。如病程中心绞痛发作频繁,疼痛性质、时间发生变化,应立即来医院诊治;诊断不明确者,应告知患者或其家属有关运动平板试验、放射性检查以及冠状动脉造影的目的、过程、有无风险等,以得到患者的同意。对于中、高危险度的不稳定型心绞痛患者,多有发生急性心肌梗死危险尤其肌钙蛋白T或I增高的患者,此类患者病情极不稳定,死亡率高,应及时向家属交代清楚。一般应在上级医师的指导下,确定个体化的治疗方案,有关疗效、治疗中出现并发症、需调整治疗方案、需做特殊检查、需使用贵重药物以及行介入治疗的,应及时告知患者及其家属,以征得患者同意并签字为据。

不稳定型心绞痛患者出院后需定期门诊随访,低危险组的患者1~2个月随访1次,中、高危险组的患者无论是否行介入性治疗都应每月随访1次,如果病情无变化,随访半年即可。须嘱患者或家属,患者出院后仍需继续服用阿司匹林、β受体阻滞剂和一些扩张冠状动脉的药物,不能突然减药或停药。

2. 经验指导

(1)不稳定型心绞痛诊断需注意以下几点。①不稳定型心绞痛的诊断应根据心绞痛发作的性质、特点、发作时的体征和发作时心电图改变以及冠心病危险因素等,结合临床综合判断,以提高诊断的准确性。②心绞痛发作时心电图ST段抬高和压低的动态变化最具诊断价值,应及时记录发作时和症状缓解后的心电图,动态ST段水平型或下斜型压低≥1mV 或ST段抬高(肢体导联≥1mV,胸导联≥2mV)有诊断意义。若发作时倒置的T波呈伪性改变(假正常化),发作后T波恢复原倒置状态;或以前心电图正常者近期出现心前区多导联T波深倒,在排除非Q波性急性心肌梗死后结合临床也考虑不稳定型心绞痛的诊断。当发作时心电图显示ST段压低≥0.5mV 但<1mV 时,仍需高度怀疑患本病。③不稳定型心绞痛急性期应避免做任何形式的负荷试验,这些检查宜放在病情稳定后进行。

(2)不稳定型心绞痛诊断明确后应进行不稳定型心绞痛危险度分层。患者病情严重性的判断主要依据患者心脏病病史、体征和心电图,特别是发作时的心电图,病史中的关键点是近1个月来的心绞痛发作频次,尤其是近1周的发作情况。其内容应包括:活动耐量降低的程度;发作持续时间和严重性加重情况;是否在原劳力型心绞痛基础上近期出现静息心绞痛。根据心绞痛发作状况、发作时ST段压低程度以及发作时患者的一些特殊体征变化,可将不稳定型心绞痛患者分为高、中、低危险组。

（3）不稳定型心绞痛因其发病机制及分型的不同，治疗应遵循个体化的治疗原则。除口服阿司匹林及硝酸酯类药物作为常规治疗外，初发或恶化劳力型心绞痛应用β受体阻滞剂，自发型（包括变异性）心绞痛可应用钙通道阻滞剂，但常需两药或三药合用以增加疗效。病情较重者，可使用肝素及硝酸甘油。高危险组患者如果存在上述急诊治疗指征者，应考虑行紧急介入性治疗，大多数不稳定型心绞痛患者的介入性治疗宜放在病情稳定48小时以后进行。不适宜经皮腔内冠状动脉成形术（PTCA）而心绞痛反复发作，内科治疗病情不能稳定者，可考虑冠状动脉旁路移植术。

第三节　急性心肌梗死

急性心肌梗死（acute myocardial infarction，AMI）也称心肌急性缺血性坏死，原因是在冠状动脉病变的基础上，心肌发生严重而持久的急性缺血所致。具体原因分为冠状动脉粥样硬化病变的基础上继发血栓形成；非动脉粥样硬化所导致的心肌梗死可由感染性心内膜炎、血栓脱落、主动脉夹层、动脉炎等引起。发生心肌梗死时临床表现有剧烈持久的胸痛、组织坏死反应和心肌急性损伤、缺血和坏死的系列性心电图病变和血清酶学动态变化；严重的患者易发展为严重的心律失常、心源性休克和心力衰竭，甚至猝死。

一、诊断

（一）症状

随梗死的大小、部位、发展速度和原来心脏的功能情况等而轻重不同。

1.疼痛

疼痛是最先出现的症状，疼痛的部位和性质与心绞痛相同，但常发生于安静或睡眠时，疼痛程度较重，范围较广，持续时间可长达数小时或数日，休息或含用硝酸甘油片多不能缓解，患者常烦躁不安、出汗、恐惧，有濒死感。临床上1/6～1/3的患者疼痛的性质及部位不典型：如位于上腹部，常被误认为胃溃疡穿孔或急性胰腺炎等急腹症；位于下颌或颈部，常被误认为牙病或骨关节病；部分患者无疼痛，多为糖尿病患者或老年人，一开始即表现为休克或急性心力衰竭；少数患者在整个病程中都无疼痛或其他症状，而事后才发现患过心肌梗死。

2.全身症状

主要是发热，伴有心动过速、白细胞增多和红细胞沉降率增快等，由坏死物质吸收所引起。一般在疼痛发生后24～48小时出现，程度与梗死范围常呈正相关，体温一般在38℃左右，很少超过39℃，持续1周左右。

3.胃肠道症状

约1/3有疼痛的患者，在发病早期伴有恶心、呕吐和上腹胀痛，与迷走神经受坏死心肌刺激和心排血量降低组织灌注不足等有关；肠胀气也不少见；重症者可发生呃逆（以下壁心肌梗死多见）。

4.心律失常

见于75%～95%的心肌梗死患者，多发生于起病后1～2周内，尤以24小时内最多见。各种心律失常中以室性心律失常为最多，尤其是室性期前收缩；如室性期前收缩频发（每分钟5次以上），成对出现，心电图上表现为多源性或落在前一心搏的易损期时，常预示即将发生室性心动过速或心室颤动。加速的心室自主心律时有发生,多数历时短暂,自行消失。各种程度的房室传导阻滞和束支传导阻滞也较多,严重者发生完全性房室传导阻滞。室上性心律失常则较少。

5.充血性心力衰竭

急性心肌梗死患者24%～48%存在不同程度的左心衰竭。严重者发生肺水肿。严重右心室梗死可有右心衰竭的临床表现。

6.休克

急性心肌梗死中心源性休克的发生率为4.6%～16.1%,是由于心肌梗死面积广泛,心排血量急剧下降所致。

7.不典型的临床表现

急性心肌梗死可以不发生疼痛。无痛病例绝大多数有休克、重度心力衰竭或脑血管意外等并发症。急性心肌梗死可表现为猝死。极少数心肌梗死患者急性期无任何症状,因其他疾病就诊做心电图检查时而发现陈旧性心肌梗死改变。这类人可能对疼痛的敏感性低,在急性期症状模糊而未被察觉。

(二)体征

(1)心脏可有轻至中度增大,其中一部分与以往陈旧性心肌梗死或高血压有关。

(2)心率可增快或减慢,听诊时可闻及第四心音(房性或收缩期前奔马律)、第三心音(室性)奔马律,第一、第二心音多减轻。

(3)部分患者发病第2～3日可闻及心包摩擦音;乳头肌功能障碍引起二尖瓣关闭不全时,可闻及收缩期杂音。

(4)右心室梗死严重时,可出现颈静脉怒张。

(5)除发病极早期可有一过性血压升高外,几乎所有患者病程中均有血压降低。

(三)检查

1.实验室检查

(1)白细胞计数:白细胞增多常与体温升高平行发展,出现于发病的24～48小时,持续数日,计数在(10～20)×10^9/L,中性粒细胞占75%～90%,嗜酸粒细胞常减少或消失。

(2)红细胞沉降率:红细胞沉降率增快在病后24～48小时出现,持续2～3周。常为轻至中度增快。

(3)心肌坏死的生化指标:急性心肌梗死的血清酶学动态改变曲线为CK、CK-MB、LDH_1(LDH同工酶)在胸痛后4～6小时开始升高,20～24小时达高峰,48～72小时恢复正常;LDH在胸痛后8～12小时开始升高,2～3日达高峰,1～2周恢复正常,其中CK-MB和LDH_1特异性高。肌钙蛋白TnT或TnI在临床事件发生后24日内超过正常(<0.01ng/mL)上限,可持续7～10日。

(4)血和尿肌红蛋白测定:尿肌红蛋白排泄和血清肌红蛋白含量测定,也有助于诊断急性心肌梗死。尿肌红蛋白在梗死后5～40小时开始排泄,平均持续达83小时。血清肌红蛋白的升高出现时间较肌钙蛋白和CK-MB的出现时间均略早,高峰消失较快,多数24小时即恢复正常。

(5)其他:血清肌凝蛋白轻链或重链、血清游离脂肪酸、C反应蛋白在急性心肌梗死后均增高。血清游离脂肪酸显著增高者易发生严重室性心律失常。此外,急性心肌梗死时,由于应激反应,血糖可升高,糖耐量可暂时降低,2~3周后恢复正常。

2.心电图检查

(1)特征性改变:有Q波心肌梗死为宽而深的Q波,ST段呈弓背向上型抬高,与T波相连形成单相曲线,T波倒置,经常在心肌梗死后期出现。无Q波心肌梗死为普遍性ST段压低≥0.1mV,但aVR(有时还有V_1)导联ST段抬高,或有对称性T波倒置。

(2)动态改变(有Q波心肌梗死者):起病数小时内的超急性期,出现异常高大且两支不对称的T波。数小时后,ST段明显弓背向上抬高与逐渐降低的直立T波连接,形成单相曲线;出现病理性Q波或QS波,R波减低,为急性期改变。ST段抬高持续数日至2周左右,逐渐回到基线水平,T波由低直、平坦、双向至倒置,为亚急性期改变。数周至数月后T波尖锐倒置,恢复至正常,或遗留程度不等的T波尖锐倒置(以后可恢复至正常),或T波低平改变(为慢性或陈旧性心肌梗死)。病理性Q波也可为此期唯一的心电图改变。

3.放射性核素检查

^{99m}Tc-MIBI心肌灌注断层显像可为急性心肌梗死的定位与定量诊断提供证据,方法简便易行。

4.超声心动图检查

根据超声心动图上所见的室壁运动异常可对心肌缺血区作出判断。在评价有胸痛而无特征性心电图变化时,超声心动图有助于排除主动脉夹层,评估心脏整体和局部功能,乳头肌功能不全、室壁瘤和室间隔穿孔等。多巴酚丁胺负荷超声心动图检查还可用于评价心肌存活性。

(四)诊断要点

(1)有上述典型的临床表现、特征性的心电图改变及动态演变过程、实验室检查发现,诊断本病并不困难。

(2)老年患者,突然发生的严重心律失常、休克、心力衰竭而原因不明,或突然发生的较重而持久胸闷和胸痛者,都应考虑本病的可能。除应按急性心肌梗死处理外,短期内进行心电图和血清酶、肌钙蛋白测定等的动态观察,可以确定诊断。

(五)鉴别诊断

1.心绞痛胸痛

很少超过15分钟,一般不伴有低血压或休克,心电图如有变化,一般为ST段下移,T波倒置,且常随胸痛缓解而恢复如前,无动态演变规律,变异性心绞痛患者可有ST段抬高,但时间短暂,无坏死性Q波,无血清酶学升高。

2.急腹症

如溃疡病穿孔、急性胰腺炎、急性胆囊炎等,患者多可查得相应的病史及客观体征,缺乏急性心肌梗死的心电图特征性改变和血清酶升高。

3.急性肺动脉栓塞

突然发作胸痛、呼吸困难或有咯血、常伴有休克和右心室急剧增大、肺动脉瓣区搏动增强及第二心音亢进、三尖瓣区出现收缩期杂音等右心负荷加重的表现。心电图电轴右偏,出现$S_IQ_{III}T_{III}$,V_1导联呈rSr及T波倒置。

4.主动脉夹层动脉瘤

胸痛剧烈呈撕裂样,常放射至背部、腰部及下肢,血压多不下降反而上升,两上肢血压有时出现明显差别,且常出现主动脉瓣关闭不全等,X 线及超声心动图检查可发现主动脉进行性加宽。

二、治疗

对 ST 段抬高的急性心肌梗死(AMI)诊疗的关键是早发现、早住院,加强院前就地处理。治疗原则是尽快恢复心肌的血流灌注,到达医院后 30 分钟内开始溶栓或 90 分钟内开始冠状动脉介入治疗,以挽救濒死的心肌、防止梗死范围扩大、缩小心肌缺血范围,并保护心脏功能。同时,应及时处理严重心律失常、泵衰竭和各种并发症,防止猝死。

对非 ST 段抬高的急性心肌梗死的治疗可以应用抗凝抗血小板的抗栓治疗,而不采用纤维蛋白溶解药物溶栓;是否进行 PCI 治疗,根据医院的条件和医生的经验决定。

(一)ST 段抬高的急性心肌梗死

1. 一般治疗

(1)监测:持续心电、血压和血氧饱和度监测,及时发现和处理心律失常、血流动力学异常和低氧血症。

(2)卧床休息:可降低心肌耗氧量,减少心肌损害。对血流动力学稳定且无并发症的 AMI 患者卧床休息 1～3 日,而对病情不稳定及高危患者卧床时间应适当延长。

(3)建立静脉通道:保持给药途径畅通。

(4)镇痛:AMI 时剧烈胸痛使患者交感神经过度兴奋,产生心动过速、血压升高和心肌收缩功能增强,从而增加心肌耗氧量,并易诱发快速性室性心律失常,应迅速给予有效镇痛剂。可给哌替啶 50～100mg 肌内注射或吗啡 3～5mg 静脉推注,必要时 1～2 小时后重复 1 次,若有胸痛,每 4～6 小时可重复应用,注意该药可导致呼吸功能抑制,并有恶心、呕吐、低血压等不良反应。一旦出现呼吸抑制,可每隔 3 分钟静脉推注纳洛酮 0.4mg(最多 3 次)以拮抗之。

(5)吸氧:AMI 初发时即使无并发症,也应给予鼻导管吸氧,以纠正因肺淤血和肺通气或血流比例失调所致的缺氧。在严重左心衰竭、肺水肿和有机械并发症的患者,多伴有严重低氧血症,需要面罩加压给氧或气管插管机械通气给氧。

2. 再灌注治疗

对 ST 段抬高的 AMI 应该尽早进行心肌再灌注治疗。1 小时内溶栓治疗的开通率可达 80% 以上,随着时间的延长开通率不断降低,最佳时间是在发病后前 3 小时内。尤其对前壁心肌梗死、低血压(收缩压＜100mmHg)或心率增快(＞100 次/分钟)的患者治疗意义更大。经皮介入治疗越早实施挽救心肌越多,患者预后越好。

(1)溶栓治疗:AMI 溶栓治疗与安慰剂相比可明显降低病死率,症状出现后越早进行溶栓治疗,降低病死率效果越明显(IA),但对梗死后 6～12 小时仍有胸痛及 ST 段抬高的患者溶栓治疗仍可获益。溶栓治疗获益的机制为挽救濒死心肌和预防心肌梗死后心室重塑。

(2)药物治疗。

1)硝酸酯类药物:AMI 患者使用硝酸酯类药物可轻度降低病死率。AMI 早期通常给予硝酸甘油静脉滴注 24～48 小时。对 AMI 伴再发性心肌缺血、充血性心力衰竭或需处理的高血压患者更为适宜。①静脉滴注硝酸甘油应从低剂量(每分钟 $10\mu g$)开始,可酌情逐渐增加剂量,每 5～10 分钟增加 5～$10\mu g$,直至症状控制。②血压正常者动脉收缩压降低 10mmHg 或高血压患者动脉收缩压降低 30mmHg,为有效治疗剂量范围。③在静脉滴注过程中,如果出现心率明显加快或收缩压≤90mmHg,应减慢滴注速度或暂停使用。④静脉滴注硝酸甘油的最高剂量以不超过每分钟 $200\mu g$ 为宜,过高剂量可增加低血压的危险,对 AMI 患者是不利的。⑤硝酸甘油持续静脉滴注的时限为 24～48 小时,开始 24 小时一般不会产生耐药性,后 24 小时若硝酸甘油的疗效减弱或消失可增加滴注剂量。因为中长效的硝酸酯类药物作用时间长,血流动力学不易纠正,所以中长效的硝酸酯不推荐在 AMI 时应用。

硝酸酯类药物的不良反应有头痛、反射性心动过速和低血压等。该药的禁忌证为 AMI 并发低血压(收缩压≤90mmHg)或心动过速(心率＞100 次/分钟),下壁伴右心室梗死时即使无低血压也应慎用。

2)抗血小板治疗:冠状动脉内斑块破裂诱发局部血栓形成是导致 AMI 的主要原因。在急性血栓形成中,血小板活化起着十分重要的作用。抗血小板治疗已成为 AMI 的常规治疗,溶栓前即应使用。阿司匹林和氯吡格雷是目前临床上常用的抗血小板药物。①阿司匹林:通过抑制血小板内的环氧化酶使血栓烷 A_2(血栓素 A_2)合成减少,达到抑制血小板聚集的作用。阿司匹林的上述抑制作用是不可逆的。每日均有新生的血小板产生,而当新生血小板占到整体的 10% 时,血小板功能即可恢复正常,所以,阿司匹林需每日维持服用。阿司匹林口服的生物利用度为 70% 左右,1～2 小时内血浆浓度达高峰,半衰期随剂量增加而延长。AMI 急性期阿司匹林使用剂量应在每日 150～300mg,首次服用时应选择水溶性阿司匹林或肠溶阿司匹林嚼服以达到迅速吸收的目的,3 日后改为每日 75～150mg 维持。②氯吡格雷:主要抑制 ADP 诱导的血小板聚集。口服后起效快,不良反应明显低于噻氯匹定,现已替代噻氯匹定。初始剂量 300mg,以后每日 75mg 维持。

3)抗凝治疗:凝血酶是使纤维蛋白原转变为纤维蛋白并形成血栓的关键环节。因此,抑制凝血酶至关重要。抑制途径包括抑制凝血活酶(Ⅹa 因子)生成和直接灭活凝血酶(Ⅱa 因子)。显然抑制上游 Ⅹa 比抑制下游 Ⅱa 对于预防血栓形成更有效。目前在防治急性冠脉综合征中,经大型临床试验证实有效的为普通肝素和低分子量肝素。①普通肝素:对于 ST 段抬高的 AMI,肝素作为溶栓治疗的辅助用药,而对于非 ST 段抬高的 AMI,肝素则作为常规的治疗用药。一般使用方法是先静脉推注 5000U 冲击量,继之以每小时 1000U 维持静脉滴注,每 4～6 小时测定 1 次 APTT 或 ACT,根据 APTT 或 ACT 调整肝素剂量,使 APTT 保持在 50～80 秒。静脉给药肝素一般使用时间为 48～72 小时,以后可改用皮下注射肝素钙 7500U,每 12 小时注射 1 次,治疗 2～3 日。如果存在体循环血栓形成的倾向,如左心室附壁血栓形成、心房颤动或有静脉血栓栓塞史的患者,静脉肝素治疗时间可适当延长或改口服抗凝药物。肝素作为 AMI 溶栓的辅助治疗,随溶栓制剂不同,用法也有不同。rt-PA 为选择性溶栓剂,半衰期短,对全身纤维蛋白原影响较小,血栓溶解后仍有再次血栓形成的可能,故需要充分抗凝治疗。尿激酶和链激酶均为非选择性溶栓剂,消耗因子 Ⅴ 和 Ⅷ,大量降解纤维蛋白原。因此,溶栓期间不需要继续充分抗凝治疗,溶栓后 6 小时开始测定 APTT 或 ACT,待 APTT 恢复到对照值 2 倍以内时(约 70 秒)开始给予皮下肝素治疗。对于就诊晚已失去溶栓治疗机会、临床未显示自发再通或经溶栓治疗临床判断未能再通的患者,肝素静脉滴注治疗是否有利并无充分证据相反,对于大面积前壁心肌梗死的患者有增加心脏破裂的倾向。此情况下宜采用皮下注射肝素治疗较为稳妥。②低分子量肝素:低分子量肝素为普通肝素的一个片段,平均分子量在 4000～6500,抗 Ⅹa 因子的作用是普通肝素的 2～4 倍,但抗 Ⅱa 因子的作用弱于后者。由于倍增效应,预防血栓形成的效应,低分子量肝素优于普通肝素。大量随机临床试验研究 ESSENCE、TIMI11B 和 FRAXIS 等证明,低分子量肝素在降低不稳定性心绞痛患者的心脏事件方面优于或者等于静脉滴注普通肝素。鉴于低分子量肝素应用方便、不须监测凝血时间、出血并发症低等优点,建议用低分子量肝素代替普通肝素。

4)β 受体阻滞剂(IA):通过减慢心率、降低血压和减弱心肌收缩力来减少心肌耗氧量,对改善缺血区的氧供需平衡、缩小心肌梗死面积、降低急性期病死率有肯定的疗效。在无禁忌证时应及早足量应用。常用的 β 受体阻滞剂为美托洛尔、阿替洛尔,前者常用剂量为每次 25～100mg,每日 2～3 次,后者为每次 6.25～50mg,每日 2 次,用药时须严密观察,使用剂量必须个体化。在急症情况下,如前壁 AMI 伴有剧烈胸痛和高血压,β 受体阻滞剂可静脉使用,美托洛尔静脉注射剂量为每次 5mg,间隔 3～5 分钟后可再给予 1～2 次,若血压和心率稳定,每次 50mg、每日 4 次口服,然后每次 75～100mg、每日 2 次维持治疗。β 受体阻滞剂的禁忌证:病态窦房结综合征,窦性心率<50 次/分钟;休克,收缩压小于 90mmHg;中、重度左心衰竭(≥Killip Ⅲ级);Ⅱ、Ⅲ度房室传导阻滞或 P-R 间期>0.26 秒;哮喘;末梢循环灌注不良。相对禁忌证:动脉收缩压<100mmHg;周围血管疾病;胰岛素依赖性糖尿病;心率<60 次/分钟。

5)血管紧张素转换酶抑制剂(ACEI):CCS-1(China cardiac study-1,中国心脏研究-1)研究已确定 AMI 早期使用 ACEI 能降低病死率,尤其是前 6 周的病死率降低最显著,而前壁心肌梗死伴左心室功能不全的患者获益最大。在无禁忌证的情况下,溶栓治疗后血压稳定即可开始使用 ACEI。ACEI 使用的剂量和时限视患者情况而定。一般来说,AMI 早期 ACEI 从低剂量开始逐渐增加剂量。如初始给予卡托普利 6.25mg 作为试验剂量,一日内可加至 12.5mg 或 25mg,次日加至 12.5～25mg,每日 3 次。长期应用可防止心肌梗死后的心室重塑。ACEI 的禁忌证:AMI 急性期动脉收缩压小于 90mmHg;临床出现严重肾衰竭(血肌酐>265μmol/L);有双侧肾动脉狭窄病史者;对 ACEI 过敏者;妊娠、哺乳妇女等。

(二)非 ST 段抬高的急性心肌梗死

1.药物治疗

除了溶栓治疗外,所有 ST 段抬高的 AMI 的药物治疗均适用于非 ST 段抬高的 AMI 的治疗。此外,非 ST 段抬高的 AMI 适用的治疗措施如下。

(1)血小板膜糖蛋白(GP)Ⅱb/Ⅲa 受体拮抗剂:血小板被活化后,血小板膜 GPⅡb/Ⅲa 受体改变,其构型与纤维蛋白原二聚体的一端结合完成血小板聚集,所以 GPⅡb/Ⅲa 受体被认为是血小板聚集的最后共同途径。目前,临床使用的血小板 GPⅡb/Ⅲa 受体拮抗剂有阿昔单抗、依替非巴肽和替罗非班 3 种。临床研究显示,以上 3 种药物的静脉制剂在接受介入治疗的急性冠状动脉综合征(ACS)患者均有肯定的疗效,在非介入治疗的 ACS 患者中疗效不能肯定。口服制剂在治疗非 ST 段抬高的 ACS 患者中疗效不优于阿司匹林。

(2)低分子量肝素:临床试验研究显示,在非 ST 段抬高的 ACS 患者中使用低分子量肝素在降低心脏事件方面优于或等于静脉滴注肝素的疗效。由于其使用方便、不需监测凝血时间,不会产生普通肝素引起的血小板减少症,现已主张用低分子量肝素替代普通肝素治疗非 ST 段抬高的急性冠状动脉综合征患者。

(3)钙通道阻滞剂:在 AMI 治疗中不作为一线用药。临床试验研究显示,无论 Q 波或非 Q 波心肌梗死的早期或晚期,即使合用 β 受体阻滞剂,给予速效硝苯地平不能降低、甚至可增加再梗死发生率和病死率。因此,在 AMI 治疗中不宜使用钙通道阻滞剂。对于无左心衰竭的非 Q 波 AMI 患者,服用地尔硫䓬可能降低再梗死发生率,有一定的临床益处。AMI 并发快速心房颤动(心室率>100 次/分钟),且无严重左心功能障碍的患者,可静脉使用地尔硫䓬,5 分钟内缓慢推注 10mg,随之每分钟 5~15μg/kg 维持静脉滴注,静脉滴注过程中需密切观察心率、血压的变化,如心率<55 次/分钟,应减少剂量或停用,静脉滴注时间不宜超过 48 小时。AMI 后心绞痛频发,禁忌应用 β 受体阻滞剂的患者,应用此药可获益。

2.介入治疗

对非 ST 段抬高的 AMI 紧急介入治疗是否优于保守治疗现尚无充分证据。由于多支严重狭窄病变、陈旧性心肌梗死以及合并高血压、糖尿病在非 ST 段抬高的 AMI 患者中更常见,紧急介入治疗的风险反而大于 ST 段抬高的 AMI 患者。因此,较为稳妥的策略是:首先对非 ST 段抬高的患者进行危险性分层,低危险度的患者可择期行冠状动脉造影和介入治疗,对于中危险度和高危险度的患者紧急介入治疗应为首选,而高危险度患者合并心源性休克时应先插入主动脉内气囊反搏(IABP),尽可能使血压稳定后再行介入治疗。

(三)急性心肌梗死溶栓治疗

1.溶栓治疗的适应证

(1)两个或两个以上相邻导联 ST 段抬高(胸导联≥0.2mV、肢体导联≥0.1mV)或 AMI 病史伴新发生的左束支传导阻滞、起病时间<12 小时、年龄<75 岁(ACC/AHA 指南列为Ⅰ类适应证)。

(2)对前壁心肌梗死、低血压(收缩压<100mmHg)或心率增快(>100 次/分钟)的患者治疗意义更大。

(3)对 ST 段抬高且年龄≥75 岁这类患者无论是否溶栓治疗,AMI 死亡的危险性均很大。研究表明,年龄≥75 岁的患者溶栓治疗降低病死率的程度低于 75 岁以下患者,治疗益处相对降低,但是对年龄≥75 岁的 AMI 患者溶栓治疗每 1000 例患者仍可多挽救 10 人生命。因此,慎重权衡利弊后仍可考虑溶栓治疗(ACC/AHA 指南列为Ⅱa 类适应证)。

(4)ST 段抬高的 AMI 发病时间在 12~24 小时者,溶栓治疗获益不大。但是,对于有进行性缺血性胸痛、广泛 ST 段抬高并经过选择的患者,仍可考虑溶栓治疗(ACC/AHA 指南列为Ⅱb 类适应证)。

(5)对高危心肌梗死患者,就诊时收缩压>180mmHg 和(或)舒张压>100mmHg,由于此类患者颅内出血的危险性较大,应认真权衡溶栓治疗的益处与出血性脑卒中的危险性。先应镇痛、降压(如静脉滴注硝酸甘油、口服 β 受体阻滞剂等),将血压降至 150/90mmHg 时再行溶栓治疗,降压是否能降低颅内出血的危险性尚未得到证实。对此类患者若有条件应考虑直接 PTCA 或支架置入术(ACC/AHA 指南列为Ⅱb 类适应证)。而对于虽有 ST 段抬高,但起病时间>24 小时,缺血性胸痛已消失者或仅有 ST 段压低者,不主张溶栓治疗(ACC/AHA 指南列为Ⅲ类适应证)。

2.溶栓治疗的禁忌证

(1)既往发生过出血性脑卒中,1 年内发生过缺血性脑卒中或脑血管事件;颅内肿瘤。

(2)近期(2~4 周)有活动性内脏出血(月经除外)。

(3)可疑主动脉夹层。

(4)入院时严重且未控制的高血压(>180/110mmHg)或慢性严重高血压病史。

(5)目前正在使用治疗剂量的抗凝药(INR 为 2~3),已知的出血倾向。

(6)近期(2～4周)有创伤史,包括头部创伤、创伤性心肺复苏或较长时间(>10分钟)的心肺复苏。

(7)近期(<3周)接受外科大手术。

(8)近期(<2周)在不能压迫部位的大血管穿刺。

(9)曾使用链激酶(尤其5日至2年内使用者)或对其过敏的患者,不能重复使用链激酶。

(10)妊娠。

(11)活动性消化性溃疡。

3.溶栓治疗的并发症

轻度出血时是指皮肤、黏膜瘀斑,肉眼及显微镜下血尿,或小量咯血、呕血等(穿刺或注射部位少量瘀斑不作为并发症);重度出血是指大量咯血或消化道大出血、腹膜后出血等引起失血性低血压或休克需要输血者;危及生命的出血包括颅内、蛛网膜下腔、纵隔内或心包出血。再灌注性心律失常是短暂的,尤其多见于溶栓治疗的结束阶段,应该注意监测,及时处理,并注意其对血流动力学影响。一过性低血压及变态反应多见于应用链激酶或重组链激酶时。

4.溶栓剂的使用方法

(1)尿激酶:我国应用最广的溶栓剂,根据我国的大量临床试验结果,目前建议剂量为150万U于30分钟内静脉滴注,配合肝素钙皮下注射7500～10000U每12小时1次或低分子量肝素4000～5000U腹部皮下注射,每日2次。

(2)链激酶或重组链激酶:根据国际上进行的大量临床试验及国内的研究,建议150万U于1小时内静脉滴注,配合肝素钙皮下注射7500～10000U每12小时1次或低分子量肝素4000～5000U腹部皮下注射,每日2次。

(3)重组组织型纤溶酶原激活剂(rt-PA):国外较普遍的用法为加速给药方案(即GUSTO方案)。首先静脉注射15mg,继之在30分钟内静脉滴注0.75mg/kg(不超过50mg),再在60分钟内静脉滴注0.5mg/kg(不超过35mg)。给药前静脉推注肝素5000U继之以每小时1000U的速率静脉滴注,以APTT结果调整肝素给药剂量,使APTT维持在60～80秒。鉴于东西方人群凝血活性可能存在差异,以及我国脑出血发生率高于西方人群,我国进行的TUCC(中国rt-PA与尿激酶对比研究),临床试验应用rt-PA 50mg(8mg静脉注射,42mg在90分钟内静脉滴注,配合肝素静脉应用,方法同上)也取得了较好疗效。其90分钟冠状动脉造影通畅率明显高于尿激酶,出血需要输血及脑出血发生率与尿激酶溶栓无显著差异。

三、病情观察

(1)急诊科对疑诊急性心肌梗死的患者应争取在10分钟内完成临床检查,描记18导联心电图并进行分析,对有适应证的患者在就诊后30分钟内开始溶栓治疗,或90分钟内开始直接急诊经皮冠脉腔内成形术(PTCA)。常规治疗时应注意监测和防治急性心肌梗死的不良事件或并发症。

(2)对非ST段抬高,但心电图高度怀疑缺血(ST段下移、T波倒置)或有左束支传导阻滞、临床病史高度提示心肌缺血的患者,应入院行抗缺血治疗,并做心肌标志物及常规血液检查;对心电图正常或呈非特征性心电图改变的患者,应在急诊科继续对病情进行评价和治疗,并进行床旁监测,包括心电监护、迅速测定血清心肌标志物浓度及二维超声心动图检查等;二维超声心动图可在缺血损伤数分钟内发现节段性室壁运动障碍,有助于急性心肌梗死的早期诊断,对疑诊主动脉夹层、心包炎和肺动脉栓塞的鉴别诊断具有特殊价值,床旁监测应一直持续到获得一系列血清标志物浓度结果,最后评估有无缺血或梗死证据,再决定继续观察或入院治疗。

(3)如果心电图表现无决定性诊断意义,早期血液化验结果为阴性,但临床表现高度可疑,则应以血清心肌标志物监测急性心肌梗死,推荐患者入院后即刻、2~4 小时、6~9 小时、12~24 小时采血,采用快速床旁测定,以迅速得到结果;如临床疑有再发心肌梗死,则应连续测定存在时间短的血清心肌标志物,如肌红蛋白、CK-MB 及其他心肌标志物,以确定再梗死的诊断和发生时间。

四、注意事项

1.医患沟通

急性缺血性胸痛及疑诊急性心肌梗死的急诊患者,临床上常用初始的 18 导联心电图来评估诊断其危险性,患者病死率随 ST 段抬高的心电图导联数的增加而增高。如患者伴有下列任何 1 项,即属于高危患者:女性、高龄(>70 岁)、既往有急性心肌梗死史、房颤、前壁心肌梗死、肺部啰音、低血压、窦性心动过速、糖尿病。肌钙蛋白水平越高,预测的危险越大、病情越危重、病死率越高,应及时向家属交代清楚。在上级医师的指导下,确定个体化的治疗方案。有关治疗的效果、治疗中出现的并发症、需调整治疗方案,或需做特殊检查和行介入治疗时,应及时告知患者及其家属,以征得患者同意并签字为据。

2.经验指导

(1)急性心肌梗死疼痛通常位于胸骨后或左胸部,可向左上臂、颌部、背部或肩部放射,有时疼痛部位不典型,可见于上腹部、颈部、下颌等部位。疼痛常持续 20 分钟以上,通常呈剧烈的压榨性疼痛或紧迫、烧灼感,常伴有呼吸困难、出汗、恶心、呕吐或眩晕等。诊断中应注意非典型疼痛部位、无痛性心肌梗死和其他不典型表现的急性心肌梗死,女性常表现为不典型胸痛,而老年人更多地表现为呼吸困难。临床上要注意与急性肺动脉栓塞、急性主动脉夹层、急性心包炎及急性胸膜炎等引起的胸痛相鉴别。

(2)部分心肌梗死患者心电图不表现 ST 段抬高,而表现为其他非诊断性的心电图改变,常见于老年人及有心肌梗死病史的患者,因此血清心肌标志物浓度的测定对诊断心肌梗死有重要价值。应用心电图诊断急性心肌梗死时应注意到超急性期 T 波改变、后壁心肌梗死、右室梗死及非典型心肌梗死的心电图表现,伴有束支传导阻滞时,心电图诊断心肌梗死困难,需进一步检查确立诊断。

(3)急性心肌梗死患者被送达医院急诊室后,临床医师应迅速作出诊断,并尽早给予再灌注治疗。对 ST 段抬高的急性心肌梗死患者,应在 30 分钟内开始溶栓,或在 90 分钟内开始行急诊经皮冠脉腔内成形术(PTCA)治疗;典型的临床表现和心电图 ST 段抬高已能确诊为急性心肌梗死时,绝不能因等待血清心肌标志物检查结果而延误再灌注治疗的时间。

(4)急性心肌梗死患者行溶栓治疗时要注意溶栓的适应证和禁忌证;溶栓时间越早,病死率越低。同时要注意溶栓药物的不良反应。

(5)急性心肌梗死急性期不应对非梗死相关动脉行选择性经皮冠脉腔内成形术(PTCA),发病 12 小时以上或已接受溶栓治疗且已无心肌缺血证据者,不应进行直接(急诊)PTCA;直接 PTCA 必须避免时间延误,必须由有经验的医师进行,否则不能达到理想效果,治疗的重点仍应放在早期溶栓上。

（6）心律失常处理上首先应加强针对急性心肌梗死、心肌缺血的治疗,溶栓、血运重建术（急诊 PTCA、冠状动脉架桥术）、β 受体阻滞剂、主动脉内球囊反搏（IABP）、纠正电解质紊乱等均可预防或减少心律失常的发生。药物治疗时要注意各种药物的适应证、禁忌证及不良反应。

第四节　原发性高血压

原发性高血压即不明原因的血压升高,占高血压人群的 95％以上。原发性高血压是最常见的心血管疾病之一,也是导致人类死亡的常见疾病（如脑卒中、冠心病、心力衰竭等）的重要危险因素。

一、诊断

（一）症状

一般表现起病缓慢,早期可无症状或出现非特异性症状（如头晕、头痛、头胀、眼花、耳鸣、失眠、乏力等）,而这些症状与血压水平之间常缺乏相关性。体检可听到主动脉瓣第二心音亢进和主动脉瓣第四心音。前者是主动脉内压力增高所致,后者则是为克服左心室心肌顺应性的降低,左心房代偿性收缩加强所致。出现抬举性心尖搏动,提示有左心室肥厚,多见于病程较久者。

1. 缓进型高血压

有家族史者发病年龄提前,起病多数隐匿,病情发展慢,病程长。早期患者血压波动,血压时高时正常,为脆性高血压阶段,多在劳累、精神紧张、情绪波动时易有血压升高,休息和去除上述因素后,血压可降至正常。随着病情的发展,血压可趋向持续性升高或波动幅度变小。患者的主观症状和血压升高的程度可不一致,约半数患者无明显症状,只是在体格检查或因其他疾病就医时才发现有高血压,少数患者则在发生心、脑、肾等器官的并发症时才明确高血压的诊断。早期患者由于血压波动幅度大,可有较多症状,而在长期高血压后即使在血压水平较高时也可无明显症状。因此,无论有无症状,都应定期检测患者的血压。

（1）神经精神系统表现:头晕、头痛和头胀是高血压常见的神经系统症状,也可有头部或颈项扳紧感。高血压直接引起的头痛多发生在早晨,位于前额、枕部或颞部。这些患者舒张压多较高,经降压药物治疗后头痛可减轻。高血压引起的头晕可为暂时性或持续性,伴有眩晕者较少,与内耳迷路血管障碍有关,经降压药物治疗后症状可减轻,但要注意有时血压下降得过多也可引起头晕。少数患者有耳鸣、乏力、失眠、工作能力下降等。

（2）心血管系统表现:高血压时心脏最先受影响的是左心室舒张功能。左心室肥厚时舒张期顺应性下降、松弛和充盈功能受影响,甚至可出现在临界高血压和临床检查没发现左心室肥厚时,这可能是由于心肌间质已有胶原组织增加之故,但此时患者可无明显临床症状。

由于高血压可促进动脉粥样硬化,部分患者可因伴有冠状动脉粥样硬化心脏病而有心绞痛、心肌梗死的表现。

（3）肾脏表现:肾血管病变的程度和血压及病程密切相关。实际上,血压未得到控制的本病患者均有肾脏的病变,但在早期可无任何临床表现。随病程的进展可先出现蛋白尿,但是在缓进型高血压患者出现尿毒症前多数已死于心脑血管并发症。

(4)其他表现:出现急性大动脉夹层者根据病变的部位可有剧烈的胸痛或腹痛;伴有冠状动脉粥样硬化心脏病者可有心绞痛、心肌梗死的表现;有下肢周围血管病变者可出现间歇性跛行。

2.急进型高血压

在未经治疗的原发性高血压患者中,约 1‰可发展成急进型高血压,发病可较急骤,也可发病前有病程不一的缓进型高血压。典型表现为血压显著升高,舒张压多持续在 130～140mmHg 或更高。男女比例约 3:1,多在中青年发病,近年来此型高血压已少见,可能和早期发现轻中度高血压患者并及时有效的治疗有关。其表现基本上与缓进型高血压相似,头痛症状明显,病情严重、发展迅速、视网膜病变和肾功能很快衰竭等。常于数月至 2 年内出现严重的心、脑、肾损害,发生脑血管意外、心力衰竭和尿毒症,并常有视物模糊或失明,视网膜可发生出血、渗出物及视神经乳头水肿。由于肾脏损害最为显著,常有持续蛋白尿,24 小时尿蛋白可达 3g,并可有血尿和管型尿,如不及时治疗最后多因尿毒症而死亡。

3.高血压危象

高血压危象包括高血压急症和高血压重症。高血压危象的临床表现如下。①加剧性的恶性高血压,舒张压常＞140mmHg,并伴有视神经乳头水肿、渗出、出血,患者可出现头痛、心悸、烦躁、出汗、恶心、呕吐、嗜睡、失明、少尿,甚至抽搐、昏迷等症状。②血压明显升高并有脑、心、肾等器官严重病变及其他紧急情况如高血压脑病、脑卒中、颅创伤、急性心肌梗死、急性心力衰竭、急性动脉夹层、急性肾炎、嗜铬细胞瘤、术后高血压、严重烧伤、子痫等。高血压脑病可发生在缓进型或急进型高血压患者,当平均血压上升到 180mmHg 以上时,脑血管在血压水平变化时可自主调节舒缩状态以保持脑血流相对稳定的功能减弱甚至消失,由收缩转为扩张,过度的血流在高压状态进入脑组织导致脑水肿,患者出现剧烈头痛、头晕、恶心、呕吐、烦躁不安、脉搏多慢而有力,可有呼吸困难或减慢、视力障碍、黑矇、抽搐、意识模糊、甚至昏迷,也可出现暂时性偏瘫、失语、偏身感觉障碍等。检查可见视神经乳头水肿、脑脊液压力增高、蛋白含量增高。发作短暂者历时数分钟,长者可数小时甚至数日。高血压急症的患者应静脉给药尽快地(以分钟、小时计)将血压控制到适宜的水平。

(二)体征

(1)血压升高是本病最主要的体征。心界可向左下扩大;可闻及主动脉瓣区第二心音亢进,年龄大者可呈金属音,可有第四心音或主动脉收缩早期喷射音。若患者伴有靶器官受损,可有相关体征。

(2)高血压时,检查眼底可见有视网膜动脉变细、反光增强、狭窄及眼底出血、渗出等;检查颈、腹部有无血管杂音,以及颈动脉、上下肢及腹部动脉搏动情况,注意腹部有无肿块、肾脏是否增大等,这些检查有助于鉴别继发性高血压。

(3)部分患者体重明显超重,体重指数(BMI)均值升高,BMI＝体重(kg)/身高^2(m^2)。

(三)检查

1.实验室检查

尿液检查早期可呈阴性,随后可出现 β$_2$-微球蛋白增高或有少量蛋白尿和红细胞;晚期可有大量蛋白尿、尿中有红细胞和管型,尿浓缩和稀释功能减退、肾小球滤过率降低,血肌酐和尿素氮增高。

2. 胸部 X 线检查

后期患者并发高血压性心脏病时,有左心室增大。

3. 心电图检查

早期可正常,晚期并发高血压性心脏病时可有左心室肥厚或伴劳损。

4. 超声心动图检查

早期可无改变或仅见主动脉增宽,晚期并发高血压性心脏病时可有左心室肥厚、顺应性降低。

5. 动态血压监测

即在 24 小时内,每隔 15～20 分钟自动连续测量血压和心率。此项检查目前尚无统一的正常值,故并不主要用于诊断,其应用的主要目的如下。①排除"白大衣性高血压":即在诊疗单位内血压升高,但在诊疗单位外血压正常。②了解血压昼夜模式:正常人血压有昼夜波动性。动态血压曲线呈双峰谷,即夜间血压最低,清晨起床后迅速上升,在上午 6～10 时及下午 4～8 时各有一高峰,继之缓慢下降。原发性高血压患者的血压昼夜模式即可与正常人相同,也可不相同,后一种情况多反映靶器官损害的程度较重。目前认为靶器官损害的程度与 24 小时动态血压参数相关而与偶测血压不相关。③了解心绞痛发作(即高血压Ⅲ期)时的心率与血压的乘积,为心绞痛分型提供依据。④评价降压药物的疗效,评价的主要指标是谷、峰比值,即服用降压药物后,最大的降压效应(血压最低值,称为谷效应)与最小的降压效应(血压最高值,称为峰效应)二者之间的比值应<50％。

(四)诊断要点

(1)在非药物状态下,3 次或 3 次以上非同日多次重复血压测量均超过 140/90mmHg。动态血压监测可进一步明确诊断。

(2)既往有高血压病史,即使服药后血压降至正常水平,仍可诊断高血压。

(3)高血压的诊断应包括:确认高血压,即血压是否高于正常;排除症状性高血压;高血压分期、分级;重要脏器心、脑、肾功能估计;有无并发可影响高血压病情发展和治疗的情况,如冠心病、高脂血症、高尿酸血症、慢性呼吸道疾病等。

(五)鉴别诊断

对突然发生明显高血压(尤其是青年人),高血压时伴有心悸、多汗、乏力或其他一些高血压病不常见的症状,上、下肢血压明显不一致,腹部腰部有血管杂音的患者应考虑继发性高血压的可能性,须做进一步的检查以鉴别。此外,也要注意与主动脉硬化、高动力循环状态、心排血量增高时所致的收缩期高血压相鉴别。高血压患者均应做尿常规、肾功能、心电图、胸部 X 线检查、超声心动图、眼底检查等以了解重要脏器的功能,除有助于诊断病情外,也有治疗的参考价值。

二、治疗

(一)治疗原则

1. 血压控制的目标值

不同人群降压的目标值:一般人群降压的目标血压值是<140/90mmHg;对于有糖尿病

或肾病的高危高血压患者,血压目标是<130/80mmHg;对于其他特殊人群,如脑卒中患者、心肌梗死后患者等,危险性分层属于高危患者,对其血压控制仍要求必须控制在<140/90mmHg。老年收缩期高血压是高血压治疗的难点,尽量将收缩压控制在140mmHg以下。

2.高血压防治策略

(1)低危患者:以改善生活方式为主,如6个月后无效,再给药物治疗。

(2)中危患者:首先是积极改善生活方式,同时观察患者的血压及其他危险因素数周,进一步了解情况,然后决定是否开始药物治疗。

(3)高危患者:必须立即给予药物治疗,同时要积极改善生活方式。

(4)极高危患者:必须立即开始对高血压及并存的危险因素和临床情况进行强化治疗。

部分轻型高血压患者改善生活方式后,可减少甚至避免降压药物治疗;病情较重的患者在改善生活方式后也可提高降压药物的治疗效果。

3.防治原则

必须全方位把握心血管病的危险因素、靶器官的损害(TOD)和并存的临床情况(ACC),做好危险分层,全面降低心血管病的发病率和病死率。

(二)非药物治疗

非药物治疗包括提倡健康的生活方式,消除不利于心理和身体健康的行为和习惯,尽力减少高血压以及其他心血管病的发病危险。

1.减重

建议体重指数(BMI)应控制在24以下。减重对健康的利益是巨大的,如在人群中平均体重下降5~10kg,收缩压可下降5~20mmHg;高血压患者体重减少10%,则可使胰岛素抵抗、糖尿病、高脂血症和左心室肥厚改善。减重的方法:一方面是减少总热量的摄入,强调减少脂肪并限制过多碳水化合物的摄入;另一方面则须增加体育锻炼,如跑步、打太极拳、跳健美操等。在减重过程中还须积极控制其他危险因素,老年高血压则须严格限盐等。减重的速度可因人而异,但首次减重最好达到减重5kg以增强减重信心,减肥可提高整体健康水平,包括减少癌症等许多慢性病,关键是"吃饭适量,活动适度"。

2.合理膳食

(1)减少钠盐摄入:WHO建议每人每日食盐量不超过6g。我国膳食中约80%的钠来自烹调或含盐高的腌制品,因此限盐首先要减少烹调用盐及含盐高的调料,少食各种咸菜及腌制食品。北方居民减少日常用盐一半,南方居民减少1/3,则基本接近WHO建议。

(2)减少膳食脂肪,补充适量优质蛋白质:有流行病学资料显示,即使不减少膳食中的钠和不减重,如果将膳食脂肪控制在总热量25%以下,P/S比值维持在1,连续40日可使男性收缩压和舒张压下降12%,女性下降5%。研究表明,每周吃鱼4次以上与吃鱼最少者相比,冠心病发病率减少28%。建议改善动物性食物结构,减少含饱和脂肪酸高的猪肉,增加含蛋白质较高而脂肪较少的禽类及鱼类。蛋白质占总热量15%左右,动物蛋白占总蛋白质20%左右。蛋白质含量高的食物依次为奶、蛋、鱼、虾、鸡肉、鸭肉、猪肉、牛肉、羊肉;植物蛋白中豆类最好。

(3)注意补充钾和钙:MRFIT研究资料表明,钾与血压呈明显负相关,这一相关在INTERSALT研究中被证实。中国膳食低钾、低钙,应增加高钾、高钙的食物,如绿叶菜、鲜奶、豆类制品等。

（4）多吃蔬菜和水果：研究证明，增加蔬菜或水果摄入，减少脂肪摄入可使收缩压和舒张压有所下降，素食者比肉食者有较低的血压。其降压的作用可能基于水果、蔬菜、食物纤维和低脂肪的综合作用。人类饮食应是以素食为主，并辅以适当肉食最理想。

（5）限制饮酒：尽管有研究表明，少量饮酒可能减少冠心病发病的危险，但是饮酒和血压水平及高血压患病率之间却呈线性相关，大量饮酒可诱发心脑血管疾病发作。因此不提倡用少量饮酒预防冠心病，提倡高血压患者应戒酒。因饮酒可增加服用降压药物的抗性。如果饮酒，建议饮酒量应为少量，男性饮酒每日不超过 30g，即葡萄酒＜150mL，或啤酒＜500mL，或白酒＜50mL；女性则减半量，孕妇不饮酒；不提倡饮高度烈性酒。WHO 对饮酒的新建议是越少越好。

3.增加体力活动

每个参加运动的人特别是中老年人和高血压患者在运动前最好了解一下自己的身体状况，以决定自己的运动种类、强度、频度和持续运动时间。对中老年人应包括有氧、伸展及增强肌力练习三类，具体项目可选择步行、慢跑、太极拳、门球等。运动强度必须因人而异，按科学锻炼的要求，常用运动强度指标可用运动时最大心率达到 180（或 170）减去年龄，如 50 岁的人运动心率为 120～130 次/分钟，如果求精确则采用最大心率的 60％～85％作为运动适宜心率，须在医师指导下进行。运动频率一般要求每周 3～5 次，每次持续 20～60 分钟即可，可根据运动者身体状况、所选择的运动种类以及气候条件等而定。

4.减轻精神压力，保持平衡心理

长期精神压力和心情抑郁是引起高血压和其他一些慢性病的重要原因之一，对于高血压患者，这种精神状态常促使其酗酒、吸烟，继而降低对抗高血压治疗的依从性。对有精神压力和心理不平衡的人，应减轻精神压力和改变心态，要正确对待自己、他人和社会，倡导健康的生活方式，积极参加社会和集体活动。

5.其他方面

对高血压患者来说戒烟也是重要的。虽然尼古丁只使血压一过性地升高，但它降低服药的依从性并导致增加降压药物的剂量。

（三）药物治疗

降压药物治疗原则：已有证据表明，降压药物治疗可以有效地降低心血管疾病的发病率和死亡率，并可防治卒中、冠心病、心力衰竭和肾病的发生和发展。降压药的共同作用为降低血压，不同类别降压药可能有降压以外作用的差别，这些差别是针对不同患者选用药物时的主要参考。

1.常用药物的分类

（1）利尿剂：常用作高血压的基础治疗，主要用于轻、中度高血压。应注意这类药物可以影响电解质和血糖、血脂和尿酸代谢，故应慎用于糖尿病、血脂异常患者，痛风患者禁用。包括噻嗪类利尿剂，如氢氯噻嗪，在血肌酐＞2.0mg/dL，肾小球滤过率（GFR）＜20mL/min 时噻嗪类作用明显降低，应慎用；吲达帕胺具有利尿剂与钙通道阻滞剂双重作用，对血脂的影响比噻嗪类小，有引起低血钾的可能性，在肝脏内代谢，服药后 4 周达到最大降压效果；保钾利尿剂包括螺内酯、阿米洛利，有保钾作用，肾功能不良时慎用。

(2)α受体阻滞剂:这类药物对血糖、血脂等代谢过程无影响,包括哌唑嗪、特拉唑嗪、多沙唑嗪等。后两者与受体亲和力较哌唑嗪弱,血压下降缓和,而直立性低血压发生率较低。①哌唑嗪:口服后,1~3小时血药浓度达高峰,半衰期为2~3小时,降压时间可持续4~6小时。②特拉唑嗪:半衰期较长,约12小时,给药后1~2小时达血药浓度峰值。③多沙唑嗪:起效缓慢,2~3小时血药浓度达峰值,半衰期为9~12小时。

(3)β受体阻滞剂:降压作用较弱,起效时间较长(1~2周)。心脏传导阻滞,严重心动过缓、哮喘、慢性阻塞性肺疾病与周围血管病患者禁用;胰岛素依赖性糖尿病和高脂血症患者慎用。

(4)钙通道阻滞剂:可用于各种程度的高血压,在老年人高血压或并发稳定性心绞痛时尤为适用。非二氢吡啶类药物在心脏传导阻滞和心力衰竭时禁忌使用。不稳定性心绞痛和急性心肌梗死时不宜应用速效二氢吡啶类钙通道阻滞剂。

(5)血管紧张素转换酶抑制剂(ACEI):适用于各种类型高血压,尤可用于下列情况如高血压并发左心室肥厚、心功能不全或心力衰竭、心肌梗死后、糖尿病肾损害、高血压伴周围血管病变等。妊娠和肾动脉狭窄、肾衰竭(血肌酐>265μmol/L 或 3mg/dL)患者禁用。

(6)血管紧张素Ⅱ受体阻滞剂:临床药理作用与 ACEI 相似,但不引起咳嗽等不良反应。临床主要适用于 ACEI 不能耐受的患者。

2.高血压药物治疗方法

大多数慢性高血压患者应该在几周内逐渐降低血压至目标水平,这样对远期事件的减低有益。推荐应用长效制剂,其作用可长达24小时,每日服用1次,这样可以减少血压的波动、降低主要心血管疾病的发生和防治靶器官损害,并提高用药的依从性。强调长期有规律的抗高血压治疗,达到有效、平稳、长期控制的要求。根据基线血压水平、有无靶器官损害和危险因素,选用单药治疗或联合治疗。

(1)单药治疗:起始时用低剂量单药,如血压不能达标,增加剂量至足量或换用低剂量的另一种药物,如仍不能使血压达标,则将后一种药物用至足量,或改用联合药物治疗。起始用低剂量单药的优点是可以了解患者对各种药物的疗效和耐受性的反应,但需要时间。

(2)联合治疗:为了最大程度取得治疗高血压的效果,单药增大剂量易出现不良反应。随机临床试验证明,大多数高血压患者为控制血压需要用两种或两种以上降压药,合并用药时每种药物剂量不大,选用药物间有协同治疗作用或相加作用的药物,其不良反应相互抵消或至少不相加。合理的配方还要考虑到各类药物作用时间的协调性。高血压防治指南支持以下类别降压药组合。①利尿药和β受体阻滞剂。②利尿药和 ACEI 或血管紧张素Ⅱ受体阻滞剂(ARB)。③钙通道阻滞剂(二氢吡啶类)和β受体阻滞剂。④钙通道阻滞剂和 ACEI 或 ARB。⑤钙通道阻滞剂和利尿剂。⑥α受体阻滞剂和β受体阻滞剂。⑦必要时也可用其他组合,包括中枢作用药如 α_2 受体激动剂和咪哒唑啉受体调节剂合用,或者联合 ACEI 或 ARB。有些患者需要用到3种或4种药物联合应用。

(3)伴有其他疾病时降压治疗药物的选择:高血压并发其他心血管病时,需要考虑降压药物的器官保护作用,应该充分考虑现有大量临床试验的证据,选用对器官具有保护作用、降低相关临床情况病死率、提高生存率的抗高血压药物。具体的选择方案可以参照美国高血压指南 JNC-7 的推荐(表3-2)。

表 3-2 药物强适应证的临床试验和指南依据

强适应证	推荐药物					
	利尿剂	β受体阻滞剂	ACEI	ARB	CCB	醛固酮受体拮抗剂
心力衰竭	●	●	●	●		●
心肌梗死后		●	●			●
冠心病高危因素	●	●	●		●	
糖尿病	●		●	●		
慢性肾病			●	●		
预防脑卒中复发	●		●			

(四)高血压急症的治疗

1. 治疗原则

高血压急症时必须迅速使血压下降至安全水平,以静脉给予降压药为宜,以便根据血压下降水平随时改变药物使用剂量。最初目标是在数分钟至 2 小时内使平均动脉压下降不超过 25%,以后的 2～6 小时使血压降至 160/100mmHg,避免血压下降过快、过猛而加重心、脑和肾缺血。

2. 常用治疗药物

(1)静脉用药:见表 3-3。

表 3-3 高血压急症时静脉用降压药

药物	作用机制	剂量和用法	起效时间（分钟）	作用持续时间（分钟）	不良反应和适应证
硝普钠	动脉和静脉扩张剂	每分钟 0.5μg/kg 开始,逐渐增加至每分钟 3μg/kg	即刻	停药后 1～2	恶心、呕吐、肌颤、出汗、硫氰酸盐中毒、高铁血红蛋白症;对大多数高血压急症均适用
硝酸甘油	静脉和外周动脉扩张剂	每分钟 10μg 开始,逐渐增加至每分钟 200μg	1～5	3～5	头痛、恶心、心动过速、长期使用产生耐受性;适用于冠状动脉缺血
肼苯达嗪	直接血管扩张剂	10～20mg 静脉注射,必要时 4～6 小时后重复给药	5～30	3～9	心率增快、头痛、面红、心绞痛加重;尤其适用于子痫
尼卡地平	钙通道阻滞剂	每小时 5～15mg 静脉注射	5～10	30～40	心动过速、头痛、颜面潮红;适用于心力衰竭以外高血压急症
乌拉地尔	α受体阻滞作用兼有中枢 5-羟色胺激动作用	首剂 12.5～25mg,随之每小时 5～40mg 静脉滴注	3～5	4～6	头晕、恶心、疲倦;适用于各类高血压
酚妥拉明	α受体阻滞剂	5～15mg 静脉注射	1～2	10～30	心动过速、头痛、潮红;尤其适用于嗜铬细胞瘤
地尔硫䓬	钙通道阻滞剂	10mg,或每分钟 5～15μg/kg 静脉滴注			低血压、心动过缓;适用于心绞痛
艾司洛尔	β受体阻滞剂	250～500μg/kg 静脉注射,此后每分钟 50～100μg/kg 静脉滴注	1～2	10～20	低血压、恶心;适用于快速室上性心律失常

（2）如无静脉给药的条件，也可以口服给药。常见药物有卡托普利12.5～25mg口服或舌下给药，最大作用见于给药后30～90分钟，血容量不足者，易有血压过度下降，肾动脉狭窄患者禁用。硝苯地平缓释片10～20mg口服，降压缓慢而持久；尼卡地平10～30mg口服或舌下给药，仅有少数患者心率增快，比硝苯地平疗效慢而降压时间更长，可致低血压和颜面潮红。

三、病情观察

治疗过程中应密切注意降压药物的疗效，注意观察治疗中可能产生的各种不良反应，及时加以纠正或调整用药。

四、注意事项

1. 医患沟通

对高血压患者进行宣教，让患者了解自己的病情，包括高血压、危险因素同时存在的临床情况，了解控制血压的重要性，了解终身治疗的必要性。为争取药物治疗取得满意疗效，随诊时应强调按时服药，并让患者了解该种药物治疗可能出现的不良反应，一旦出现，应及早报告。深入浅出地耐心向患者解释改变生活方式的重要性，使之理解治疗意义，自觉地将防治方案付诸实践，并长期坚持。

若患者血压升高仅属正常高值或1级，危险分层属低危，仅服一种药物治疗，可安排每6个月随诊1次；较复杂患者随诊的间隔时间应缩短，治疗后血压降低达到目标，其他危险因素得到控制，可以减少随诊次数；若治疗6个月，血压仍未达目标，应考虑将患者转至高血压专科门诊。应向患者讲明高血压患者一般须终身治疗，确诊为高血压后若自行停药，其血压（或迟或早）终将恢复到治疗前水平；但若患者的血压已长期控制，可以尝试小心、逐步地减少服药次数或剂量，尤其是正在进行非药物治疗、密切观察改进生活方式效果的患者，此类患者在试行这种"逐步减药"时，应注意监测血压。

2. 经验指导

（1）由于血压的波动性，应至少两次在非同日静息状态下测得血压升高时方可诊断高血压，而血压值应以连续测量3次的平均值计算，须注意情绪激动、体力活动时会引起一时性的血压升高，被测者手臂过粗，周径＞35cm时，明显动脉粥样硬化者气袖法测得的血压可高于实际血压。

（2）高血压是最重要的心血管危险因素，应该积极防治。患者应该坚持健康的生活方式。①胸襟开阔、乐观豁达、劳逸结合、积极参加文体活动，减轻体重、不吸烟、少吃盐等都对本病有积极意义。②开展群防群治工作，定期健康检查，对有高血压家族史或本人血压曾有过高记录者，定期随访观察，则有利于对本病的早期发现和早期治疗。③提倡每个医师都将血压列入常规检查，这有助于发现无症状的高血压患者，并为他们提供早期防治的机会。

（3）根据目前认识，药物治疗高血压应采取以下原则。①采用最小的有效剂量以获得较满意疗效而使不良反应降至最小，如治疗有效，可以根据患者年龄和反应逐步递增剂量以获得最佳的疗效。②为了有效地防止靶器官损害，要求一日24小时内降压稳定，并须防止从夜间较低血压到清晨血压突然升高而导致猝死、脑卒中和心脏病发作，要达到此目标，最好使用每日给予有持续24小时降压作用的药物1次，其标志之一是降压谷峰比值＞50%（即给药后24小时仍保持50%以上的最大降压效应），此种药物还能增加治疗的依从性。③为使降压效果增大且不增加药物的不良反应,当用低剂量单药治疗疗效不够时,可以采用两种或两种以上药物联合治疗。

第五节 继发性高血压

继发性高血压又称症状性高血压。此种高血压存在明确的病因,占所有高血压患者的5%左右。症状性高血压本身的临床表现和危害性,与原发性高血压相似。因此,当原发病的其他症状不多或不太明显时,容易被误认为原发性高血压。由于继发性高血压和原发性高血压的治疗方法不尽相同,且有些继发性高血压的原发病是可以治愈的,治愈后高血压也随之消失,因此在临床工作中,两者的鉴别关系到是否能及时正确地进行治疗。

一、诊断

(一)症状

继发性高血压患者的临床表现主要是有关的原发系统性疾病的症状和体征,高血压仅是其中的一个症状。但有时也可由于其他症状和体征不甚显著而使高血压成为主要的临床表现。继发性高血压本身的症状、体征和临床过程,与原发性高血压相类似。但在不同病因的高血压中,可各有自身的特点。

(二)体征

(1)血压升高是本病最主要的体征。心界可向左下扩大;可闻及主动脉瓣区第二心音亢进,年龄大者可呈金属音,可有第四心音或主动脉收缩早期喷射音。若患者伴有靶器官受损,可有相关体征。

(2)高血压时,检查眼底可见有视网膜动脉变细、反光增强、狭窄,眼底出血、渗出等;检查颈、腹部有无血管杂音,以及颈动脉、上下肢动脉及腹部动脉搏动情况,注意腹部有无肿块、肾脏是否增大等,这些检查有助于鉴别继发性高血压。

(3)部分患者体重明显超重,体重指数均值升高。

(三)检查

1.实验室检查

(1)血常规检查:红细胞和血红蛋白一般无异常,急进型高血压时可有 Coombs 试验阴性的微血管性溶血性贫血,伴畸形红细胞、血液黏度增加。

(2)尿常规检查:早期患者尿常规正常,肾浓缩功能受损时尿比重逐渐下降,可有少量尿蛋白、红细胞,偶见管型;随肾病变进展,尿蛋白量增多,良性肾硬化者如 24 小时尿蛋白在 1g以上时,提示预后差,红细胞和管型也可增多,管型主要为透明和颗粒管型。

(3)肾功能检查:早期患者检查并无异常,肾实质受损害到一定程度时,尿素氮、肌酐开始升高;成人肌酐 $>114.3\mu mol/L$,老年人和妊娠者 $>91.5\mu mol/L$ 时提示有肾损害,酚红排泄试验、内生肌酐清除率等可低于正常。

(4)其他检查:可见血清总胆固醇、三酰甘油、低密度脂蛋白胆固醇增高,高密度脂蛋白胆固醇、载脂蛋白 A1 降低;部分患者血糖升高和高尿酸血症;部分患者血浆肾素活性、血管紧张素 II 的水平升高。

2.特殊检查

(1)胸部 X 线检查:可见主动脉升部、弓部迂曲延长,其升部、弓部或降部可扩张;高血压性心脏病时有左心室增大,有左心衰竭时左心室增大更明显,全心衰竭时则可左右心室都增大,并有肺淤血征象;肺水肿时则见肺间质明显充血,呈蝴蝶形模糊阴影。

(2)心电图检查:左心室肥厚时心电图可显示左心室肥大或劳损的表现,左心室舒张期顺应性下降,左心房舒张期负荷增加,可出现 P 波增宽、切凹、pV_1 的终末电势负值增大等,上述表现甚至可出现在心电图发现左心室肥大之前,可见室性期前收缩、心房颤动等心律失常。

(3)动态血压监测:推荐以下参考标准正常值:24 小时平均<130/80mmHg,白昼平均<135/85mmHg,夜间平均小于 125/75mmHg。正常情况下,夜间血压均值比白昼血压均值低10%~20%。

(4)超声心动图检查:目前认为,此项检查和胸部 X 线检查、心电图比较,超声心动图是诊断左心室肥厚最敏感、可靠的手段;可在二维超声定位基础上记录 M 型超声曲线或直接从二维图进行测量,室间隔和(或)心室后壁厚度>13mm 者为左心室肥厚。原发性高血压时左心室肥大多是对称性的,但有 1/3 左右以室间隔肥厚为主(室间隔和左室后壁厚度比>1.3),室间隔肥厚上端常先出现,提示高血压最先影响左心室流出道。此外,超声心动图尚可观察其他心脏腔室、瓣膜和主动脉根部的情况并可进行心功能检测。左心室肥厚早期虽然心脏的整体功能如心排血量、左心室射血分数仍属正常,但已有左心室收缩期和舒张期顺应性减退,如心肌收缩最大速率(V_{max})下降,等容舒张期延长、二尖瓣开放延迟等。出现左心衰竭后,超声心动图检查可发现左心室、左心房心腔扩大,左室壁收缩活动减弱。

(5)眼底检查:测量视网膜中心动脉压可见增高,在病情发展的不同阶段可见下列的眼底变化。Ⅰ级:视网膜小动脉普遍变细,反光增强;Ⅱ级:视网膜动脉狭窄,动脉交叉压迫;Ⅲ级:眼底出血或棉絮状渗出;Ⅳ级:出血或渗出物体有视神经乳头水肿。

(四)诊断要点

引起继发性高血压的疾病,较常见者有以下几类,诊断时必须抓住这些线索。

1.肾脏疾病

包括:①肾实质性病变,如急性和慢性肾小球肾炎、慢性肾盂肾炎、妊娠高血压综合征、先天性肾脏病变(多囊肾、马蹄肾、肾发育不全)、肾结核、肾结石、肾肿瘤、继发性肾脏病变(各种结缔组织疾病、糖尿病性肾脏病变、肾淀粉样变、放射性肾炎、创伤和泌尿道阻塞所致的肾脏病变)等。②肾血管病变,如肾动脉和肾静脉狭窄阻塞(先天性畸形、动脉粥样硬化、炎症、血栓、肾蒂扭转)。③肾周围病变,如炎症、脓肿、肿瘤、创伤、出血等。肾脏疾病引起的高血压,是症状性高血压中最常见的一种,称为肾性高血压。占肾脏病的 19.6%~57.7%,占成人高血压的 2%~4%。

2.内分泌疾病

如原发性醛固酮增多症、皮质醇增多症(库欣综合征)、嗜铬细胞瘤、有高血压的肾上腺变态综合征、甲状旁腺功能亢进、垂体前叶功能亢进、绝经期综合征和女性长期口服避孕药等。内分泌疾病伴有高血压的并不少见。

3.血管病变

如主动脉缩窄、多发性大动脉炎等,主要引起上肢血压升高。

4.颅脑病变

如脑部创伤、脑瘤、脑干感染等。

5.其他

妊娠高血压综合征、红细胞增多症、高原病、药物(糖皮质激素、拟交感胺、甘草)。

(五)鉴别诊断

1.肾小球肾炎

儿童与青少年期的继发性高血压,以肾小球肾炎引起者最为常见。急性肾小球肾炎的临床表现具有特征性:发病前可有链球菌等细菌或病毒的感染史,有发热、水肿、血尿,严重者可并发急性心衰竭或高血压脑病;尿检查有蛋白、红细胞和管型;血中尿素氮、肌酐水平可略增高;X线检查可见心脏普遍增大,静脉肾盂造影常因肾小球滤过率明显降低而不显影;眼底检查视网膜动脉痉挛、水肿等。诊断一般并不困难。慢性肾小球肾炎的症状可能比较隐蔽,与原发性高血压的鉴别有时不易,在血压显著升高或发生肾衰竭时,就更不易与第三期高血压以及急进型高血压相鉴别。患者可能均有肾衰竭的临床表现,尿中有蛋白、红细胞和管型,并伴氮质血症和视网膜动脉硬化、出血、视神经乳头水肿等病变。如患者过去有肾小球肾炎的病史,或有反复水肿史,有较明显贫血、血浆白蛋白降低和氮质血症而视网膜病变还不明显,蛋白尿出现在高血压之前,或蛋白尿持续而血压增高不显著,静脉肾盂造影显示造影剂排泄延迟,双侧肾影缩小等情况,有利于慢性肾小球肾炎的诊断。反之,如患者有多年的高血压病史后出现尿的变化,则原发性高血压的可能性较大。如血压长期地停留在极高水平(收缩压≥250mmHg 和(或)舒张压≥130mmHg),则以急进型高血压更为多见。

2.慢性肾盂肾炎

慢性肾盂肾炎常伴有高血压,有时临床表现如原发性高血压,甚至可伴高血压性心脏病。若肾脏症状不明显,可误诊为原发性高血压,必须详细询问病史和详查尿常规、肾功能和尿培养等方可鉴别。本病多有尿路感染的病史,临床表现包括发热、腰酸痛、尿频、尿痛、尿中出现红细胞等,即使是发生在多年以前仍有意义。急性期和慢性活动期尿细菌培养多为阳性(菌落数>1000/mL),尿中白细胞增多(离心沉淀 10 分钟,高倍视野下有 10 个以上),也可同时有蛋白、红细胞和颗粒管型,后期尿浓缩功能差,比重可在 1.012 以下。静脉肾盂造影可显示肾盂与肾脏的瘢痕和萎缩性变化(杆状肾盂和肾轮廓扭曲),并可能发现下泌尿道有阻塞。单侧慢性肾盂肾炎病肾萎缩或排尿功能明显受损,但当膀胱中的尿主要为健侧肾所排时,则尿常规检查时可能阴性,需特别注意。

3.妊娠高血压综合征

妊娠高血压综合征与原发性高血压的鉴别,有时颇为困难,且两者常可同时存在。原有高血压的患者,妊娠后约 30％发生妊娠中毒症。两者的鉴别要点是:高血压患者在妊娠早期血压即已增高,过去有高血压病史,多不伴有明显的蛋白尿;妊娠高血压综合征则一般在妊娠晚期出现高血压,且逐渐增高,并伴有水肿和蛋白尿。

4.肾动脉狭窄

本病可为单侧性或双侧性。病变性质可为先天性、炎症性(在我国常为多发性大动脉炎的一部分)或动脉粥样硬化性等。后者主要见于老年人,前两者则主要见于青少年,其中炎症性者尤多见于 30 岁以下的女性。凡突然发生高血压(尤其青年或老年人),高血压呈恶性或良性高血压突然加重,以及对药物治疗无反应的高血压患者,都应怀疑本症。本病患者多呈舒张压的中、重度固定性增高,体检时约 50％患者可在上腹部或背部肋脊角处听到高音调的收缩-舒张期或连续性杂音。对怀疑本病者,可做以下检查。①静脉肾盂造影,如见一侧肾排泄造影迟于对侧、肾轮廓不规则或显著小于对侧(直径 1.5cm 以上)、造影剂密度深于对侧或输尿管上段和肾盂有压迹(可能为扩大的输尿管动脉的压迹),提示有肾血管病变的可能。②放射性核素肾图测定,通过分析曲线血管相、实质相和排泄相,有助于判断两侧肾脏的血液供应、肾小管功能和排尿情况,从而估计有无肾缺血的存在。③腹部超声检查。④药物(如血管紧张素转换酶抑制剂)筛选试验。对有阳性发现者,可进一步做肯定性诊断试验,即选择性肾动脉造影和分侧肾静脉血浆肾素测定。前者用以确定狭窄部位,后者通过证实患侧肾脏肾素产生增多而评定肾动脉狭窄的功能意义。分侧肾素测定如显示病侧的肾素活性为健侧 1.5 倍或以上,且健侧的肾素活性不高于下腔静脉血,可诊断本病且预测手术治愈率可达 80%~90%。测定前给予一定的激发措施,包括倾斜体位、低盐饮食或给予血管扩张剂、利尿剂或血管转换酶抑制剂(如测定前 24 小时口服卡托普利 25mg)可刺激患侧肾脏释放肾素。血管转换酶抑制剂刺激患侧肾脏分泌肾素增加的机制为降低血压和阻断血管紧张素 Ⅱ 对肾素释放的反馈性抑制。如不做激发或测定前未停用抑制肾素分泌的降压药(β 受体阻滞剂、交感神经抑制剂和神经节阻滞剂),可导致假阴性结果。

5. 其他肾脏疾病

多囊肾患者常有家族史或家族中有中年死于尿毒症者。肾脏肿瘤和多囊肾可在肾区扪到肿块,肾盂造影或超声检查有助于明确肾脏肿块为囊性或实质性。马蹄肾和肾发育不全可通过静脉肾盂造影来发现。肾结核、肾结石和继发性肾脏病变本身的临床表现比较明显,诊断一般不难。

6. 嗜铬细胞瘤

对以下高血压患者要考虑本病的可能:血压波动明显,阵发性血压增高伴有心动过速、头痛、出汗、苍白等症状,对一般降压药无反应,高血压伴有高代谢表现和体重减轻、糖代谢异常,以及对诱导麻醉和降压药治疗的升压反应。进一步的诊断需证实患者血浆或尿中儿茶酚胺或其代谢产物的浓度增高,然后经 CT、放射性核素检查或血管造影对肿瘤进行定位。前者包括 24 小时尿儿茶酚胺、3-甲氧基-4 羟基苦杏仁酸(VMA)和 3-甲氧基肾上腺素测定,对增高者可进行血浆儿茶酚胺测定,测定前患者须充分休息。嗜铬细胞瘤患者的血浆儿茶酚胺水平较原发性高血压患者明显增高,而 VMA 水平在两种疾病可有相当大的重叠。对有一定症状而休息时血浆儿茶酚胺水平在临界状态的高血压患者,可在给予可乐定后复查血浆儿茶酚胺水平,正常人和原发性高血压患者的儿茶酚胺水平将下降,而嗜铬细胞瘤患者则不受影响。但对已在接受降压药治疗者应慎用,曾有报道可乐定抑制试验引起严重的低血压。大多数患者使用 CT 可对嗜铬细胞瘤作出定位诊断,约 10% 患者的嗜铬细胞瘤由于较小(直径 1.0cm 以下)或位于肾上腺外,不能用 CT 对肾上腺的检查而发现,可用碘[131]间碘苯甲酸胍作嗜铬细胞瘤显像。以上两种方法检查均可有假阴性存在,因此必要时可做选择性血管造影或分侧静脉插管测定局部血浆儿茶酚胺水平,但这些方法都有一定的危险性,要严格掌握应用指征。

7. 皮质醇增多症(库欣综合征)

本病除高血压外,还有向心性肥胖、面色红润、皮肤紫纹、毛发增多,以及血糖增高等临床体征,诊断一般并不困难。但本病为一组较复杂的疾病,尤其是病因多种,症状可稍不同,诊断治疗方案各异。

8.原发性醛固酮增多症

本病多见于成年女性,临床上以长期的血压增高和顽固的低血钾为特征。表现为肌无力、周期性四肢麻痹或抽搐、烦渴、多尿等。实验室检查有低血钾、高血钠、代谢性碱中毒、尿比重低而呈中性或碱性、尿中醛固酮排泄增多、血浆肾素活性低且对缺钠的反应迟钝、尿17-酮皮质类固醇和17-羟皮质类固醇等正常。高血压患者伴有低血钾时要考虑到本病的可能,但也要注意排除失钾性肾炎、长时间应用利尿剂引起尿排钾过多和各种原因所致的继发性醛固酮增多症。正常的血钾水平也不能排除原发性醛固酮增多症,特别是在患者饮食中限制钠盐摄入或摄钾增多的情况下。在不控制饮食的情况下所测的血浆肾素活性和血浆或尿中醛固酮水平对原发性醛固酮增多症的诊断没有帮助。给予高钠饮食3日后所测得的24小时尿中醛固酮排出量,如超过 $14.0\mu g$ 则可诊断本病。应用CT可对多数病例的病变进行定位,鉴别为增生或肿瘤。如鉴别有困难,可经皮穿刺直接由肾上腺静脉抽血测定醛固酮水平,患侧增高不到健侧两倍则提示为双侧增生,超过3倍者提示为腺瘤。肾上腺静脉造影对肾上腺肿瘤的定位十分精确,但有较高的腹膜后或肾上腺内出血的发生率,现已较少使用。

9.其他内分泌疾病

伴有高血压的内分泌疾病尚有多种,如先天性肾上腺皮质增生、前(腺)脑垂体功能亢进症、甲状旁腺功能亢进症、更年期综合征等。

10.主动脉缩窄

先天性主动脉缩窄或多发性大动脉炎引起的降主动脉和腹主动脉狭窄,都可引起上肢血压增高,多见于青少年。本病的特点是上肢血压高而下肢血压不高或降低,因上肢血压高于下肢而形成反常的上、下肢血压差别,正常平卧位用常规血压计测定时下肢收缩压读数较上肢高 $2.7\sim5.3kPa(20\sim40mmHg)$,同时伴下肢动脉搏动减弱或消失,有冷感和乏力感。在胸背和腰部可听到收缩期血管杂音,在肩胛区、胸骨旁、腋部和中上腹部,可能有侧支循环动脉的搏动、震颤和杂音。胸部X线检查可显示肋骨受侧支循环动脉侵蚀引起的切迹,主动脉造影可以确立诊断。多发性大动脉炎在引起降主动脉或腹主动脉狭窄的同时,还可以引起主动脉弓在头臂动脉分支间的狭窄或一侧上肢动脉的狭窄,这时一侧上肢血压增高,而另一侧则血压降低或测不到,应予注意。

11.颅脑病变

本类病变的神经系统表现多具有特征性,诊断一般并不困难,有时需与原发性高血压引起的脑血管病变相鉴别。

二、治疗

继发性高血压的治疗,主要是针对其原发疾病,进行病因治疗。如单侧肾脏病变、肾脏肿瘤、肾动脉狭窄、泌尿道阻塞、嗜铬细胞瘤、肾上腺皮质肿瘤或增生、主动脉缩窄、多发性大动脉炎、脑瘤和脑外伤等可行手术治疗,及时而成功的手术可使血压下降,甚至可完全根治。对原发病不能手术或术后血压仍高者,除采用其他针对病因的治疗外,对高血压可按治疗原发性高血压的方法进行降压治疗。α受体阻滞剂酚苄明 $10\sim30mg$(开始用小剂量逐渐增加),每日 $1\sim2$ 次,或合并应用β受体阻滞剂,对控制嗜铬细胞瘤所致高血压有效,可在手术准备阶段或术后使用。醛固酮拮抗剂螺内酯 $20\sim40mg$,每日3次,可用于原发性醛固酮增多症手术前的准备阶段,有利于控制血压和减少钾的排泄,对术后血压仍高或不能手术者,可长期给予螺内酯控制血压。

三、病情观察

治疗过程中应密切注意降压药物的疗效,注意观察治疗中可能产生的各种不良反应,及时加以纠正或调整用药。

四、注意事项

1. 医患沟通

对高血压患者进行宣教,让患者了解自己的病情,包括高血压、危险因素同时存在的临床情况,了解控制血压的重要性,了解终身治疗的必要性,为争取药物治疗取得满意疗效,随诊时应强调按时服药,让患者了解该种药物治疗可能出现的不良反应,后者一旦出现,应及早报告;深入浅出地耐心向患者解释改变生活方式的重要性,使其理解治疗意义,自觉地将治疗方案与生活方式转变付诸实践,长期坚持。

2. 经验指导

(1)突然发生的明显高血压(尤其是青年人),高血压时伴有心悸、多汗、乏力或其他一些原发性高血压不常见的症状,上、下肢血压明显不一致,腹腰部有血管杂音的患者,为考虑继发性高血压的可能性,需做进一步的相关检查予以鉴别。此外,要注意与主动脉硬化、高动力循环状态、心排血量增高时所致的收缩期高血压相鉴别。

(2)降压治疗药物的选用应根据治疗对象的个体状况,以及治疗药物的作用、代谢、不良反应和药物相互作用,参考以下几点作出决定。①治疗对象是否存在心血管病危险因素。②治疗对象是否已有靶器官损害,如心血管疾病(尤其是冠心病)、肾病、糖尿病的表现。③治疗对象是否合并有受降压药影响的其他疾病,如高血压并糖尿病或肾功能不全,不宜使用利尿剂,可用血管紧张素转换酶抑制剂。④与治疗合并疾病所使用的药物之间有无可能发生相互作用。⑤选用的药物是否已有减少心血管病发病率与病死率的证据及其力度。⑥所在地区降压药物品种供应与价格状况及治疗对象的支付能力。

(3)研究认为,为了最大程度取得治疗高血压的疗效,就要求更大程度地降低血压,而做到这一点单药治疗常力不能及,或是剂量增大而易出现不良反应。国际大规模临床试验证明,合并用药有其实际需要和应用价值。合并用药可用两种或多种降压药,每种药物的剂量不大,药物的治疗作用应有协同或至少相加的作用,其不良作用可以相互抵消或至少不重叠或相加;合并用药时所用的药物种数不宜过多,过多则可有复杂的药物相互作用。现在认为比较合理的配伍包括:ACEI(或血管紧张素Ⅱ受体阻滞剂)与利尿药,钙通道阻滞剂与β受体阻滞剂,ACEI与钙通道阻滞剂,利尿药与β受体阻滞剂,α受体阻滞剂与β受体阻滞剂。合理的配方还应考虑到各药作用时间的一致性。合并用药:一种是可以采用各药的按需剂量配比,其优点是易根据临床调整品种和剂量;另一种是采用固定配比的复方,其优点是方便,有利于提高患者的顺从性。

(4)治疗的目标是总体上减少心血管病危险性。因此,治疗高血压患者的其他危险因素和存在的临床疾病也同样重要。在对合并或伴有糖尿病、高胆固醇血症、冠心病、脑血管病或肾脏疾病病患治疗时,经治医师应请有关专科进行检查,为患者综合制订适宜的生活方式和药物治疗。

第四章　心血管内科常用药物

第一节　治疗慢性心功能不全的药物

慢性心功能不全又称充血性心力衰竭(简称心衰),是由于多种因素导致慢性心肌损伤或心脏长期负荷过重,心肌收缩力减弱、功能障碍,使心脏不能泵出足够的血液满足全身组织器官代谢需要的一种病理状态。临床表现为组织血液灌流不足,体循环和(或)肺循环淤血,可见呼吸困难、咳嗽、颈静脉怒张、下肢水肿、食欲减退、恶心呕吐及肝脾大等。

目前治疗慢性心功能不全的药主要有正性肌力药、血管紧张素转化酶抑制药和减负荷药,以提高和改善心脏的泵血功能,减轻或消除心功能不全的症状和体征。

一、正性肌力药

强心苷类是最重要的正性肌力药。

强心苷是一类选择性作用于心脏,增强心肌收缩力的药物。临床主要用于治疗慢性心功能不全。强心苷类药从含有强心苷的植物中提取,主要来源于毛花洋地黄、黄花夹竹桃、冰凉花、铃兰及羊角拗等。

强心苷的化学结构由苷元及糖两部分结合而成。苷元由甾核和不饱和内酯环构成,其结构特征与强心作用活性密切相关,是产生正性肌力作用的基本结构;糖往往由三个洋地黄毒糖、糙麻糖等稀有糖组成,可增加苷元对心肌的亲和力和水溶性,延长苷元的作用时间,使其作用强而持久。各强心苷作用性质基本相同,只是甾核上羟基数目不同,使其作用有快慢、强弱、久暂之分。临床上常用的有洋地黄毒苷、地高辛、毛花苷丙(西地兰)。

1.体内过程

强心苷类药物药理作用相似,由于甾核上极性基团羟基数目的不同,导致体内过程特点的差异。甾核羟基少者脂溶性高、口服吸收率高,血浆蛋白结合率和被肝脏代谢的程度也高,如洋地黄毒苷;甾核羟基多者脂溶性低,口服吸收率低,常采用静脉注射方式给药,如毒毛花苷 K;地高辛甾核羟基数目居中,体内过程特点居于两者之间。

2.药理作用

(1)正性肌力作用(加强心肌收缩力):强心苷对心脏选择性高,在治疗剂量下,能直接加强心肌收缩力、增加心排血量,其正性肌力作用特点如下两方面。

心肌收缩更加敏捷有力,使收缩期缩短,舒张期相对延长,有利于衰竭心脏充分休息、增加冠状动脉供血及静脉回流量。

降低衰竭心肌耗氧量,心肌耗氧量主要取决于心肌收缩、心率和心室壁张力。心衰时心肌收缩无力,心排血量降低、心室排空不全,使心率加快,心室容积增大,心室壁张力增高,而导致心肌耗氧量明显增高。应用强心苷后,增强了衰竭心肌的收缩力,虽可使部分耗氧量有所增加,但由于心排血量增加,心室排空完全,室壁张力降低,收缩时间缩短,则使耗氧量显著减少;同时心排血量增加反射性地使心率减慢,外周阻力降低,也能明显降低耗氧量,因而强心苷使慢性心功能不全患者心肌总耗氧量降低。

增加衰竭心脏的输出量,对正常心脏的心排血量并不增加,因对正常心脏,强心苷加强心肌收缩力,还有直接缩血管作用,外周阻力增加,抵消了心排血量的增加。衰竭心脏,强心苷增强衰竭心肌收缩力,使心室排空完全;反射性降低交感神经张力,外周血管阻力降低,超过强心苷的直接缩血管效应,外周血管扩张,故心排血量增加。

(2)负性频率作用(减慢心率):强心苷的负性频率作用,主要表现在由于慢性心功能不全反射性提高交感神经兴奋性引起心率加快的患者。负性频率作用是强心苷正性肌力效应的继发作用。强心苷增强心肌收缩力,增加心排血量,作用于颈动脉窦、主动脉弓压力感受器,反射性降低交感神经张力,提高迷走神经兴奋性而减慢心率,进一步延长舒张期。

(3)对心肌电生理特性的影响:包括对传导组织的影响和对心电图的影响。①对传导组织的影响:治疗量强心苷反射性兴奋迷走神经,降低窦房结和心房的自律性;抑制房室结 Ca^{2+} 内流,而减慢房室传导速度;促进 K^+ 外流,扩大静息电位水平,提高除极速率,加快心房传导速度。中毒量强心苷严重抑制 Na^+-K^+-ATP 酶,使细胞内失钾,最大舒张电位减小而提高浦氏纤维自律性,缩短有效不应期。②对心电图的影响:主要表现为心率减慢的 P-P 间期延长;房室传导减慢的 P-R 间期延长;浦氏纤维和心室肌动作电位时程缩短的 Q-T 间期缩短;以及 T 波扁平,甚至倒置;S-T 段呈鱼钩状改变。

(4)利尿作用:强心苷加强心肌收缩力作用使肾血流量增加,还能直接抑制肾小管细胞膜 Na^+-K^+-ATP 酶,使肾小管对 Na^+ 的重吸收减少。因此,强心苷对慢性心功能不全患者有明显的利尿作用。

作用机制:Ca^{2+} 是心肌兴奋-收缩偶联中的关键物质,心肌细胞内 Ca^{2+} 量增加则心肌收缩力增强。强心苷选择性与心肌细胞膜上 Na^+-K^+-ATP 酶受体结合,抑制酶活性,使 Na^+-K^+ 交换受阻,细胞内蓄积大量的 Na^+,而促使 Na^+ 更多地依靠 Na^+-Ca^{2+} 交换偶联,导致细胞内 Ca^{2+} 浓度升高,而使心肌收缩力增强。强心苷通过抑制心肌细胞膜上 Na^+-K^+-ATP 酶,增加心肌细胞内 Ca^{2+} 含量而产生正性肌力作用。

3.临床应用

(1)慢性心功能不全:强心苷类药物可用于各种原因引起的慢性心功能不全,但疗效因病情不同而有差异。

对高血压、心瓣膜病、先天性心脏病、风湿性心脏病、动脉硬化所引起的心功能不全疗效好,对伴有室率加快或心房颤动者疗效更好。

对继发于严重贫血、维生素 B_1 缺乏、甲状腺功能亢进等心肌能量代谢障碍的心功能不全疗效较差。

对严重心肌损伤、活动性心肌炎和肺源性心脏病引起的心功能不全疗效差且易中毒。此时心肌不仅能量产生障碍,还因缺氧促使心肌细胞进一步缺钾,儿茶酚胺释放增多,浦氏纤维兴奋性增高诱发强心苷中毒。

对严重的二尖瓣狭窄、缩窄性心包炎等,因机械性阻塞引起的心功能不全无效,原因是机械性阻塞使心室充盈和舒张受阻,难以改善心功能不全症状。

(2)某些心律失常:①心房纤颤是指心房发生 400～600 次/分钟紊乱而细弱的纤维性颤动。房颤的主要危险并不是其本身,而在于心房的过多冲动传到心室,引起心室率过快,干扰心室泵血功能,导致严重的循环障碍。强心苷通过直接抑制房室结或兴奋迷走神经,增加房室结中隐匿性传导,阻止过多冲动传入心室,减慢心室率,从而改善循环障碍,增加心排血量。

但对多数患者并不能消除房颤。强心苷是治疗心房纤颤的首选药。②心房扑动是指源于心房的 250～300 次/分钟快速而规则的异位节律。房扑的冲动比房颤频率强且慢,更易传入心室而难以控制。强心苷通过缩短心房不应期,使房扑转为房颤,然后再增加房室结隐匿性传导而减慢心室率,达到治疗目的。强心苷也是治疗房扑的首选药,其治疗意义在于保护心室,心室率减慢停用强心苷后,取消缩短不应期作用,使心房不应期延长,有利于消除折返停止房颤,有恢复窦性心律的可能。③阵发性室上性心动过速强心苷通过降低交感神经兴奋性,增强迷走神经对心脏的抑制作用,而达到治疗阵发性室上性心动过速的目的。

4.不良反应

强心苷类药安全范围较小,治疗指数低,临床治疗量已达中毒量的 60%,且强心苷生物利用度个体差异大,有些中毒症状与心功能不全症状相似不易鉴别,使中毒发生率较高。

(1)胃肠道反应:强心苷直接兴奋延髓催吐化学感受区,表现为恶心、呕吐、厌食、腹泻等,是最常见的早期中毒反应。心功能不全未能控制时,由于胃肠静脉淤血也能引起胃肠道反应。应注意将强心苷中毒时与心功能不全未能控制时的胃肠道反应相区别。

(2)中枢神经系统反应:主要表现为失眠、眩晕、头痛、谵妄等症状,还有色视障碍,如黄视症、绿视症、视物模糊等,与强心苷分布于视网膜有关。色视障碍也是强心苷中毒停药的先兆指征之一。

(3)心脏毒性是强心苷中毒最常见的不良反应,中毒量强心苷明显抑制 Na^+-K^+-ATP 酶,使心肌细胞内 Na^+ 剧增,Ca^{2+} 钙超负荷,严重缺 K^+,导致静息电位上移、最大舒张电位减小,自律性增高,传导减慢,导致各种心律失常。约 50% 的中毒病例发生各种快速型和缓慢型心律失常。

快速型心律失常,以单发性室性期前收缩多见且较早出现,约占心脏毒性发生率的 1/3。也可有二联律、三联律、阵发性室上性和室性心动过速。室性心动过速最严重,应立即停药抢救,以免发展为危及生命的室颤。

缓慢型心律失常,房室传导阻滞,大剂量强心苷可引起各种程度的房室传导阻滞。主要与强心苷增加迷走神经兴奋性,高度抑制 Na^+-K^+-ATP 酶,使细胞内失钾;窦性心动过缓,过量强心苷直接抑制窦房结、降低自律性,引起窦性心动过缓,严重者可致窦性停搏。心率低于 60 次/分钟为中毒先兆,是停药指征之一。

5.中毒的防治与用药护理

(1)避免诱发中毒的各种因素:强心苷用药期间应避免诱发中毒因素,如低血钾、低血镁、高血钙、心肌缺血、酸中毒、老年人肾功能低下等均易诱发强心苷中毒。

(2)加强用药监护:强心苷类应用期间密切监测脉搏、心率、心律、心电图等;熟悉强心苷引起的各种毒性反应;观察中毒早期症状,如胃肠道反应、色视障碍,室性期前收缩,心电图 P-R 间期延长,Q-T 间期缩短等;注意与洋地黄用量不足,心衰尚未控制时的症状相鉴别。一旦出现中毒先兆,应及时停药,轻者可自行消失,重者采取相应的治疗措施。

(3)补钾:强心苷引起的心脏毒性主要与高度抑制 Na^+-K^+-ATP 酶而导致的细胞内严重失钾有关。细胞外钾可与强心苷竞争 Na^+-K^+-ATP 酶,降低强心苷与酶结合率,而阻止强心苷中毒的发展。快速型心律失常应及时补钾,不可过量。对房室传导阻滞的强心苷中毒不能补钾盐。

(4)抗快速型心律失常:首选苯妥英钠用于各种快速型心律失常,疗效显著。该药可使结

合的强心苷与 Na^+-K^+-ATP 酶解离,恢复酶的活性。利多卡因可用于消除室性心律失常,治疗强心苷中毒引起的严重室性心动过速和心室纤颤。严重中毒时用地高辛特异性抗体 Fab 片段解救可获良效。

(5)抗缓慢型心律失常:对强心苷中毒时的缓慢型心律失常,如房室传导阻滞、窦性心动过缓或窦性停搏等,可用 M 受体阻断药阿托品治疗。

(6)剂量应个体化:视病因、病情、肝功能、肾功能及对药物的敏感性而定,并根据病情变化随时调整剂量,如老人、小儿、心肌缺氧、电解质紊乱及肾功能障碍者,用量应减少。慢性心功能不全症状减轻和体征改善是治疗有效的指征,如过快的心率减慢至 $80\sim90$ 次/分钟,心律整齐,心悸气短症状改善,水肿消退,尿量增多,肝脏缩小,颈静脉怒张减轻,食欲增加,运动耐力改善,均表示治疗有效,此时应及时调整剂量,减量给予维持。

6.用药方法

(1)传统给药法:先在短期内给予足量强心苷以发挥充分疗效,之后每日给予维持量。前者分缓给法和速给法。缓给法:口服地高辛、洋地黄毒苷,于 $3\sim4$ 日内给足全效量,适用于慢性轻症患者。速给法:选用毒毛花苷 K 在 24 小时内给足全效量,适于两周内未用过强心苷的重症患者。

(2)每日维持量给药法:对病情轻者,选用地高辛,逐日给予维持量,经 $4\sim5$ 个半衰期达到稳态血药浓度而发挥治疗作用,并能明显降低中毒的发生率。强心苷肌内注射时应选择较大肌肉深部注射,并经常调换注射部位。静脉注射时速度应缓慢,不能与其他药液混合注射,注射后 $1\sim2$ 小时要密切监视患者心脏情况。

二、非苷类正性肌力药

(一)儿茶酚胺类

多巴酚丁胺对心脏 β_1 受体选择性高,增强心肌收缩力,使心脏泵血功能改善;减轻心脏负荷,增加心排血量。心肌兴奋作用较温和,较少影响心率,不增加心肌耗氧量,较少引起心律失常。临床用于对强心苷反应不佳的严重左室功能不全及心肌梗死所致心功能不全者,口服无效。静脉给药起效快,半衰期与作用时间短暂,适用于心功能不全的紧急处理。

过大剂量易致血压升高、心动过速、诱发或加重心绞痛,易产生耐受性,持续静脉滴注不应超过 72 小时。房颤患者不宜应用,因使房室传导加速。

(二)磷酸二酯酶抑制药

米力农和氨力农均为磷酸二酯酶抑制药。一方面,选择性抑制磷酸二酯酶,提高心肌细胞内 cAMP 含量,使钙通道磷酸化、促进钙内流而增加心肌细胞内钙离子浓度,发挥正性肌力作用;另一方面,抑制血管平滑肌细胞内磷酸二酯酶,使 cAMP 含量增加,胞浆内 Ca^{2+} 浓度降低,血管舒张。临床主要用于强心苷治疗无效的难治性慢性心功能不全。

氨力农不良反应较多,常见的有恶心、呕吐、心律失常等。米力农作用较氨力农强 20 倍,长期应用加快心率、增加耗氧量、缩短存活期、增加病死率,仅供短期重度心力衰竭强心苷不耐受或效果不佳者。

三、血管紧张素转化酶抑制药

血管紧张素转化酶抑制剂(ACEI)不仅能缓解 CHF 的症状,且能降低 CHF 的病死率和改善预后,并能逆转左室肥厚,防止心室的重构,现是治疗 CHF 的主要药物。

常用药物有卡托普利、依那普利、贝那普利等。

卡托普利为血管紧张素转化酶抑制剂,是目前治疗慢性心功能不全的一线药物。作用机制如下。①抑制 Ang I 转化酶的活性而降低 Ang II 含量。卡托普利抑制血管紧张素 I 生成血管紧张素 II,使血管平滑肌扩张,外周阻力减轻,从而降低心脏前、后负荷,降低心肌耗氧量;也使醛固酮分泌减少,减轻水钠潴留,减少回心血量,减轻心脏前负荷。②抑制 Ang II 所致的心肌及血管的肥厚、增生。逆转心室重构肥厚及已出现的纤维组织和肌层内冠脉壁的增厚,提高心肌及血管的顺应性。此作用与它们对血管、血压的作用无关。

卡托普利可明显改善心功能,减少并发症,降低病死率,明显降低高血压患者心力衰竭发生率,故对高血压并发心功能不全可作为首选药。常与利尿药、地高辛合用作为治疗慢性心功能不全的基础药物。治疗应从小剂量开始,逐步增至最大耐受量。

四、减负荷药

(一)利尿药

利尿药是治疗心功能不全的常规用药,主要通过增加 Na^+ 排出量,降低血管壁中 Na^+ 含量,减弱 Na^+/Ca^{2+} 交换,降低血管张力,从而减轻心脏负荷,改善心功能,增加心排血量。中效利尿药氢氯噻嗪单独应用,治疗轻度慢性心功能不全效果良好;口服强效利尿药或噻嗪类与留钾利尿药合用,治疗中度慢性心功能不全;对严重心功能不全、急性左心衰竭合并肺水肿,选用强效利尿药如呋塞米静脉注射,可迅速缓解症状,注意同时补钾或与留钾利尿药合用。

(二)血管扩张药

血管扩张药是治疗慢性心功能不全的辅助药物,不能代替强心苷和利尿药等作为常规治疗。临床主要用于对强心苷和利尿药无效的难治患者,即在常规治疗基础上加用扩血管药可提高疗效。血管扩张药用于慢性心功能不全的基本药理作用是:扩张静脉,减少回心血量,降低前负荷,使肺部淤血得以缓解;扩张小动脉,减少外周阻力,降低后负荷,改善心功能,增加心排血量,增加组织供血。

治疗慢性心功能不全选用血管扩张药,临床根据患者血流动力学效应选药,如静脉压明显升高,肺淤血症状显著者,宜选用以扩张静脉降低前负荷为主的硝酸甘油;对外周阻力升高,心排血量明显减少的后负荷升高明显者,宜选用扩张动脉为主的肼屈嗪;对前后负荷都升高,心排血量明显降低者,应选用对静脉、动脉均扩张明显降低外周阻力、改善心功能的哌唑嗪、卡托普利;对顽固性、急性左心功能降低,心排血量明显减少者,宜选用硝普钠。

本类药物常见主要不良反应有水钠潴留、低血压、心动过速等。为减少不良反应,宜从小剂量开始逐渐增量,或采用扩血管药联合、交替使用。应用时要特别注意血压的变化。

第二节　抗心律失常药

正常心脏在窦房结的控制下按一定频率进行有节律的跳动,心脏的冲动起源异常或冲动传导障碍均可引起心律失常。它有缓慢型与快速型之分,本节讨论的是治疗快速型心律失常的药物。

一、Ⅰ类——钠通道阻滞药

1. Ⅰ A 类药物

本类药物能适度减少除极时 Na^+ 内流,降低 0 相上升速率,降低动作电位振幅,减慢传导速度。减少异位起博细胞 4 相 Na^+ 内流而降低自律性。

(1)奎尼丁:奎尼丁是由茜草科植物金鸡纳树皮中提得的生物碱,是抗疟药奎宁的右旋异构体。口服后心肌中药物浓度为血浆中的 10 倍,半衰期约 6 小时,主要在肝脏代谢。

1)作用和临床应用:奎尼丁能降低自律性,对功能正常的窦房结自律性影响很小。可降低心房、心室、浦肯野纤维等的 0 相上升速度及膜反应性,因而减慢传导速度。还能明显延长 APD 和 ERP,而 ERP 的延长更为显著,故可消除折返。此外,尚有抑制心肌收缩力及阿托品作用。本品为广谱抗心律失常药,适用于阵发性室上性和室性心动过速、心房颤动、心房扑动及用于转律。

2)不良反应:较多,安全范围小,易出现毒性反应。①胃肠道反应:表现为恶心、呕吐、食欲缺乏、腹痛和腹泻等。②金鸡纳反应:一般与剂量无关。轻者出现胃肠不适、耳鸣、听力下降、视物模糊,重者出现复视、神志不清,甚至精神失常。③心血管反应:较严重,包括血压下降、心力衰竭、传导阻滞等,严重者可发生奎尼丁晕厥,并可出现心室颤动或心脏停搏等,应立即静脉滴注异丙肾上腺素或注射阿托品,静脉补钾及补镁等。④变态反应:可表现瘙痒、皮疹、发热、哮喘、血小板减少、粒细胞减少等。

3)用药注意及禁忌证:①奎尼丁与地高辛合用,使后者肾清除率降低而增加其血药浓度。②与双香豆素、华法林合用,竞争与血浆蛋白结合,使后者抗凝血作用增强。③肝药酶诱导剂苯巴比妥、苯妥英钠等加速其代谢,使血药浓度降低。④西咪替丁、钙通道阻滞药可减慢其在肝脏的代谢。⑤本药还可减慢三环类抗抑郁药、可待因在肝脏的代谢。⑥肝功能不全、肾功能不全、严重房室传导阻滞、心动过缓、低血压、强心苷中毒所致的心律失常禁用。

(2)普鲁卡因胺:为局麻药普鲁卡因的衍生物。

1)作用和临床应用:普鲁卡因胺的作用与奎尼丁基本相似,但抑制心脏传导以房室结以下为主。主要用于室性心律失常,包括室性期前收缩及室性心动过速;对房性心律失常也可选用,但对心房纤颤和心房扑动疗效较差。

2)不良反应:变态反应较常见,表现为皮疹、药热、粒细胞减少等。用药过久少数患者出现全身红斑狼疮样综合征。长期应用也会出现恶心、呕吐等消化道症状,静脉注射可引起低血压及窦性心动过缓。低血压及支气管哮喘者慎用,房室传导阻滞的患者禁用。

2. Ⅰ B 类药物

本类药物轻度抑制 Na^+ 道,促进 K^+ 外流。能降低自律性,使 APD 和 ERP 均缩短,但 APD 缩短更明显,从而 ERP 相对延长。

(1)利多卡因:利多卡因为常用的局麻药,但也有抗心律失常的作用,口服无效,必须注射用药。

1)作用:治疗量的利多卡因能选择性降低浦肯野纤维自律性,改善传导,相对延长有效不应期(ERP),明显提高心室致颤阈,而达到控制室性心律失常的目的。

2)临床应用:主要用于室性心律失常,对室性期前收缩、阵发性室性心动过速、心室纤颤等均有较好疗效。对强心苷中毒引起的室性心律失常也有较好疗效。对低血钾者,应先补钾,否则因心肌膜对 K^+ 通透性降低,而影响疗效。

3)不良反应:主要有头昏、兴奋、激动、嗜睡、语言与吞咽障碍等中枢神经系统症状。严重者可有短暂视物模糊、肌肉颤动、抽搐、呼吸抑制;剂量过大时可出现心率减慢、窦性停搏、房室传导阻滞、血压下降。超量可致惊厥、心脏骤停。

4)用药注意及禁忌证:①肝药酶抑制剂如异烟肼,能减少利多卡因代谢,增强其作用。②肝药酶诱导剂如巴比妥类,能加速利多卡因代谢,减弱其作用。③普萘洛尔可延长利多卡因的半衰期而增强其作用。④利多卡因还可增强肌松药的肌松作用。⑤严重传导阻滞、伴有心动过缓的脑缺血综合征及对本药有过敏史者禁用。

(2)苯妥英钠:苯妥英钠既是一个良好的抗癫痫药,又是一个有效的抗心律失常药。其作用和用途与利多卡因相似,主要用于治疗室性心律失常,特别是对强心苷类药物中毒所致的快速性室性心律失常疗效更佳。对心肌梗死、心脏手术、麻醉、电复律等引起的室性心律失常也有效。

3. I C 类药物

本类药物主要作用于浦肯野纤维,阻滞 Na^+ 通道作用强,明显降低 0 相上升速率,减慢传导;也降低 4 相自动除极化速率,降低自律性。对复极过程影响较小。

普罗帕酮兼有抑制 Na^+ 内流、β 受体阻断和钙拮抗三种作用;因毒性较大仅用于危及生命的室性心律失常。常见的不良反应有恶心、呕吐、味觉改变、头痛、眩晕,一般不须停药,严重时可致心律失常,如传导阻滞,窦房结功能障碍,加重心力衰竭等。偶见粒细胞缺乏、红斑性狼疮样综合征。

二、Ⅱ类——β 受体阻滞药

常用于治疗心律失常的 β 受体阻滞药有普萘洛尔、阿替洛尔、美托洛尔、吲哚洛尔等,现以普萘洛尔为代表药加以介绍。

(1)普萘洛尔的作用:主要通过 β 受体阻断作用,降低自律性,减慢传导,发挥抗心律失常作用、其口服吸收完全,但首过效应达到 70%,口服给药时应加大剂量,个体差异大,主要在肝脏代谢。

(2)普萘洛尔的临床应用:适用于治疗与交感神经兴奋过高有关的各种心律失常。对窦性心动过速、心房纤颤、心房扑动及阵发性室上性心动过速疗效好;对由运动、情绪激动、甲状腺功能亢进等诱发的室性心律失常也有效;普萘洛尔尚有抗心绞痛和抗高血压的作用,故对伴有心绞痛或高血压的心律失常患者更为适用。

(3)普萘洛尔的不良反应和注意事项:本药可引起窦性心动过缓、房室传导阻滞、低血压、心力衰竭等,对有窦性心动过缓、房室传导阻滞、支气管哮喘或慢性肺部疾患的患者禁用。

三、Ⅲ类——延长动作电位时程(APD)的药物

胺碘酮抗心律失常的特点是广谱、长效。口服吸收缓慢,起效慢,主要在肝脏代谢,胆汁排泄,消除缓慢,停药后作用可持续 4~6 周。静脉注射 10 分钟显效,维持 1~2 小时。

1.作用

胺碘酮能阻滞 K^+ 通道,较明显的抑制复极过程,延长 APD 和 ERP;尚能松弛冠状动脉和周围血管平滑肌,增加冠状动脉血流量,减轻心脏负荷,减少心肌耗氧。

2.临床应用

适用于各种室上性和室性心律失常,如心房纤颤、心房扑动、心动过速及预激综合征等。对室性心动过速、室性期前收缩也有效。

3.不良反应和注意事项

有胃肠道反应,角膜褐色微粒沉着,偶见肺纤维化。因其含碘,长期服用可影响甲状腺功能,对本药或碘过敏、甲亢、心动过缓、房室传导阻滞等患者禁用。

四、Ⅳ类——钙通道阻滞药

1.维拉帕米(戊脉安、异搏定)

(1)作用:维拉帕米能选择性阻滞 Ca^{2+} 通道,抑制 Ca^{2+} 内流,降低自律性,减慢传导速度和延长有效不应期,减慢心率;还能扩张冠状动脉和外周血管,增加冠状动脉流量,降低血压,减轻心脏负荷。

(2)临床应用:维拉帕米是治疗阵发性室上性心动过速的首选药,能使80%以上的患者转为窦性节律。对房性心动过速也有良好效果。还可用于高血压、心绞痛的治疗。

(3)不良反应:维拉帕米有恶心、呕吐、头痛、眩晕、颜面潮红等不良反应症状。静脉注射时可引起窦性心动过缓和低血压,必要时可用葡萄糖酸钙或阿托品纠正。

(4)用药注意和禁忌证:不宜与β受体阻滞药或地高辛合用。禁用于窦房结疾患、房室传导阻滞、心力衰竭及心源性休克者。老人,尤其是心、肾功能不全者应慎用。

2.地尔硫䓬

地尔硫䓬的抗心律失常作用与维拉帕米相似,口服起效较快,可用于阵发性室上性心动过速和心房颤动。

第三节　调节血脂药

人体血液中脂肪主要有3种:三酰甘油、胆固醇及磷脂,它们都在不同程度上与载脂蛋白结合成微粒状的脂蛋白。人体血浆中的脂蛋白有以下4种。①高密度脂蛋白(HDL),对冠状动脉有保护和免遭粥样硬化作用。②低密度脂蛋白(LDL),运转外源性胆固醇,其增高可产生高胆固醇血症。③极低密度脂蛋白(VLDL),主要运转内源性三酰甘油,其增高则产生高三酰甘油血症和高胆固醇血症。④乳糜微粒(CM),主要运转外源性三酰甘油,血浆中 CM 升高可引起明显的高三酰甘油血症、高脂血症是一种常见的心血管疾病,是人体脂代谢失调所致,主要是指血清总胆固醇(TC),三酰甘油(TG)水平过高,血低密度脂蛋白胆固醇(LDL-C)水平过高或血高密度脂蛋白胆固醇(HDL-C)水平过低。高脂血症是构成动脉粥样硬化的一个重要因素,是公认的高血压、冠心病和脑血管意外的主要危险因素,同时它又与许多疾病相关。因此,纠正脂代谢紊乱,对改善冠心病、高血压及相关疾病的症状,降低脑血管意外的发生具有十分重要的意义、临床上将高脂血症分为高胆固醇血症、混合型高脂血症、高三酰甘油血症和低密度脂蛋白血症4类。

凡能使 LDL、VLDL、TC、TG 降低,或使 HDL 升高的药物,都有抗动脉粥样硬化作用,统称为调节血脂药。

一、抑制肝脏胆固醇合成药

抑制肝脏胆固醇合成药有洛伐他汀、普伐他汀、辛伐他汀、氟伐他汀等,属羟甲基戊二酰辅酶 A 还原酶抑制剂,又称他汀类;本类药物对降低 TC 及 LDL 十分有效,对 TG 也有降低作用,适用于高胆固醇血症。

（一）体内过程

除氟伐他汀外,本类药物吸收皆不完全,洛伐他汀和普伐他汀的吸收可受食物干扰。

（二）作用

1.降低血浆胆固醇

他汀类竞争性抑制羟甲基戊二酰辅酶 A 还原酶（肝合成胆固醇的限速酶）,使肝内胆固醇合成减少;还可通过自身调节机制,代偿性刺激低密度脂蛋白受体合成和数量的增加,从而增加 VLDL 和 LDL 的消除,升高 HDL 水平,降低血浆 TC 水平。降低 LDL-C 作用以洛伐他汀最强,普伐他汀最弱。

2.降低血小板活性

普伐他汀能抑制血小板血栓烷素 B,并抑制血小板的聚集功能,从而阻止血栓形成。

（三）用途

适用于原发性高胆固醇血症、继发性高胆固醇血症,预防冠心病的发生,防止经皮穿刺冠状动脉内球囊成形术后再狭窄;对纯合子家族性高胆固醇血症无效,因肝细胞表面缺乏低密度脂蛋白受体。

（四）不良反应和注意事项

1.肉毒性

有肌触痛、肌无力、肌酸磷酸激酶（CK）升高,最严重的是骨骼肌溶解和急性肾衰竭,普伐他汀发生率较低。

2.肝毒性

偶见血清转氨酶（ALT）升高。

3.其他不良反应

有恶心、腹痛等胃肠道反应,以及失眠、头痛、视觉障碍等神经系统反应。

4.药物相互作用

与苯氧酸类、烟酸类、红霉素、环孢素合用骨骼肌溶解症状可加重。

5.禁忌证

肾功能不全患者、孕妇及及哺乳期妇女禁用。

二、促进胆固醇排泄药

促进胆固醇排泄药考来烯胺和考来替泊皆为季胺阴离子交换树脂,不溶于水,不易被消化酶破坏。

（一）作用和用途

利用其阴离子交换树脂的功能,在肠道中与胆汁酸结合形成络合物随粪便排泄,阻断了胆汁酸的重吸收,从而激活 7α-羟化酶,促使胆固醇变为胆汁酸,降低了 TC 及 LDL,适用于纯合子家族性高胆固醇血症以外的任何类型的高胆固醇血症。对高三酰甘油血症无效,对混合型高脂血症,需合用其他类型的调血脂药。

（二）不良反应和注意事项

1. 胃肠道反应

常致恶心、呕吐、腹胀、便秘或腹泻等。

2. 药物相互作用

与羟甲基戊二酰辅酶 A 还原酶抑制剂合用,减弱肝脏合成胆固醇的能力,增强降脂作用;和阿司匹林、保泰松、洋地黄毒苷、地高辛、华法林、甲状腺素等合成难溶性复合物,从而妨碍这些药物的吸收;与香豆素类药物竞争血浆蛋白结合,增强后者疗效,引起出血;可减少脂溶性维生素 A、维生素 D、维生素 K、维生素 E 及钙盐的吸收。若合并用药需在用本药前 1 小时或用药后 4 小时服用。

3. 长期应用

适当补充脂溶性维生素和钙盐。

三、降低三酰甘油药

降低三酰甘油药主要是苯氧酸类,又称贝特类,常用药有吉非贝齐、苯扎贝特、非诺贝特、环丙贝特等。

（一）体内过程

口服吸收迅速而完全,t_{max} 为 2～4 小时,血浆蛋白结合率高达 95％以上。各药半衰期不全相同,吉非贝齐为 1.1 小时,苯扎贝特为 2 小时,非诺贝特为 20 小时,环丙贝特为 17～42 小时。大部分以葡萄糖醛酸形式经尿排出。

（二）作用和用途

贝特类药物的基本作用是增加脂蛋白脂肪酶的活性,从而促进 VLDL 的降解,抑制肝对 VLDL 的合成和分泌,进而减少 LDL。适用于以 VLDL 升高为主的高脂蛋白血症,可降低冠心病发生率及病死率。

（三）不良反应和注意事项

1. 胃肠道反应

轻度腹泻、恶心等。

2. 其他反应

脱发,血常规及肝功能异常等。

3. 药物相互作用

与羟甲基戊二酰辅酶 A 还原酶抑制剂合用时,有引起心肌病的危险。

4. 禁忌证

本类药可引起胆石病,故胆管疾病患者、肥胖症者慎用,肝、肾功能不良者,以及孕妇禁用。

四、防止动脉内膜下胆固醇沉积药

（一）抗氧自由基药

抗氧自由基药可中断 LDL 被氧自由基氧化为 VLDL,因而影响粥样斑块的形成及动脉粥样硬化、常用药有维生素 E、维生素 C、普罗布考、泛硫乙胺等。

（二）保护动脉内膜的药

吡醇氨酯是一种抗动脉粥样硬化药，有抗炎、抗凝血和抗缓激肽的作用，尚能降低二磷腺苷（ADP）引起的血小板聚集。

（三）其他调整血脂药

1. 亚油酸

亚油酸能够与胆固醇结合为酯，进而促进其降解为胆汁酸而随胆汁排泄；也有一定降低 TG 的作用。

2. 烟酸及其衍生物

烟酸可降低心肌梗死发生率及冠心病病死率，但不良反应多，限制其临床应用；但新一代烟酸类制剂阿西莫司能抑制脂肪组织释放脂肪酸，减少血中 VLDL 和 LDL，从而使血中 TG 和 TC 水平降低，并促进 HDL-C 增加，用于各型高脂血症患者及伴有糖尿病和痛风的患者。

药物不良反应少，发展前景好。孕妇和哺乳期妇女慎用，肾功能不全者应酌情减量。消化性溃疡者禁用。

第四节　抗高血压药

抗高血压药又称降压药，是一类能降低动脉血压，用于治疗高血压的药物。根据世界卫生组织规定：成人未服抗高血压药物情况下，收缩压不低于 18.7kPa（140mmHg）和（或）舒张压不低于 12kPa（90mmHg）即为高血压。并将高血压分为：Ⅰ级（轻度）高血压[18.7～21.2/12.0～13.2kPa（140～159/90～99mmHg）]、Ⅱ级（中度）高血压[21.3～23.9/13.1～14.5kPa（160～179/100～109mmHg）]、Ⅲ级（高度）高血压[不低于 24.0/14.7kPa（180/110mmHg）]。临床上把继发于其他疾病（如肾动脉狭窄、嗜铬细胞瘤等）或妊娠、服药后的高血压称为继发性高血压，其病因清楚，通过治疗原有疾病，就可以降压。把找不到发病原因的高血压称为原发性高血压。长期高血压状态可损害心、脑、肾、血管等重要脏器，并造成血管硬化、心律失常、心绞痛、猝死等较重的并发症。而我国原发性高血压又是常见病、多发病，严重威胁着我国人民的健康和寿命。在高血压的综合疗法中，药物治疗显得越来越重要。所以合理应用抗高血压药，可以保持血压正常和平稳，减少或防止并发症，降低死亡率，延长寿命。

血压的生理调节极其复杂，在众多的神经体液调节机制中，交感神经系统、肾素—血管紧张素—醛固酮系统及血管内皮松弛因子—收缩因子系统等起重要作用，抗高血压药物往往通过影响这些系统而发挥降压作用。根据药物在血压调节系统中的主要影响及作用部位，可将抗高血压药物分为七大类。分别为钙通道阻滞药、血管紧张素转化酶抑制药、血管紧张素Ⅱ受体阻滞药、肾上腺素受体拮抗药、利尿药、交感神经抑制药、血管舒张药。

现临床常用的降压药物是上述的前五类，这些药物降压作用可靠，不良反应较少。其他降压药已较少单独应用，多在复方制剂中使用。

一、钙通道阻滞药

本类药物可选择性的阻滞细胞膜的 Ca^{2+} 通道，阻滞 Ca^{2+} 内流，降低细胞内 Ca^{2+} 浓度，从

而抑制 Ca^{2+} 所调节的细胞过程,产生以下作用。①降低心肌收缩力、减慢心率和减慢传导、对缺血心肌有保护作用。②松弛血管平滑肌。③抑制支气管、消化道、输尿管及子宫平滑肌。其临床应用范围较广,主要用于心绞痛、高血压、心律失常、心肌梗死等心血管疾病。

作为降压药使用时,该类药有以下优点。①血压下降时并不降低重要脏器的血流量。②不引起脂代谢紊乱及葡萄糖耐受性的改变。其中尼莫地平、尼卡地平、氟桂嗪等选择性扩张脑血管作用较强,多用于防治脑血管痉挛、脑供血不足、脑血栓形成、脑血管痉挛性头痛、脑动脉硬化等;而对外周血管平滑肌作用较明显的硝苯地平、尼群地平、氨氯地平等则多用于高血压的治疗。

1. 硝苯地平(心痛定)

(1)作用:硝苯地平降压作用强、起效快、作用持久。口服 30 分钟显效,1~2 小时达最大降压效应,可使血压下降 21%~26%,作用持续 6 小时。舌下含服,2~3 分钟起效,20~30 分钟达高峰。降压时伴有反射性心率加快,心排血量增加,外周血管阻力降低。无水钠潴留,不易产生耐受性。

(2)临床应用:适用于治疗轻、中度高血压,伴有高血压危象者或心力衰竭者也可以应用。还可用于伴有肾功能不全或心绞痛的患者。与 β 受体阻滞药合用,以消除降压时出现的心率加快和肾素活性增高的不良反应并增强降压效果,应酌情减量。

(3)不良反应:常见的不良反应有头痛、面部潮红、眩晕、心悸、踝部水肿等。

(4)用药注意:硝苯地平与苯妥英钠、洋地黄毒苷、奎尼丁及双香豆素等药物合用时,应适当减少用药量。西咪替丁会显著地引起硝苯地平血药浓度升高,合用时需将硝苯地平的剂量降低 40%。

2. 尼群地平

尼群地平的作用、临床应用与硝苯地平相似,能选择性舒张血管,降低外周血管阻力;还能舒张冠状血管的作用,并降低心肌耗氧量,高血压并发冠心病患者尤为适用。也可单用治疗各型高血压。

不良反应与硝苯地平相似,但较轻,偶见头痛、头晕、心悸等。该药主要在肝代谢,肝功能不全者应适当减量。

3. 氨氯地平

氨氯地平属于长效钙通道阻滞药,口服起效缓慢,降压平稳,1~2 周后呈现降压作用,作用持续时间长。每日服药一次,可持续 24 小时。与噻嗪类利尿药,β 受体阻滞药或血管紧张素转化酶抑制药合用效果更好。不良反应有心悸、头痛、面红、水肿等。

二、血管紧张素转化酶抑制药

肾素—血管紧张素—醛固酮系统(RAAS)对血压有重要的调节作用(图 4-1),肾素使血管紧张素原水解为血管紧张素Ⅰ,后者又在血管紧张素转化酶(ACE)的作用下转变为血管紧张素Ⅱ。血管紧张素Ⅱ可使外周血管收缩和醛固酮分泌增多,使血压升高;ACE 还能促使缓激肽失活。目前临床常用的血管紧张素转化酶抑制药(ACEI)有卡托普利、依那普利、雷米普利等。

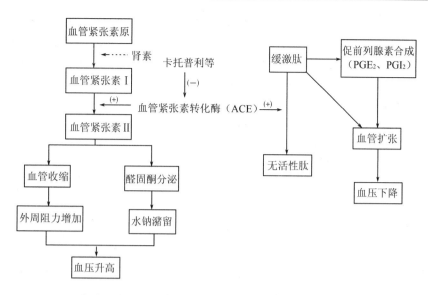

图 4-1　肾素—血管肾张素—醛固酮系统及卡托普利的降压作用示意图

1. 卡托普利(巯甲丙脯酸)

(1)作用:卡托普利通过抑制血管紧张素Ⅰ转化酶,使血管紧张素Ⅱ形成减少,同时也减少缓激肽的水解。两方面作用使血管扩张,血压下降。本药与其他降压药比较,具有以下特点。①起效快,口服15分钟即可生效,1～2小时作用达高峰,持续时间较长,每日给药一次,效果稳定可靠。②降压时不会引起反射性心率加快,心排血量不减少。③可降低肾血管阻力,使肾血流量增加,肾小球滤过率得到改善。④能防止心肌肥大与血管重构,长期用药无明显耐受性。⑤能增强糖尿病或高血压患者对胰岛素的敏感性,不引起电解质紊乱及脂质代谢改变。

(2)临床应用:卡托普利用于各型高血压,尤其是肾性高血压和常规疗法无效的高血压,可单用或与利尿药、β受体阻滞药、钙通道阻滞药等合用。还用于治疗伴有左心室肥厚、慢性心功能不全、肾功能不全、糖尿病肾病、心肌缺血、急性心肌梗死的高血压患者。

(3)不良反应:长期小剂量使用,毒性小。常见的有刺激性干咳,发生率为 5%～20%,可能与缓激肽、前列腺素等物质蓄积有关。此外,还有血管神经性水肿、蛋白尿、皮疹、味觉和嗅觉缺损、脱发、中性粒细胞减少、嗜酸性粒细胞增多等。

(4)用药注意:卡托普利与利尿药合用,可增强降压效果,并减少 Zn^{2+} 的排泄。卡托普利与地高辛合用,可使地高辛的血药浓度升高。吲哚美辛、布洛芬、阿司匹林等非甾体类抗炎药可减弱卡托普利的降压效果,可能与吲哚美辛等抑制前列腺素合成有关。双侧肾动脉狭窄患者禁用。

2. 依那普利(苯丁酯脯酸)

依那普利为不含巯基的强效血管紧张素转化酶抑制药,与卡托普利相比,作用强、慢而久,能降低外周血管阻力和肾血管阻力,增加肾血流量,适用于各型高血压和慢性心功能不全。

三、血管紧张素Ⅱ受体阻滞药

血管紧张素Ⅱ受体阻滞药是继血管紧张素转化酶抑制药之后一类新的抗高血压药物。

血管紧张素Ⅱ受体有两种亚型,即 AT_1 和 AT_2,AT_1 受体主要分布于血管平滑肌、心肌组织等,AT_2 受体主要分布于肾上腺和中枢。血管紧张素Ⅱ受体通过与其受体结合而发挥生物效应。血管紧张素Ⅱ受体阻滞药能特异性的与 AT_1 受体结合,减少血管紧张素Ⅱ与其受体结合,减弱血管紧张素Ⅱ的生物效应,从而发挥其舒张血管、降低血压作用。代表药有氯沙坦、缬沙坦等;氯沙坦起效慢,作用强、平稳及持久。不良反应与血管紧张素转化酶抑制药相似,但不易引起干咳及血管神经性水肿。孕妇和肾动脉狭窄患者禁用。

四、肾上腺素受体阻滞药

1. α_1 受体阻滞药

(1)哌唑嗪。

1)作用:哌唑嗪选择性阻断血管平滑肌突触后膜 α_1 受体,使血管扩张、血压降低。降压时一般不引起心率加快及肾素分泌增加,可升高高密度脂蛋白,具有保护心血管功能。

2)临床应用:哌唑嗪作为二线降压药,治疗各型高血压;与利尿药或 β 受体阻滞药合用治疗重度或伴有肾功能不全者的高血压。也可用于顽固性慢性心功能不全的治疗。

3)不良反应:常见的不良反应有眩晕、乏力、口干等,一般不影响用药。部分患者首次用药后发生严重的直立性低血压、眩晕、出汗、心悸等,此反应称为"首剂现象"。采取首剂小量(不超过 0.5mg)并于睡前服用可避免或减轻这种不良反应。

(2)特拉唑嗪和多沙唑嗪:特拉唑嗪和多沙唑嗪的作用、应用及不良反应均类似哌唑嗪,可用于轻、中度高血压。两药半衰期较长,分别为 12 小时和 22 小时,每日服药 1 次即可。

2. β 受体阻滞药

(1)普萘洛尔。

1)作用:普萘洛尔降压作用是通过阻断 β 受体而实现的。①阻断心脏上 β_1 受体,使心率减慢,心收缩力减弱,心排血量减少。②阻断肾脏入球小动脉上的 β 受体,使其分泌肾素减少,血管紧张素和醛固酮随之减少,血管扩张,尿量增多,血容量减少。③阻断去甲肾上腺素能神经突触前膜的 β_2 受体,减少去甲肾上腺素的释放。④阻断中枢兴奋神经元 β 受体,使外周交感神经活性降低。普萘洛尔降压作用缓慢、持久,不引起直立性低血压,久用也不易产生耐受性。

2)临床应用:普萘洛尔适用于各型高血压,对伴有心排血量增多、肾素活性偏高或伴有心动过速、心绞痛的高血压患者尤其适用,可单独用药或联合用药。

3)不良反应和注意事项:①停药综合征。长期用药后突然停药出现反跳性心动过速、心绞痛、室性心律失常,甚至诱发心肌梗死或猝死,主要是因为长期使用 β 受体阻滞药使心肌细胞膜上的 β 受体上调。长期用药应从小剂量开始,每日用量不宜超过 300mg,需要停药时应逐步减量停药。②中枢反应。可引起乏力、头晕、失眠、性功能减退等。③β 受体阻断效应。由于普萘洛尔的负性肌力、负性传导及 β_2 受体阻断作用,故严重心功能不全、心脏传导阻滞、支气管哮喘、慢性阻塞性肺气肿患者禁用。

(2)β 受体阻滞药除普萘洛尔外,还有选择性 β_1 受体阻滞药阿替洛尔、美托洛尔,作用优于普萘洛尔,在较小剂量时对支气管的影响很小,不良反应较少,故临床使用较多。

3. α、β 受体阻滞药

拉贝洛尔:可阻断 α、β 受体,但阻断 β 受体的作用较强,对 β_1 和 β_2 受体无选择性,对 α_1 受体阻断作用较弱,对 α_2 受体则无作用。适用于各型高血压,静脉注射可用于治疗高血压危象。

不良反应有眩晕、乏力、幻觉等,大剂量可引起直立性低血压。儿童、孕妇、脑出血患者及支气管哮喘患者禁用。

五、利尿药

常用药物为氢氯噻嗪(双氢克尿噻)。

1.作用

氢氯噻嗪降压作用以下几个特点。①起效慢、维持时间长。②作用较弱、安全。③无水钠潴留,长期应用不易产生耐受性。

用药初期降压机制是通过排钠利尿造成体内钠水负平衡,使细胞外液和血容量减少。长期应用血压仍可持续降低,其机制可能与以下因素有关。①因排钠而降低小动脉壁细胞内 Na^+ 的浓度,通过 $Na^+\text{-}Ca^{2+}$ 交换机制,使细胞内 Ca^{2+} 量减少,因而血管平滑肌扩张;同时细胞内 Ca^{2+} 减少可降低血管平滑肌对血管收缩物质的反应性以及增强对舒张血管物质的敏感性。②诱导动脉壁产生扩血管物质如激肽、前列腺素等。

2.临床应用

氢氯噻嗪适用于轻、中度高血压。可单独应用,也可与其他药物合用,缓解其他降压药引起的水钠潴留,并增强疗效。

3.不良反应和注意事项

较少,长期用药可出现低血钾、高血糖、高血脂、高尿酸血症,其中以低血钾最多见。伴有糖尿病、痛风、心律失常、血脂升高的高血压患者慎用,该药小剂量联合用药较安全。

其他利尿药如呋塞米、吲哒帕胺等也可用于高血压治疗。呋塞米降压作用快、强,主要用于高血压危象、急性肺水肿或伴严重肾功能不全的高血压患者。

六、交感神经抑制药

1.中枢性降压药

以可乐定为例论述。

(1)作用:可乐定降压作用中等偏强。其降压作用机制是通过激动中枢突触后膜孤束核 α_2 受体和延髓腹外侧区的咪唑啉受体,使外周交感神经活性降低及去甲肾上腺素释放减少,外周血管扩张而降压。

(2)临床应用:适用于中度高血压,尤其是消化道溃疡的高血压。与噻嗪类利尿药或其他降压药合用可提高疗效。还可治疗偏头痛及开角型青光眼。

(3)不良反应和注意事项:不良反应较轻,主要表现为口干、便秘、嗜睡、乏力,偶可发生心动过缓。长期用药可致水钠潴留,与利尿药合用可以防止水钠潴留并可提高疗效。久用骤停可出现血压升高、失眠、心悸、出汗等交感神经功能亢进症状,故停药时应逐渐减量。

2.神经节阻滞药

本类药物可阻断交感神经节 N_1 受体,使血管扩张,外周阻力降低,回心血量减少,血压下降。因选择性不高,也可阻断副交感神经节,引起较多的不良反应。现已很少应用于高血压,主要用于高血压危象或外科手术时控制性降压。代表药有卡拉明和樟磺咪吩等。

3.影响去甲肾上腺素能神经末梢递质药

以利血平(蛇根碱、利舍平)为例介绍。

利血平降压作用温和而持久,其机制是抑制去甲肾上腺素能神经能神经末梢对递质的再摄取,并抑制递质的合成和贮存,最终导致末梢递质耗竭,从而使血压降低;还可使中枢的儿茶酚胺递质耗竭,产生镇静、安定作用。由于长期使用,会引起精神抑郁,且降压作用较弱等,故目前很少单用,多制成复方制剂,用于轻、中度高血压。不良反应较多,常见的不良反应有鼻塞、腹泻、胃酸分泌增加、嗜睡、精神抑郁等。常见副交感神经功能增强的症状,如鼻塞、乏力、心率减慢、胃酸分泌增多等。消化性溃疡、精神抑郁症患者禁用。

七、血管舒张药

1.直接舒张血管平滑肌药

(1)硝普钠(亚硝基铁氰化钠):硝普钠通过直接扩张小动脉和小静脉血管平滑肌,降低血压。不能口服,静脉滴注1分钟起效,立、卧位血压均大幅降低,但维持时间短暂,停止静脉滴注5分钟后血压迅速回升,因此可通过调节滴速来控制降压水平。主要用于治疗高血压危象,也可用于高血压伴有充血性心力衰竭、急性心肌梗死患者。该药液遇光易分解失效,应临用前配制,并避光保存。

(2)肼屈嗪:肼屈嗪直接扩张小动脉血管平滑肌,降低外周阻力,使血压下降。临床上极少不单独使用,常与β受体阻滞药合用,治疗中度高血压。久用可引起水钠潴留,长期大剂量应用,少数可产生全身性红斑狼疮综合征。

2.钾通道开放药

吡那地尔和米诺地尔两药能促进细胞内 K^+ 外流,细胞膜超极化,使电压依赖性钙通道关闭,阻滞 Ca^{2+} 内流,减少细胞内 Ca^{2+} 含量,导致血管扩张,血压降低。吡那地尔主要用于轻、中度高血压的治疗;米诺地尔静脉给药,治疗高血压危象、高血压脑病等。米诺地尔还可用于治疗男性脱发。

第五节　抗动脉粥样硬化药

动脉粥样硬化是缺血性心脑血管病的病理基础。在我国,心脑血管病发病率与死亡率近年也明显增加。因而,抗动脉粥样硬化药的研究日益受到重视。动脉粥样硬化病因、病理复杂,本类药物涉及面较广。主要介绍调血脂药、抗氧化药、多烯脂肪酸类及保护动脉内皮药等。

血脂以胆固醇酯(CE)和三酰甘油(TG)为核心,胆固醇(Ch)和磷脂(PL)构成球形颗粒。再与载脂蛋白(apo)相结合,形成脂蛋白溶于血浆进行转运与代谢。脂蛋白可分为乳糜微粒(CM)、极低密度脂蛋白(VLDL)、中间密度脂蛋白(IDL)、低密度脂蛋白(LDL)和高密度脂蛋白(HDL)等。

一、HMG-CoA 还原酶抑制药

羟基甲基戊二酸单酰辅酶 A(HMG-CoA)还原酶抑制药,又称他汀类药(statins),从真菌培养液中提取,用于临床的有洛伐他汀、普伐他汀、辛伐他汀以及人工合成的氟伐他汀、阿伐

他汀等。

1.体内过程

除氟伐他汀口服吸收完全而迅速，不受食物的影响外，其他药物口服均吸收不完全，且易受食物的影响。药物大部分经肝代谢灭活，小部分经肾以原形排泄。

2.药理作用

HMG-CoA还原酶是合成胆固醇的限速酶，因此能在肝脏竞争抑制HMG-CoA还原酶，从而阻碍内源性胆固醇的合成，降低血浆总胆固醇水平。此外，他汀类药物还具有提高血管平滑肌对扩张血管物质的反应性，抑制血管平滑肌细胞增殖、迁移，促进其凋亡，减少动脉壁泡沫细胞的形成，抑制巨噬细胞和单核细胞的黏附和分泌功能，抑制血小板聚集等作用。

3.临床应用

HMG-CoA还原酶抑制药是原发性高胆固醇血症、杂合子家族性高胆固醇血症，以及糖尿病和肾性高脂血症的首选药。

4.不良反应

该类药物不良反应轻，少数患者可有以下不良反应。①轻度胃肠道反应、头痛和皮疹。②血清转氨酶升高，肝病患者慎用或禁用。③无力、肌痛、肌酸磷酸激酶（CPK）升高等骨骼肌溶解症状，普伐他汀不易进入骨骼肌细胞，此反应轻，与苯氧酸类、烟酸类、红霉素、环孢素合用则症状加重。

二、胆汁酸结合树脂

胆汁酸结合树脂是碱性阴离子交换树脂，不溶于水，不易被消化酶破坏，常用药物有考来烯胺和考来替泊。胆固醇在肝脏经7α-羟化酶转化为胆汁酸排入肠道，95%被肠道重吸收形成肝肠循环，胆汁酸可反馈抑制7α-羟化酶而减少胆汁酸的合成，肠道胆汁酸有利于胆固醇的吸收。这类药物与胆汁酸结合而妨碍胆固醇的吸收，达到降血脂的目的，主要用于治高胆固醇血症。常见的不良反应是恶心、腹胀、便秘等；长期使用可引起水溶性维生素缺乏；该药以氯化物形式出现，可引起高氯性酸中毒；可妨碍噻嗪类、香豆素类、洋地黄类药物吸收。

三、烟酸

烟酸是广谱调血脂药，用药1~4日可使VLDL和TG下降，与考来烯胺合用作用增强。其调血脂作用可能与抑制脂肪酶活性，肝脏合成TG的原料减少而使VLDL合成减少，继而引起LDL生成较少有关。可用于高脂血症和心肌梗死的治疗。可引起皮肤潮红、瘙痒等，服药前30分钟服用阿司匹林可缓解；也可引起恶心、呕吐、腹泻等胃肠刺激症状；大剂量可引起高血糖和高尿酸血症及肝功能异常。

四、苯氧酸类

苯氧酸类常用药物有吉非罗齐（吉非贝齐）、苯扎贝特、非诺贝特、环丙贝特等。此类药物可明显降低血浆TG、VLDL，中度降低TC和LDL-C，升高HDL。此外，还具有抑制血小板聚集、抗凝血、降低血浆黏度、增加纤溶酶活性作用。该类药物主要用于高脂血症。不良反应有恶心、腹痛和腹泻等，偶见皮疹、脱发、视物模糊、血常规和肝功能异常等。

五、多烯不饱和脂肪酸类

多烯不饱和脂肪酸类(PUFAs),主要存在于玉米、葵花子等植物油中,也存在于海洋生物藻、鱼及贝壳类中。此类药物使血浆 TC 和 LDL-C 下降,TG、VLDL 明显下降,HDL-C 升高;也有抑制血小板聚集、使全血黏度下降、红细胞可变性增加、抑制血管平滑肌向内膜增殖和舒张血管等作用。上述作用均有利于防治动脉粥样硬化。该类药物能竞争性地抑制花生四烯酸利用环氧酶,减少 TXA_2 的生成,其抗血小板作用可能与此有关。临床除用于降血脂外,也可用于预防血管再造术后的再梗阻。

六、抗氧化剂

氧自由基可对 LDL 进行氧化修饰,形成氧化修饰的 LDL,有细胞毒性,通过以下途径促进动脉粥样硬化形成。①抑制 LDL 与其受体结合和巨噬细胞游走,使 LDL 不能被清除而沉积在动脉内壁下。②损伤血管内皮。③促进血小板、白细胞与内皮细胞黏附。④分泌生长因子,造成血管平滑肌过度生长。

1. 维生素 E

维生素 E 苯环的羟基失去电子或 H^+,可清除氧自由基和过氧化物,也可抑制磷酯酶 A_2 和脂氧酶,减少氧自由基的生成,中断过氧化物和丙二醛生成。本身生成的生育醌又可被维生素 C 或氧化还原系统复原而继续发挥作用。能防止动脉粥样硬化病变过程。

2. 普罗布考(丙丁酚)

普罗布考口服吸收率低于 10%,且不规则,餐后服用吸收增加。降血脂作用弱,抗氧化作用强。主要与其他调血脂药合用治疗高胆固醇血症。用药后少数患者有消化道反应和肝功能异常;偶见嗜酸性粒细胞增多、感觉异常、血管神经性水肿;个别患者心电图 Q-T 间期延长。禁用于 Q-T 间期延长、心肌损伤的患者。

七、保护动脉内皮药

在动脉粥样硬化的发病过程中,血管内皮损伤有重要意义。机械、化学、细菌毒素因素都可损伤血管内皮,改变其通透性,引起白细胞和血小板黏附,并释放各种活性因子,导致内皮进一步损伤,最终促使动脉粥样硬化斑块形成。所以保护血管内皮免受各种因子损伤,是抗动脉粥样硬化的重要措施。

硫酸多糖是一类含有硫酸基的多糖,从动物脏器或藻类中提取或半合成的硫酸多糖如肝素、硫酸类肝素、硫酸软骨素 A、硫酸葡聚糖等都有抗多种化学物质致动脉内皮损伤的作用。对血管再造术后再狭窄也有预防作用。这类物质具有大量阴电荷,结合在血管内皮表面,能防止白细胞、血小板及有害因子的黏附,因而有保护作用,对平滑肌细胞增生也有抑制作用。

第五章　呼吸内科常见疾病

第一节　急性上呼吸道感染

急性上呼吸道感染,简称上感,是鼻腔、咽或喉部急性炎症的总称。常见病原体为病毒,少数由细菌引起。本病患者不分年龄、性别、职业和地区,通常病情较轻,可自愈,预后良好。某些病种具有传染性,有时可引起严重的并发症。

一、流行病学状况

本病全年均可发病,但冬、春季节好发。主要通过含有病毒的飞沫传播,也可通过被污染的手和用具传染。多数为散发性,在气候突然变化时可引起局部或大范围的流行。病原体可由人传染人,在发病前 24 小时到发病后 2 日传染性最强。由于病毒表面抗原易于发生变异,产生新的亚型,不同亚型之间无交叉免疫,因此不仅同一个人可在 1 年内多次罹患本病,而且间隔数年后易于引起较大范围的流行。

二、病因和发病机制

1. 病因

急性上呼吸道感染有 70%～80% 由病毒引起。其中主要包括流感病毒(甲、乙、丙型)、副流感病毒、呼吸道合胞病毒、腺病毒、鼻病毒、埃可病毒、柯萨奇病毒、麻疹病毒和风疹病毒等。细菌感染占 20%～30%,以溶血性链球菌最为多见,其次为流感嗜血杆菌、肺炎链球菌和葡萄球菌等,偶见革兰阴性杆菌。

2. 诱因

各种可导致全身或呼吸道局部防御功能降低的原因,如受凉、淋雨、过度紧张或疲劳等均可诱发本病。

3. 发病机制

当机体或呼吸道局部防御功能降低时,原先存在于上呼吸道或从外界侵入的病毒和细菌迅速繁殖,引起本病。年老体弱者和儿童易患本病。

三、病理

可无明显病理学改变,也可出现上皮细胞破坏和少量单核细胞浸润。鼻腔和咽黏膜充血、水肿,有较多量浆液性及黏液性炎性渗出。继发细菌感染后,有中性粒细胞浸润和脓性分泌物。

四、临床表现

(一)普通感冒

俗称"伤风",又称急性鼻炎,以鼻咽部卡他症状为主要临床表现。成人多数由鼻病毒引起,也可由副流感病毒、呼吸道合胞病毒、埃可病毒、柯萨奇病毒等引起。

本病起病较急,初期有咽部干、痒或烧灼感,可有打喷嚏、鼻塞、流清涕等症状。2～3日后,鼻涕变稠,常伴咽痛、流泪、听力减退、味觉迟钝、咳嗽、声音嘶哑和呼吸不畅等上呼吸道症状。通常无全身症状和发热,有时可出现低热、轻度畏寒和头痛。体检时可见鼻黏膜充血、水肿,有分泌物,咽部轻度充血等。普通感冒大多有自限性,一般5～7日痊愈,有并发症者可致病程迁延。

(二)急性病毒性咽炎、喉炎

1.急性病毒性咽炎

多数由鼻病毒、腺病毒、流感病毒、副流感病毒、肠病毒或呼吸道合胞病毒等引起。临床主要表现为咽部发痒和灼热感,咳嗽少见。流感病毒和腺病毒感染时可有发热和乏力,咽部明显充血、水肿,颌下淋巴结肿痛;腺病毒感染时常合并眼结膜炎;有吞咽疼痛,提示链球菌感染。

2.急性病毒性喉炎

常由鼻病毒、甲型流感病毒、副流感病毒或腺病毒等引起。临床特征为声音嘶哑、说话困难、咳嗽伴咽喉疼痛及发热等。体检时可见喉部水肿、充血、局部淋巴结轻度肿大伴触痛,有时可闻及喘鸣音。

(三)疱疹性咽峡炎

主要由柯萨奇病毒引起。临床表现为明显咽痛、发热,体检时可见咽部充血,软腭、悬雍垂、咽部和扁桃体表面有灰白色疱疹和浅表溃疡,周围有红晕。病程为1周左右。夏季好发,儿童多见,偶见于成人。

(四)急性咽结膜炎

主要由腺病毒和柯萨奇病毒等引起。临床表现为发热、咽痛、畏光、流泪等;体检时可见咽部和结膜充血明显。病程为4～6日。夏季好发,儿童多见,游泳者中易于传播。

(五)急性咽-扁桃体炎

主要由溶血性链球菌引起,也可由流感嗜血杆菌、肺炎链球菌、葡萄球菌等致病菌引起。临床特点为起病急、咽痛明显、畏寒、发热(体温可达39℃以上)等。体检时可见咽部充血明显,扁桃体肿大、充血、表面有脓性分泌物,颌下淋巴结肿大、压痛,肺部检查无异常发现。

五、并发症

部分患者并发急性鼻窦炎、中耳炎、气管—支气管炎或肺炎。少数患者可并发风湿病、肾小球肾炎和病毒性心肌炎等。

六、实验室和辅助检查

1.血常规检查

病毒性感染时白细胞计数正常或偏低,淋巴细胞比例升高;细菌感染时,白细胞总数和中性粒细胞比例增加,可出现核左移现象。

2.病原学检查

一般情况下可不做。必要时可用免疫荧光法、酶联免疫吸附检测法、血清学诊断法或病毒分离和鉴定方法确定病毒的类型;细菌培养和药物敏感试验有助于细菌感染的诊断和治疗。

七、诊断和鉴别诊断

（一）诊断

1.临床诊断

根据患者的病史、流行情况、鼻咽部的卡他和炎症症状及体征,结合外周血象和胸部 X 线检查结果等,可作出本病的临床诊断。

2.病因学诊断

借助于病毒分离、细菌培养,或病毒血清学检查、免疫荧光法、酶联免疫吸附检测法和血凝抑制试验等,可确定病因学诊断。

（二）鉴别诊断

本病应与下列疾病相鉴别。

1.流行性感冒

患者可以有上呼吸道感染表现,但具有下列特点。①传染性强,常有较大范围的流行。②起病急,全身症状较重,有高热、全身酸痛和眼结膜炎。③鼻咽部炎症症状和体征较轻。④致病原是流感病毒,检测呼吸道标本(咽拭子、鼻咽或器官抽取物)的流感病毒核酸可明确诊断。

2.过敏性鼻炎

临床症状与本病相似,易于混淆,鉴别要点如下。①起病急骤,可在数分钟内突然发生,也可在数分钟至 2 小时内症状消失。②鼻腔发痒、连续打喷嚏、流出大量清涕。③发作与气温突变或与接触周围环境中的变应原有关。④鼻腔黏膜苍白、水肿,鼻分泌物涂片可见多量嗜酸性粒细胞。

3.急性传染病

麻疹、脊髓灰质炎、脑炎等急性传染病的早期常有上呼吸道症状,易与本病混淆。为了防止误诊和漏诊,对于在上述传染病流行季节和流行地区有上呼吸道感染症状的患者,应密切观察,进行必要的实验室检查。

八、治疗

对于呼吸道病毒感染目前尚无特效抗病毒药物,故本病的治疗以对症治疗为主。

（一）对症治疗

1.休息

发热、病情较重或年老体弱的患者应卧床休息,多饮水,保持室内空气流通,防止受寒。

2.解热镇痛

有头痛、发热、周身肌肉酸痛症状者,可酌情应用解热镇痛药如对乙酰氨基酚、阿司匹林、布洛芬等。小儿感冒忌用阿司匹林,以防 Reye 综合征。

3.抗鼻塞

有鼻塞,鼻黏膜充血、水肿,咽痛等症状者,可应用盐酸伪麻黄碱等选择性收缩上呼吸道黏膜血管的药物滴鼻。

4.抗过敏

有频繁喷嚏、多量流涕等症状的患者,可酌情选用马来酸氯苯那敏或苯海拉明等抗过敏药物。为了减轻这类药物引起的头晕、嗜睡等不良反应,宜在临睡前服用。

5. 镇咳

对于咳嗽症状较为明显者,可给予右美沙芬、喷托维林等镇咳药。

鉴于本病患者常同时存在上述多种症状,有研究者主张应用由上述数种药物组成的复方制剂,以方便服用,还可抵消其中有些药物的不良反应。为了避免抗过敏药物引起的嗜睡作用对白天工作和学习的影响,有一些复方抗感冒药物分为白片和夜片,仅在夜片中加入抗过敏药。

(二)病因治疗

1. 抗病毒治疗

对于无发热、免疫功能正常的患者无需应用,对免疫缺陷患者应及早使用。可酌情选用抗病毒药利巴韦林或奥司他韦等。

2. 抗细菌治疗

如有细菌感染证据如白细胞增多、C 反应蛋白升高、咽部脓苔、咳黄痰等,可酌情选用抗感染药物,如青霉素类、头孢菌素类、大环内酯类,在高水平青霉素耐药肺炎链球菌感染时可使用呼吸氟喹诺酮类(左氧氟沙星、莫西沙星、吉米沙星)等。对于单纯病毒感染者不应用抗菌药物。

九、预后和预防

(一)预后

多数上呼吸道感染的患者预后良好,但极少数年老体弱、有严重并发症的患者预后不良。

(二)预防

增强机体抵抗力是预防本病的主要方法。

1. 避免发病诱因

包括避免与感冒患者的接触;避免受凉、淋雨;避免过度疲劳等。

2. 增强体质

坚持有规律的、适度的运动;坚持耐寒锻炼等。

对于经常、反复发生上呼吸道感染的患者,可酌情应用卡介苗素、细菌溶解物等,有适应证者可注射呼吸道多价菌苗。

第二节 急性气管—支气管炎

急性气管—支气管炎是由感染、物理、化学刺激或过敏因素引起的气管—支气管黏膜的急性炎症。临床主要症状为咳嗽和咳痰。常发生于寒冷季节或气温突然变冷时。

一、病因和发病机制

1. 微生物感染

病毒感染是急性气管—支气管炎的常见病因,包括腺病毒、鼻病毒、流感病毒、呼吸道合胞病毒和副流感病毒等。细菌可从少部分患者分离,常为流感嗜血杆菌、肺炎链球菌、卡他莫拉菌等。近年来,因支原体和衣原体引起的急性气管—支气管炎也趋多见。本病多数发生于受凉、淋雨、过度疲劳等诱因导致机体气管—支气管防御功能受损时,往往在病毒感染的基础上继发细菌感染。

2.物理、化学刺激

冷空气、粉尘、刺激性气体或烟雾(如二氧化硫、二氧化氮、氨气、氯气、臭氧等)的吸入,均可引起气管—支气管黏膜的急性损伤和炎症。

3.过敏反应

多种过敏原均可引起气管和支气管的变态反应,常见者包括花粉、有机粉尘、真菌孢子等的吸入,钩虫、蛔虫的幼虫在肺内移行及细菌蛋白质引起机体的过敏等。

二、病理

气管、支气管黏膜充血、水肿,有淋巴细胞和中性粒细胞浸润;纤毛细胞损伤、脱落;黏液腺体增生、肥大,分泌物增加。病变一般仅限于气管及近端支气管。炎症消退后,气道黏膜的结构和功能可恢复正常。

三、临床表现

1.症状

起病较急,常先有上呼吸道感染症状,继之出现干咳或伴少量黏痰,痰量逐渐增多、咳嗽症状加剧,偶可痰中带血。如果伴有支气管痉挛,可出现程度不同的胸闷、气喘。全身症状一般较轻,可有低到中度发热,多在3~5日后降至正常。咳嗽和咳痰可延续2~3周才消失。伴有气管炎可表现为呼吸及咳嗽时胸骨后剧烈疼痛感。

2.体征

体检时两肺呼吸音多粗糙,可闻及散在湿性啰音,啰音部位常不固定,咳嗽后可减少或消失。支气管痉挛时可闻及哮鸣音。

四、实验室和辅助检查

1.血常规检查

多数病例的白细胞计数和分类无明显改变,细菌感染时白细胞总数和中性粒细胞数可增加。

2.痰液检查

痰液涂片和培养可发现致病菌。

3.胸部X线检查

多数表现为肺纹理增粗,少数病例无异常表现。

五、诊断和鉴别诊断

(一)诊断

根据上述病史,咳嗽和咳痰等临床症状,两肺闻及散在干、湿性啰音,结合外周血象和胸部X线检查结果,可对本病作出临床诊断。痰液涂片和培养等检查有助于病因诊断。

(二)鉴别诊断

需与本病相鉴别的疾病如下。

1.流行性感冒

常有流行病史;起病急骤,全身中毒症状重,可出现高热、全身肌肉酸痛、头痛、乏力等症状，但呼吸道症状较轻；根据病毒分离和血清学检查结果可确定诊断。

2.急性上呼吸道感染

鼻咽部症状明显；一般无显著的咳嗽、咳痰；肺部无异常体征；胸部 X 线检查正常。

3.其他疾病

支气管肺炎、肺结核、支气管哮喘(包括咳嗽变异性哮喘)、肺脓肿、麻疹、百日咳等多种疾病，均可能出现类似急性气管-支气管炎的临床症状，应根据这些疾病的临床特点逐一加以鉴别。

六、治疗

(一)一般治疗

适当休息、注意保暖、多饮水，避免吸入粉尘和刺激性气体。

(二)对症治疗

1.镇咳

可酌情应用右美沙芬、喷托维林或苯丙哌林等镇咳剂。但对于有痰的患者不宜给予可待因等强力镇咳药，以免影响痰液排出。兼顾镇咳与祛痰的复方制剂在临床应用较为广泛。若咳嗽持续不缓解，可考虑应用吸入糖皮质激素缓解症状。

2.祛痰

除了复方氯化铵、溴己新、N-乙酰-L-半胱氨酸(NAC)和鲜竹沥等常用祛痰药外，近年来，溴己新的衍生物盐酸氨溴索(ambroxol)和从桃金娘科植物中提取的标准桃金娘油(gelomyrtol)也在临床广泛应用。

3.解痉、抗过敏

对于发生支气管痉挛的患者，可给予解痉平喘和抗过敏药物，如支气管扩张剂氨茶碱、沙丁胺醇和马来酸氯苯那敏等。

(三)抗菌药物治疗

仅在有细菌感染证据时使用。一般可选用青霉素类、头孢菌素、大环内酯类(红霉素、罗红霉素、阿奇霉素等)或呼吸喹诺酮类抗菌药物。

七、预后和预防

1.预后

多数患者的预后良好，但少数治疗延误或不当、反复发作的患者，可因病情迁延发展为慢性支气管炎。

2.预防

避免受凉、劳累，防治上呼吸道感染，避免吸入环境中的过敏原，净化环境，防止空气污染，可预防本病的发生；参加适当的体育锻炼，增强体质，提高呼吸道的抵抗力。

第三节　慢性支气管炎

慢性支气管炎(简称慢支)是指气管、支气管黏膜及其周围组织的慢性非特异性炎症。临床上以咳嗽、咳痰或伴有喘息为主要症状，呈反复发作的慢性过程。随病情进展，常并发阻塞性肺气肿,进而发生肺动脉高压、肺源性心脏病。它是一种严重危害人民健康的常见病。

一、病因和发病机制

慢支的病因较复杂,迄今尚未明了。

(一)吸烟

吸烟与慢支的发生密切相关。吸烟开始的年龄越早,吸烟时间越长,每天吸烟量越多,患病率越高。减少吸烟或戒烟后,可使症状减轻或消失,病情缓解。长期吸烟者易引起支气管黏膜鳞状上皮化生;吸烟能使支气管上皮纤毛变短、不规则,使纤毛运动受抑制;支气管杯状细胞增生,黏膜腺体增生、肥大,分泌增多;使支气管净化能力减弱;支气管黏膜充血、水肿、黏液积聚,肺泡中吞噬细胞功能减弱;吸烟还可使支气管痉挛。这些均可促使支气管产生非特异性炎症,并有利于病原微生物的侵袭。

(二)大气污染

大气中的刺激性烟雾、有害气体(如二氧化硫、二氧化氮、氯气、臭氧)等对支气管黏膜造成损伤,纤毛清除功能下降,分泌增加,为细菌入侵创造条件。

(三)感染

感染是促使慢支发展的重要因素,主要病因为病毒和细菌感染。病毒有鼻病毒、流感病毒、副流感病毒、腺病毒和呼吸道合胞病毒等。常见细菌有肺炎链球菌、流感嗜血杆菌、甲型链球菌和奈瑟球菌。感染虽与慢支的发生、发展有密切关系,但尚无足够证据说明感染是慢支的首发病因,一般认为感染是慢支病变加剧发展的重要因素。

(四)气候寒冷

寒冷常为慢支急性发作的重要诱因。慢支患病率北方高于南方,高原高于平原。慢支发病及急性加重常见于冬季。寒冷空气刺激呼吸道,除可减弱呼吸道黏膜防御功能外,还可通过反射引起支气管平滑肌收缩、黏膜血液循环障碍和分泌物排出障碍,有利于继发感染。

(五)机体内在因素

多种机体内在因素可能参与慢支的发病和病变进展,但具体机制尚不够清楚。

1.过敏因素

伴有喘息症状的慢支患者常有过敏史,对多种抗原激发的皮肤试验阳性率高于对照组,在患者痰液中嗜酸性粒细胞数量与组胺含量都有增高。过敏反应可使支气管收缩或痉挛、组织损害并出现炎症反应,继而发生慢支。

2.自主神经功能失调

主要表现为副交感神经功能亢进,气道反应性比正常人高,对正常人不起作用的微弱刺激可引起支气管收缩或痉挛、分泌物增多,产生咳嗽、咳痰、气喘等症状。

3.年龄因素

老年人由于呼吸道防御功能下降,喉头反射减弱,单核—吞噬细胞系统功能减弱,慢支的发病率增加。

4.营养因素

维生素 C、维生素 A 的缺乏,使支气管黏膜上皮修复受影响,溶菌活力受影响,易罹患慢支。

5.遗传因素

遗传因素也可能是慢支的易患因素,但具体影响及其机制尚待研究。

二、病理

早期表现为上皮细胞的纤毛发生粘连、倒伏、脱失,上皮细胞空泡变性、坏死、增生和鳞状上皮化生;杯状细胞增多和黏液腺肥大、增生、分泌旺盛,大量黏液潴留;黏膜和黏膜下层充血,浆细胞、淋巴细胞浸润及轻度纤维增生。急性发作时可见大量中性粒细胞浸润及黏膜上皮细胞坏死、脱落。病情较重而病程较久者,炎症由支气管壁向其周围组织扩散,黏膜下层平滑肌束断裂和萎缩。病变发展至晚期,黏膜有萎缩性病变,支气管周围组织增生,支气管壁中的软骨可发生不同程度萎缩变性,造成管腔僵硬或塌陷。病变蔓延至细支气管和肺泡壁,形成肺组织结构破坏或纤维组织增生。电镜观察可见Ⅰ型肺泡上皮细胞肿胀变厚,Ⅱ型肺泡上皮细胞增生;毛细血管基底膜增厚,内皮细胞损伤,血栓形成和管腔纤维化、闭塞;肺泡壁纤维组织弥漫性增生。

三、病理生理

早期一般没有明显病理生理改变,少数患者可以检出小气道(直径小于 2mm 的气道)功能异常。随着病情加重,逐渐出现气道狭窄、阻力增加和气流受限,其特点是可逆性较小。如采用常规肺功能仪能够检出气流受限,且不完全可逆,即可诊断为慢性阻塞性肺疾病(简称慢阻肺)。

四、临床表现

(一)症状

多为潜隐缓慢起病,开始时症状较轻,多未受到患者重视;也有少数患者于急性上呼吸道感染后症状迁延不愈而起病。病程漫长、反复急性发作、逐渐加重。主要症状为慢性咳嗽、咳痰,部分患者可有喘息。

1.咳嗽

长期、反复、逐渐加重的咳嗽是慢支的一个主要特点。开始时仅在冬、春气候变化剧烈时或接触有害气体(如吸烟)后发病,夏季或停止接触有害气体(如戒烟)后咳嗽减轻或消失。病情缓慢发展后,可表现为一年四季均咳嗽,而冬、春季加重。一般晨间咳嗽较重,白天较轻,临睡前有阵咳或排痰,黏痰咳出后即感胸部舒畅,咳嗽减轻。分泌物积聚、吸入刺激性气体(如厨房烟尘)均可诱发咳嗽。

2.咳痰

一般为白色黏液或浆液泡沫状痰,合并感染时,痰液转为黏液脓性或黄色脓痰,且咳嗽加重,痰量随之明显增多,偶带血。常以清晨排痰较多,其原因为夜间睡眠后管腔内蓄积痰液,加以副交感神经相对兴奋,支气管分泌物增加,因此起床后或体位变动时可出现刺激性排痰。晚期患者支气管黏膜腺体萎缩,咳痰量可以减少,且黏稠不易咳出,给患者带来很大痛苦。

3.喘息或气短

部分患者有支气管痉挛,可引起喘息,常伴哮鸣音,可因吸入刺激性气体而诱发。早期常无气短;反复发作,并发慢阻肺时,可伴有轻重程度不等的气短。

（二）体征

早期轻症慢支可无任何异常体征。在急性发作期可有散在干、湿啰音,特点为多在背部及肺底部,咳嗽后可减少或消失,啰音多少和部位不固定。伴喘息症状者可听到哮鸣音。并发肺气肿者可有肺气肿体征。出现气流受限而发生慢阻肺者听诊呼吸音的呼气期延长,一般气道阻塞越严重,呼气期越长。

（三）临床分型、分期

1.分型

慢支可分为单纯型和喘息型。单纯型患者表现咳嗽、咳痰两项症状;喘息型慢支除咳嗽、咳痰外,尚有喘息症状,并经常或多次出现哮鸣音。有学者认为,喘息型慢支实际上是慢支与哮喘并存于同一患者。

2.分期 按病情进展分为3期。

（1）急性发作期:指在1周内出现脓性或黏液脓性痰,痰量明显增加,或伴有发热、白细胞计数增高等炎症表现,或1周内咳嗽、咳痰、喘息中任何一项症状明显加剧。急性发作期患者按其病情严重程度又分为轻度、中度、重度。①轻度急性发作,指患者有气短、痰量增多和脓性痰3项表现中的任意1项。②中度急性发作,指患者有气短、痰量增多和脓性痰3项表现中的任意2项。③重度急性发作,指患者有气短、痰量增多和脓性痰全部3项表现。

（2）慢性迁延期:指不同程度的咳嗽、咳痰或喘息症状迁延不愈达1个月以上者。

（3）临床缓解期:指经治疗后或自然缓解,症状基本消失,或偶有轻微咳嗽和少量咳痰,保持2个月以上者。

五、实验室和辅助检查

（一）X线检查

早期无异常表现。随病情反复发作,支气管壁增厚,细支气管或肺泡间质炎性细胞浸润或纤维化,可见两肺纹理增粗、紊乱,呈网状或条索状、斑点状阴影,或出现双轨影和袖套征,以双下肺野较明显。

（二）呼吸功能检查

早期无异常。如有小气道阻塞,最大呼气流速—容量曲线（MEFV曲线）在末期容量时流量明显降低,闭合气量和闭合容量明显增高。发展成慢阻肺时,就可出现典型的阻塞性通气功能障碍的肺功能表现,如第1秒用力呼气量占用力肺活量的比值减少,最大通气量减少,MEFV曲线降低更明显。

（三）血常规检查

慢支急性发作期或并发肺部感染时,可见血白细胞及中性粒细胞增多。喘息型患者可见嗜酸性粒细胞增多。缓解期白细胞多无明显变化。

（四）痰液检查

痰涂片可见革兰阳性菌和革兰阴性菌,痰培养可见病原菌生长,如肺炎链球菌、流感嗜血杆菌、甲型链球菌和奈瑟球菌等。近年来革兰阴性菌感染有明显增多趋势,特别是多见于院内感染的老年患者。痰涂片中可见大量中性粒细胞,喘息型者可见较多嗜酸性粒细胞。

六、诊断和鉴别诊断

（一）诊断

多数患者主要依据临床症状作出诊断。根据咳嗽、咳痰或伴喘息，每年发病持续 3 个月，并连续 2 年或以上，排除其他心肺疾患（如肺结核、尘肺、支气管哮喘、支气管扩张、肺癌、肺脓肿、心功能不全等）之后，即可作出慢支诊断。如每年发病持续时间虽不足 3 个月，但有明确的客观检查依据（如 X 线检查）支持，也可诊断。

（二）鉴别诊断

慢支的诊断属排他性诊断，作出诊断前必须首先排除其他可以引起慢性咳嗽、咳痰或喘息的心、肺疾患。

1. 支气管哮喘

单纯型慢支与支气管哮喘的鉴别比较容易，支气管哮喘在没有发展到具有不可逆性气道狭窄之前，其临床特点比较鲜明（常于幼年和青年突然起病，一般无慢性咳嗽、咳痰史，喘息呈发作性，发作时两肺布满哮鸣音，缓解后可毫无症状，常有个人或家族过敏性疾病史等），不难与慢支区别。但喘息型慢支与已经具有一定程度不可逆性气道阻塞的支气管哮喘的鉴别有时十分困难，有研究者认为喘息型慢支就是慢支与哮喘并存同一患者，因而不需要对两者再进行鉴别，而且此时两者在治疗上有很多相同之处。对咳嗽变异型哮喘须注意与慢支鉴别，前者多为阵发性干咳、无痰、夜间症状较重，X 线胸片无异常改变，支气管激发试验阳性。

2. 支气管扩张症

与慢支相似，也有慢性反复咳嗽、咳痰，但痰量常较慢支多，痰性质多为脓性，合并感染时可有发热、大量脓痰，常反复咯血。肺部听诊以湿性啰音为主，部位与病灶位置吻合，较固定。病程长的患者可见消瘦、杵状指（趾）。X 线检查常见病变部位纹理粗乱，严重者呈卷发状或蜂窝状，受累肺叶常见容积缩小，易合并肺炎。胸部 CT 检查（尤其是高分辨率 CT）多可以明确诊断。

3. 肺结核

肺结核患者多有发热、乏力、盗汗及消瘦、咯血等症状，X 线胸片发现肺部病灶，其形态明显不同于慢支的 X 线胸片表现。痰抗酸杆菌阳性或结核杆菌培养阳性者可确诊，阴性者需结合各种临床资料以及患者对治疗的反应等进行综合判断。

4. 间质性肺疾病（ILD）

ILD 病因很多，详尽询问病史可为寻找病因提供重要线索，例如准确、翔实的粉尘作业史对于尘肺的诊断非常关键；临床表现多样，早期可只有咳嗽、咳痰，偶感气短；体检时仔细听诊，在肺下后侧可闻爆裂音（Velcro 啰音），可逐渐发生杵状指；典型肺功能改变呈限制性通气功能障碍，动脉血氧分压降低；X 线胸片和胸部 CT 见间质性结节影和（或）间质性网格影等，且肺内总的含气量不增加，甚至明显减少。均有助于鉴别。

5. 肺癌

肺癌起病隐袭，早期没有特异性临床表现，如医生认识不足很容易误诊为慢支。对慢性咳嗽、咳痰者，都应注意排除肺癌。肺癌患者可有多年吸烟史，咳嗽可为刺激性，可有痰中带血。对于以往已经明确诊断为慢支的患者，并不能据此即除外罹患肺癌的可能性，仍应定期行胸部 X 线检查，以免漏诊。对慢支患者慢性咳嗽性质发生改变，或胸部 X 线检查发现有块状阴影或结节状阴影,或肺炎经抗生素治疗未能完全消散,尤其应提高警惕。胸部CT、支气管镜、痰脱落细胞学等检查有助于明确诊断。

七、治疗

治疗目的在于减轻或消除症状,防止肺功能损伤,促进康复。在急性发作期和慢性迁延期应以控制感染和祛痰、止咳为主;伴发喘息时,应给予解痉平喘治疗。在缓解期以加强锻炼、增强体质、提高机体抵抗力、预防复发为主。

（一）急性发作期的治疗

1. 控制感染

开始时一般根据临床经验和本地区病原菌的耐药性流行病学监测结果选用抗生素,同时积极进行痰病原菌培养和药敏试验;对病原菌诊断明确者应依据抗菌谱选用抗生素。轻者可口服,较重者可用静脉滴注抗生素,常用有青霉素类、大环内酯类、氟喹诺酮类和头孢菌素类等抗生素。

2. 止咳祛痰

保持体液平衡可以使痰液变稀薄,有利于黏痰的排除,是最有效的祛痰措施。化痰和祛痰药物种类繁多,但疗效并不确实。对急性发作期患者在抗感染治疗的同时可酌情选用化痰和祛痰药物,常用溴己新、乙酰半胱氨酸、盐酸氨溴索等。对老年体弱无力咳痰或痰量较多者,应以祛痰为主,不宜选用强镇咳剂如可待因等,以免抑制呼吸中枢及加重呼吸道阻塞,导致病情恶化。

3. 解痉平喘

对于喘息型慢支,常选用支气管舒张剂。

4. 雾化治疗

可选用抗生素、祛痰药、解痉平喘药等进行雾化吸入治疗,以加强局部抗炎及稀释痰液作用,对部分患者可能有一定疗效。

（二）缓解期治疗

注意避免各种致病因素,吸烟者需戒烟。加强锻炼,增强体质,提高机体抵抗力。

八、预后

慢性支气管炎如无并发症,消除诱发因素(如吸烟、寒冷、粉尘等),并积极进行治疗、防止复发,则预后良好。如病因持续存在,尤其是不能戒烟者,症状可迁延不愈或反复发作,使病情不断发展,易并发阻塞性肺气肿、慢阻肺,甚至肺心病,最终因发生严重呼吸衰竭而危及生命。

九、预防

主要措施包括戒烟,加强耐寒锻炼,增强体质,提高抗病能力。在气候骤变时及寒冷季节,应注意保暖,避免受凉,预防感冒。改善环境卫生,做好防尘、防大气污染工作。加强个人劳动保护,避免烟雾、粉尘及刺激性气体对呼吸道的影响。

第四节 慢性阻塞性肺疾病

慢性阻塞性肺疾病(简称慢阻肺)最突出的特征是具有进行性发展的不完全可逆的气流受限,其确切的病因还不十分清楚,但认为与肺部对香烟烟雾等有害气体或有害颗粒的异常炎症反应有关。肺功能检查对确定气流受限有重要意义。在吸入支气管舒张剂后,第1秒用力呼气容积(FEV_1)占用力肺活量(FVC)之比值(FEV_1/FVC)降低(<70%)是临床确定患者存在气流受限且不能完全逆转的主要依据。慢性咳嗽、咳痰症状常先于气流受限许多年,但不是全部有咳嗽、咳痰症状的患者均会发展为慢阻肺;相反,少数慢阻肺患者仅有不完全可逆性气流受限改变,但没有慢性咳嗽、咳痰症状。慢性支气管炎(简称慢支)和阻塞性肺气肿是导致慢阻肺最常见的疾病。

一、病因

慢阻肺的确切病因尚不清楚,所有与慢支和阻塞性肺气肿发生有关的因素都可能参与慢阻肺的发病。已经发现的危险因素可以分为外因(即环境因素)与内因(即个体易患因素)两类。

(一)外因

1. 吸烟

吸烟是目前公认的慢阻肺已知危险因素中最重要者。国外较多流行病学研究结果表明,与不吸烟人群相比,吸烟人群肺功能异常的发生率明显升高,出现呼吸道症状的人数明显增多,肺功能检查中反映气道是否有阻塞的核心指标第1秒用力呼气容积(FEV_1)的年下降幅度明显增快;而且经过长期观察,目前已经明确吸烟量与FEV_1的下降速率之间存在剂量-效应关系,即吸烟量越大,FEV_1下降越快。对于已经患有慢阻肺者,吸烟的患者其病死率明显高于不吸烟的患者。在吸烟斗或吸雪茄的人群中慢阻肺的发病率虽然比吸香烟的人群要低一些,但仍然显著高于不吸烟人群。国内研究结果与国外相似。一项十万人的研究结果表明,慢阻肺患者中,其发病与吸烟有关者占71.6%,虽然低于国外80%左右的数据,但吸烟仍然是慢阻肺发病最重要的危险因素。被动吸烟也可能导致呼吸道症状及慢阻肺的发生,孕妇吸烟可能会影响胎儿肺脏的生长。实验室研究结果表明,吸烟可以从多个环节上促进慢阻肺的发病,如能使支气管上皮纤毛变短,排列不规则,使纤毛运动发生障碍,降低气道局部的抵抗力;可以削弱肺泡吞噬细胞的吞噬功能;还可以引起支气管痉挛,增加气道阻力。尽管吸烟是引起慢阻肺的最重要的环境因素,但是,并不是所有吸烟者都会发生慢阻肺,事实上,吸烟人群中只有一部分人最终发生慢阻肺,提示个体易患性在慢阻肺的发病中具有十分重要的作用。

2. 吸入职业粉尘和化学物质

纵向研究资料证明,煤矿工人、开凿硬岩石的工人、隧道施工工人和水泥生产工人的FEV_1年下降率因其职业粉尘接触而增大,粉尘接触严重的工人,其对肺功能的影响超过吸烟者。吸入烟尘、刺激性气体、某些颗粒性物质、棉尘和其他有机粉尘等也可以促进慢阻肺的发病。动物实验也已经证明,矿物质粉尘、二氧化硫、煤尘等都可以在动物模型上引起与人类慢阻肺相类似的病变。

3.空气污染

长期生活在室外空气受到污染的区域可能是导致慢阻肺发病的一个重要因素。对于已经患有慢阻肺的患者,严重的城市空气污染可以使病情加重。室内空气污染在慢阻肺发病中的作用颇受重视;国内已有流行病学研究资料表明,居室环境与慢阻肺易患性之间存在联系。

4.生物燃料

研究证明,在厨房通风条件不好的情况下,使用木柴、农作物秸秆以及煤等生物燃料作为生活燃料,可以增加慢阻肺的患病风险。

5.呼吸道感染

对于已经罹患慢阻肺者,呼吸道感染是导致疾病急性发作的一个重要因素,可以加剧病情进展。但是,目前尚不清楚感染是否可以直接导致慢阻肺发病。

6.社会经济地位

社会经济地位与慢阻肺的发病之间具有密切关系,社会经济地位较低的人群发生慢阻肺的概率较大,可能与室内和室外空气污染、居室拥挤、营养较差以及其他与社会经济地位较低相关联的因素有关。

(二)内因

尽管吸烟是已知的最重要的慢阻肺发病危险因素,但在吸烟人群中只有一部分人发生慢阻肺,说明吸烟人群中慢阻肺的易患性存在着明显的个体差异。导致这种差异的原因还不清楚,但已明确下列内因(即个体易患性)具有重要意义。

1.遗传因素

流行病学研究结果提示,慢阻肺易患性与基因有关,但慢阻肺肯定不是一种单基因疾病,其易患性涉及多个基因。目前唯一比较肯定的是不同程度的 α_1-抗胰蛋白酶缺乏可以增加慢阻肺的发病风险。其他如谷胱甘肽S转移酶基因、基质金属蛋白酶组织抑制物-2基因、血红素氧合酶-1基因、肿瘤坏死因子-α基因、白介素(IL)-13基因、IL-10基因等可能与慢阻肺发病也有一定关系。

2.气道高反应性

国内和国外的流行病学研究结果均表明,气道反应性增高者慢阻肺的发病率也明显增高,二者关系密切。

3.肺脏发育、生长不良

在妊娠期、新生儿期、婴儿期或儿童期由各种原因导致肺脏发育或生长不良的个体在成人后容易罹患慢阻肺。

二、发病机制

(一)炎症机制

气道、肺实质及肺血管的慢性炎症是慢阻肺的特征性改变,中性粒细胞、巨噬细胞、T淋巴细胞等炎症细胞均参与了慢阻肺发病过程。中性粒细胞的活化和聚集是慢阻肺炎症过程的一个重要环节,通过释放中性粒细胞弹性蛋白酶等多种生物活性物质引起慢性黏液高分泌状态并破坏肺实质。

(二)蛋白酶—抗蛋白酶失衡机制

蛋白水解酶对组织有损伤、破坏作用;抗蛋白酶对弹性蛋白酶等多种蛋白酶具有抑制功能,其中 α_1-抗胰蛋白酶(α_1-AT)是活性最强的一种。蛋白酶增多或抗蛋白酶不足均可导致组织结构破坏,产生肺气肿。吸入有害气体和有害物质可以导致蛋白酶产生增多或活性增强,而抗蛋白酶产生减少或灭活加快;同时氧化应激、吸烟等危险因素也可以降低抗蛋白酶的活性。先天性 α_1-抗胰蛋白酶缺乏多见北欧血统的个体,我国尚未见正式报道。

(三)氧化应激机制

有研究表明,慢阻肺患者的氧化应激增加。氧化物主要有超氧阴离子、氢氧根、次氯酸、过氧化氢和一氧化氮等。氧化物可直接作用并破坏许多生化大分子如蛋白质、脂质和核酸等,导致细胞功能障碍或细胞死亡,还可以破坏细胞外基质;引起蛋白酶-抗蛋白酶失衡;促进炎症反应,如激活转录因子 NF-κB,参与多种炎症因子的转录,如 IL-8、TNF-α、NO 诱导合成酶和环氧化物诱导酶等。

(四)其他

如自主神经功能失调、营养不良、气温变化等都有可能参与慢阻肺的发生、发展。

上述炎症机制、蛋白酶—抗蛋白酶失衡机制、氧化应激机制及自主神经功能失调等共同作用,产生两种重要病变。①小气道病变,包括小气道炎症,小气道纤维组织形成,小气道管腔黏液栓等,使小气道阻力明显升高。②肺气肿病变,使肺泡对小气道的正常牵拉力减小,小气道较易塌陷;同时,肺气肿使肺泡弹性回缩力明显降低。这种小气道病变与肺气肿病变共同作用,造成慢阻肺特征性的持续气流受限(图 5-1)。

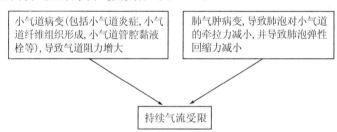

图 5-1　慢阻肺持续气流受限的发病机制

三、病理生理

气道阻塞和气流受限是慢阻肺最重要的病理生理改变,引起阻塞性通气功能障碍。患者还有肺总量、残气容积和功能残气量增多等肺气肿的病理生理改变。大量肺泡壁的断裂导致肺泡毛细血管破坏,剩余的毛细血管受肺泡膨胀的挤压而退化,致使肺毛细血管大量减少。此时肺区虽有通气,但肺泡壁无血液灌流,导致生理无效腔气量增大;也有部分肺区虽有血液灌流,但肺泡通气不良,不能参与气体交换,导致血液分流。这些改变产生通气与血流比例失调,肺内气体交换效率明显下降。加之肺泡及毛细血管大量丧失,弥散面积减少,进一步使换气功能发生障碍。通气和换气功能障碍可引起缺氧和二氧化碳潴留,发生不同程度的低氧血症和高碳酸血症,最终出现呼吸衰竭,继发慢性肺源性心脏病。

慢阻肺主要累及肺脏,但也可引起全身(或称肺外)的不良效应,主要包括全身炎症和骨骼肌功能不良。全身炎症表现为全身氧化负荷异常增高、循环血液中细胞因子浓度异常增高及炎性细胞异常活化等;骨骼肌功能不良表现为骨骼肌重量逐渐减轻等。慢阻肺的全身不良效应具有重要的临床意义,它可加剧患者的活动能力受限,使其生活质量下降,预后变差。

四、临床表现

(一)症状

起病缓慢,病程较长。一般均有慢性咳嗽、咳痰等慢支的症状,但也有少数病例虽有明显气流受限,却无咳嗽症状。慢阻肺的标志性症状是气短或呼吸困难,最初仅在劳动、上楼或爬坡时有气促,休息后气促可以缓解。随着病变的发展,在平地活动时也可出现气促。晚期患者进行穿衣、洗漱、进食等日常生活活动时即可发生气促,甚至在静息时也感气促。急性加重期支气管分泌物增多,进一步加重通气功能障碍,使胸闷、气促加剧。严重时可出现呼吸衰竭的症状,如发绀、头痛、嗜睡、神志恍惚等。部分患者特别是重度患者或急性加重期患者可出现喘息。晚期患者常见体重下降、食欲减退、营养不良等。

(二)体征

早期可无异常体征,随疾病进展出现阻塞性肺气肿的体征。听诊呼气延长常提示有明显的气道阻塞和气流受限,与肺功能检测结果之间有一定相关性。并发感染时肺部可有湿啰音。合并哮喘者可闻哮鸣音。如剑突下出现心脏搏动,其心音较心尖部明显增强,提示并发早期肺源性心脏病。

五、实验室和辅助检查

(一)肺功能检查

肺功能检查是判断气道阻塞和气流受限的主要客观指标,对慢阻肺诊断、严重程度评价、疾病进展状况、预后及治疗反应判断等都有重要意义。气道阻塞和气流受限是以第 1 秒用力呼气容积占预计值百分比(FEV$_1$％预计值)和第 1 秒用力呼气容积占用力肺活量百分比(FEV$_1$/FVC)的降低来确定的。FEV$_1$/FVC 是慢阻肺的一项敏感指标,可检出轻度气流受限。FEV$_1$％预计值是中、重度气流受限的良好指标,它变异性小,易于操作,应作为慢阻肺肺功能检查的基本项目。吸入支气管舒张剂后 FEV$_1$/FVC$<$70％者,可确定为不能完全可逆的气道阻塞和气流受限。

肺总量(TLC)、功能残气量(FRC)和残气容积(RV)增高,肺活量(VC)减低,RV/TLC 增高,均为阻塞性肺气肿的特征性变化。

(二)胸部 X 线检查

慢阻肺早期胸部 X 线检查可无异常变化。以后可出现慢支和肺气肿的影像学改变。虽然胸部 X 线检查改变对慢阻肺的诊断特异性不高,但作为确定肺部并发症以及与其他肺脏疾病进行鉴别的一项重要检查,应该常规使用。CT 检查不作为慢阻肺的常规检查项目,但对有疑问病例的鉴别诊断有较高价值;高分辨率 CT 对辨别小叶中心型或全小叶型肺气肿以及确定肺大疱的大小和数量,有很高的敏感性和特异性,对预测肺大疱切除或外科减容手术等效果有一定价值。

(三)胸部 CT 检查

CT 检查可见慢阻肺小气道病变的表现、肺气肿的表现以及并发症的表现,但其主要临床意义在于排除其他具有相似症状的呼吸系统疾病。

（四）血气检查

慢阻肺晚期患者可发生低氧血症、高碳酸血症、酸碱平衡失调及呼吸衰竭等改变，血气分析对判断具有重要价值。

（五）其他

慢阻肺合并细菌感染时，血白细胞增多、核左移，血 C 反应蛋白浓度可增高。痰培养可能检出病原菌，常见病原菌为肺炎链球菌、流感嗜血杆菌、卡他莫拉菌、肺炎克雷白杆菌等，对于指导抗生素的选用具有一定意义。

六、诊断和稳定期病情严重程度评估

主要根据吸烟等高危因素史、临床症状、体征及肺功能检查等，并排除可以引起类似症状和肺功能改变的其他疾病，综合分析确定。肺功能检查见持续气流受限是慢阻肺诊断的必备条件，吸入支气管扩张剂后 $FEV_1/FVC<0.70$ 为确定存在持续气流受限的界限。

目前多主张对稳定期慢阻肺采用综合指标体系进行病情严重程度评估。

1. 症状评估

可采用改良版英国医学研究委员会呼吸困难问卷（mMRC 问卷）进行评估（表 5-1）。

表 5-1　mMRC 问卷

mMRC 分级	呼吸困难症状
0 级	剧烈活动时出现呼吸困难
1 级	平地快步行走或爬缓坡时出现呼吸困难
2 级	由于呼吸困难，平地行走时比同龄人慢或需要停下来休息
3 级	平地行走 100m 左右或数分钟后即需要停下来喘气
4 级	因严重呼吸困难而不能离开家，或在穿衣脱衣时即出现呼吸困难

2. 肺功能评估

可使用 GOLD 分级：慢阻肺患者吸入支气管扩张剂后 $FEV_1/FVC<0.70$；再依据其 FEV_1 下降程度进行气流受限的严重程度分级，见表 5-2。

表 5-2　慢阻肺患者气流受限严重程度的肺功能分级

肺功能分级	患者肺功能 FEV_1 占预计值的百分比（$FEV_1\%pred$）
GOLD1 级：轻度	$FEV_1\%pred \geqslant 80\%$
GOLD2 级：中度	$50\% \leqslant FEV_1\%pred < 80\%$
GOLD3 级：重度	$30\% \leqslant FEV_1\%pred < 50\%$
GOLD4 级：极重度	$FEV_1\%pred < 30\%$

3. 急性加重风险评估

上一年发生 2 次或以上急性加重，或 $FEV_1\%pred<50\%$，均提示今后急性加重的风险增加。

依据上述症状、肺功能改变和急性加重风险等，即可对稳定期慢阻肺患者的病情严重程度做出综合性评估（图 5-2），并依据该评估结果选择稳定期的主要治疗药物（表 5-3）。

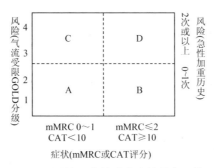

图 5-2 慢性阻塞性肺疾病的综合评估

表 5-3 稳定期慢阻肺患者病情严重程度的综合性评估及其主要治疗药物

患者综合评估分组	特征	肺功能分级	上一年急性加重次数	mMRC 分级	首选治疗药物
A 组	低风险,症状少	GOLD1～2 级	≤1 次	0～1 级	SAMA 或 SABA,必要时
B 组	低风险,症状多	GOLD1～2 级	≤1 次	≥2 级	LAMA 或 LABA
C 组	高风险,症状少	GOLD3～4 级	≥2 次	0～1 级	ICS 加 LABA,或 LAMA
D 组	高风险,症状多	GOLD3～4 级	≥2 次	≥2 级	ICS 加 LABA,或 LAMA

注 SABA:短效 β_2 受体激动剂;SAMA:短效抗胆碱能药物;LABA:长效 β_2 受体激动剂;LAMA:长效抗胆碱能药物;ICS:吸入糖皮质激素。

在对慢阻肺患者进行病情严重程度的综合评估时,还应注意慢阻肺患者的各种全身合并疾病,如心血管疾病、骨质疏松、焦虑和抑郁、肺癌、感染、代谢综合征和糖尿病等,治疗时应予兼顾。

七、鉴别诊断

与慢支和肺气肿需要进行的鉴别诊断相似。特别要注意排除其他一些已知病因或具有特征病理表现的气道阻塞和气流受限疾病,如支气管扩张症、肺结核、间质性肺疾病、弥漫性泛细支气管炎及闭塞性细支气管炎等。

慢阻肺与哮喘的关系比较复杂,多数患者临床鉴别诊断不难,但确有部分病例很难区分,主要鉴别点如下。①慢阻肺多于中年后起病,哮喘则多在儿童或青少年期起病。②慢阻肺症状缓慢进展,逐渐加重,哮喘则症状起伏大。③慢阻肺多有长期吸烟史和(或)有害气体接触史,哮喘则常伴过敏体质、过敏性鼻炎和(或)湿疹等,部分患者有哮喘家族史。④肺功能气道舒张试验检测时,慢阻肺气道阻塞和气流受限的可逆性比较小,哮喘的可逆性比较大。然而,部分病程长的哮喘患者已发生气道重塑,气流受限的可逆性减小;而少数慢阻肺患者伴有气道高反应性,气流受限可具有相当的可逆性,两者的鉴别诊断比较困难。此时应根据临床及实验室所见全面分析,进行鉴别。也有学者认为对这部分患者不必强调两者的鉴别诊断,因为此时两者的治疗手段是一致的。在少数患者中这两种疾病可以重叠存在。

八、治疗

(一)稳定期治疗

1. 教育与管理

其中最重要的是劝导吸烟的患者戒烟,这是减慢肺功能损害最有效的措施,但也是最难落实的措施。正常成年人的 FEV_1 随年龄增加而逐年下降,吸烟人群中的慢阻肺易患者其下降速率明显增快;戒烟后,FEV_1 的下降速率可以恢复至与正常人相似的水平,从而延缓气短症状出现的时间,减轻呼吸困难。医务人员自己首先应该不吸烟。对吸烟的患者采用多种宣教措施,有条件者可以考虑使用辅助药物。因职业或环境粉尘、刺激性气体所致者,应脱离粉尘环境。

2. 支气管舒张药

慢阻肺的气道阻塞和气流受限在很大程度上是不可逆性的,因此,支气管舒张药的疗效不如哮喘患者明显;然而,大多数慢阻肺患者的气道阻塞和气流受限还不是完全不可逆性的,尽管支气管舒张药的疗效不够显著,但气道阻塞很小程度的减轻有时就可以使患者的气短症状明显缓解,生活质量明显提高。因此,支气管舒张药是慢阻肺稳定期患者最主要的治疗药物。部分患者使用支气管舒张药后,虽然 $FEV_1\%$ 预计值和 FEV_1/FVC 等肺功能指标没有好转,但患者生活质量仍有显著改善。可依据患者病情严重程度参照表 5-3 选用。

(1)β_2 肾上腺素受体激动剂:短效制剂如沙丁胺醇气雾剂,每次 $100\sim200\mu g$($1\sim2$ 喷),定量吸入,疗效持续 $4\sim5$ 小时,每 24 小时不超过 12 喷。特布他林气雾剂也有同样作用。长效 β_2 肾上腺素受体激动剂有沙美特罗、福莫特罗等,每日仅需吸入 2 次。

(2)抗胆碱能药:短效制剂如异丙托溴铵气雾剂,定量吸入,起效较沙丁胺醇慢,持续 $6\sim8$ 小时,每次 $40\sim80\mu g$,每日 $3\sim4$ 次。长效抗胆碱药有噻托溴铵,选择性作用于 M_1、M_3 受体,每次吸入 $18\mu g$,每日 1 次。

(3)茶碱类:茶碱缓释或控释片,$0.2g$,每 12 小时 1 次;氨茶碱,$0.1g$,每日 3 次。

3. 糖皮质激素

对高风险患者(C 组和 D 组患者),有研究显示长期吸入糖皮质激素与长效 β_2 肾上腺素受体激动剂的联合制剂可增加运动耐量、减少急性加重发作频率、提高生活质量。目前常用剂型有沙美特罗加氟替卡松、福莫特罗加布地奈德。

4. 祛痰药

对痰不易咳出者可应用。常用药物有盐酸氨溴索,$30mg$,每日 3 次;N-乙酰半胱氨酸 $0.6g$,每日 1 次;或羧甲司坦 $0.5g$,每日 3 次。

5. 长期家庭氧疗(LTOT)

对慢阻肺并发慢性呼吸衰竭者可提高生活质量和生存率,对血流动力学、运动能力和精神状态均会产生有益的影响。LTOT 的使用指征如下。

(1)$PaO_2\leqslant55mmHg$ 或 $SaO_2\leqslant88\%$,有或没有高碳酸血症。

(2)PaO_2 $55\sim70mmHg$,或 $SaO_2<89\%$,并有肺动脉高压、右心衰竭或红细胞增多症(红细胞比容>0.55)。一般用鼻导管吸氧,每分钟氧流量为 $1.0\sim2.0L$,吸氧时间每日>15 小时。目的是使患者在海平面、静息状态下,达到 $PaO_2\geqslant60mmHg$ 和(或)SaO_2 升至 90%。

6. 康复治疗

可以使因进行性气流受限、严重呼吸困难而很少活动的患者改善活动能力、提高生活质量,是慢阻肺患者在稳定期重要的治疗手段,具体包括呼吸生理治疗、肌肉训练、营养支持、精神治疗与教育等多方面措施。

7. 免疫调节治疗

应按时接种流感病毒疫苗。多价肺炎球菌疫苗可能有用。有研究者推荐按照表 5-2 方案对稳定期慢阻肺患者进行分级治疗,可供临床参考。

(二)急性加重期治疗

首先应确定导致病情急性加重的原因,最常见者是细菌或病毒感染,使气道炎症加重,气流受限加重,患者自觉症状加重,严重时并发呼吸衰竭和右心衰竭。应根据患者病情严重程度决定门诊或住院治疗。

1.控制性氧疗

氧疗是慢阻肺加重期住院患者的基础治疗。无严重并发症的慢阻肺加重期患者氧疗后较容易达到满意的氧合水平($PaO_2 > 60mmHg$ 或 $SaO_2 > 90\%$),但有可能发生潜在的二氧化碳潴留。给氧途径包括鼻导管或文丘里(Venturi)面罩。鼻导管给氧时,吸入的氧浓度与给氧流量有关,估算公式为吸入氧浓度(%)=21+4×氧流量(L/min)。一般吸入氧浓度为28%～30%,吸入氧浓度过高时引起二氧化碳潴留的风险加大。应注意复查动脉血气以确定氧合满意而未引起二氧化碳潴留或酸中毒。

2.抗生素

由于多数慢阻肺急性加重由细菌感染诱发,故抗生素在慢阻肺急性加重的治疗中具有重要地位。慢阻肺急性加重并有脓性痰是应用抗生素的指征。开始时应根据患者所在地常见病原菌类型经验性地选用抗生素,如给予β内酰胺类或β内酰胺酶抑制剂、大环内酯类或喹诺酮类。若对最初选择的抗生素反应欠佳,应及时根据痰培养及抗生素敏感试验结果调整药物。长期应用广谱抗生素和激素者易继发真菌感染,宜采取预防措施。

3.支气管舒张药

药物同稳定期所使用者。有严重喘息症状者可给予较大剂量雾化吸入治疗,如应用沙丁胺醇 $2500\mu g$ 或异丙托溴铵 $500\mu g$,或沙丁胺醇 $1000\mu g$ 加异丙托溴铵 $250\sim500\mu g$,通过小型雾化吸入器给患者吸入治疗以缓解症状。对喘息症状较重者常给予静脉滴注茶碱,应注意控制给药剂量和速度,以免发生中毒,有条件者可监测茶碱的血药浓度。

4.糖皮质激素

慢阻肺急性加重期住院患者宜在应用支气管舒张剂基础上口服或静脉使用糖皮质激素。可口服泼尼松龙每日 $30\sim40mg$,有效后即逐渐减量,一般疗程为 $10\sim14$ 日。也可静脉给予甲泼尼龙,一般每日 $40mg$,$3\sim5$ 日,有效后可改为口服并逐渐减量。

5.其他治疗

合理补充液体和电解质以保持身体水电解质平衡。注意补充营养,根据患者胃肠功能状况调节饮食,保证热量和蛋白质、维生素等营养素的摄入,必要时可以选用肠外营养治疗。积极排痰治疗,最有效的措施是保持机体有足够体液,使痰液变稀薄;其他措施有刺激咳嗽、叩击胸部、体位引流等方法,并可酌情选用祛痰药。积极处理伴随疾病(如冠心病、糖尿病等)及并发症(如自发性气胸、休克、弥漫性血管内凝血、上消化道出血、肾功能不全等)。

(三)外科治疗

慢阻肺主要依赖内科方法进行治疗,外科方法只适用于少数有特殊指征的患者,病例选择恰当时可以取得一定疗效,使患者肺功能有所改善,呼吸困难有所减轻,生活质量有所提高。手术风险较大而获益有限,且费用较昂贵,故对于决定进行手术治疗应十分慎重。术前必须进行胸部 CT 检查、肺功能测定和动脉血气分析,全面评价呼吸功能。手术方式包括肺大疱切除术和肺减容手术。肺移植术为终末期慢阻肺患者提供了一种新的治疗选择,但存在着技术要求高、供体资源非常有限、手术风险大及费用昂贵等问题。

九、预后

慢阻肺是慢性进行性疾病，目前尚无法使其病变完全逆转，但积极采用综合性治疗措施可以延缓病变进展。晚期常继发慢性肺源性心脏病。

第六章 呼吸内科常用药物

第一节 祛痰药

一、恶心性和刺激性祛痰药

以氯化铵为例介绍。

1. 药理作用

①氯化铵进入体内,部分铵离子迅速由肝脏代谢生成尿素,经肾脏排出。氯离子与氢结合成盐酸,从而纠正碱中毒。②由于对黏膜的化学性刺激,反射性地增加痰量,使痰液易于排出,因此有利于不易咳出的少量黏痰的清除。本药被吸收后,氯离子进入血液和细胞外液使尿液酸化。

2. 体内过程

口服后本药可完全被吸收,在体内几乎全部转化降解,仅极少量随粪便排出。

3. 适应证

①痰黏稠不易咳出者。②重度代谢性碱中毒。③肾小管性酸中毒的鉴别诊断。

4. 用法和用量

成人口服。①祛痰,每次 0.3～0.6g,每日 3 次。②酸化尿液,每次 0.6～2g,每日 3 次。小儿每日按体重 40～60mg/kg,或按体表面积 1.5g/m² ,分 4 次口服。

5. 不良反应

①氯化铵过量可致高氯性酸中毒、低钾血症及低钠血症。②肝功能不全时,因肝脏不能将铵离子转化为尿素而发生氨中毒。③口服氯化铵可有恶心、呕吐等胃肠道反应。

6. 禁忌证

①肝功能不全患者。②溃疡病患者。③代谢性酸血症患者。

7. 药物相互作用

与碱、金霉素、新霉素、呋喃妥因、磺胺嘧啶、华法林有配伍禁忌。

8. 注意事项

①镰状细胞贫血患者,可引起缺氧和(或)酸中毒。②肾功能不全时慎用,以防高氯性酸中毒。③为减少胃黏膜刺激应溶于水中,饭后服用。

9. 制剂和规格

①片剂:0.3g。②注射剂:500mL：1%。

二、痰液溶解剂

以乙酰半胱氨酸为例介绍。

1. 药理作用

本药为黏液溶解剂,其分子式中含有巯基(—SH),可使多肽链中的双硫键(—S—S—)断裂,降低痰的黏度,使痰易排出,不仅能溶解白痰也能溶解脓性痰。适用于大量黏痰阻塞引起呼吸困难,以及咳痰困难的疾患。本药尚用于对乙酰氨基酚中毒的解救。

2.体内过程

喷雾吸入在1分钟内起效,最大作用时间为5~10分钟。口服后快速吸收,30分钟后达最高血药浓度,体内分布广泛,在肝脏和肠壁代谢,脱去乙酰而成半胱氨酸代谢。

3.适应证

①术后咳痰困难。②急性支气管炎、慢性支气管炎、支气管扩张、肺炎、肺结核、肺气肿等引起的痰液黏稠和咳痰困难。

4.用法和用量

①喷雾:用于非紧急情况。临用前,用氯化钠注射液使溶解成10%溶液,喷雾吸入,每次1~3mL,每日2~3次。②气管滴入:急救,5%溶液,经气管或直接滴入气管内,每次1~2mL,每日2~6次。③气管注入:急救,5%溶液用注射器自气管环状软骨环甲膜注入气管腔内,每次0.5~2mL(婴儿0.5mL,儿童1mL,成人2mL)。④口服:成人每次0.6g,每日1~2次,或遵医嘱。

5.不良反应

本药可引起呛咳、支气管痉挛、恶心、呕吐等不良反应,减量即可缓解或停药。支气管痉挛可用异丙肾上腺素缓解。

6.禁忌证

对本药过敏的患者。

7.药物相互作用

①本药与异丙肾上腺素合用或交替使用可提高药效,减少不良反应。②本药易使青霉素、头孢菌素、四环素等抗生素破坏而失效,不宜合用,必要时可间隔4小时交替使用。③与硝酸甘油合用可增加低血压和头痛的发生。④本药与碘化油、糜蛋白酶、胰蛋白酶配伍禁忌。

8.注意事项

①支气管哮喘者慎用。②老年人伴有呼吸功能不全者慎用。③不宜与一些金属如铁、铜、橡胶及氧化剂接触,喷雾器要采用玻璃或塑料制品。④应用本药时应新鲜配制,剩余的溶液需保存在冰箱内,48小时内用完。

9.制剂和规格

①片剂:200mg;500mg。②喷雾用乙酰半胱氨酸:0.5g;1g。③颗粒剂:100mg;200mg。④泡腾片:600mg。

三、黏液调节剂

(一)氨溴索

1.其他名称

盐酸氨溴索。

2.药理作用

本药具有促进黏液排除作用及溶解分泌物的特性,可促进呼吸道内部黏稠分泌物的排除及减少黏液的滞留,因而促进排痰,改善呼吸状况。应用本药治疗时,患者黏液的分泌可恢复至正常状况。咳嗽及痰量通常显著减少,呼吸道黏膜上的表面活性物质因而能发挥其正常的保护功能。

3. 体内过程

半衰期为 7～12 小时,未发现蓄积,主要由肝脏代谢,90％的代谢产物由肾脏清除,不到 10％的原药经肾脏排泄。

4. 适应证

①伴有痰液分泌不正常及排痰功能不良的急性、慢性呼吸系统疾病。②术后肺部并发症的预发性治疗。③早产儿及新生儿呼吸窘迫综合征的治疗。

5. 用法和用量

①预防治疗:成人及 12 岁以上儿童,每日 2～3 次,每次 15mg,缓慢静脉滴注,严重病例可以增至每次 30mg。6～12 岁儿童,每日 2～3 次,每次 15mg,缓慢静脉滴注。2～6 岁儿童,每日 3 次,每次 7.5mg,缓慢静脉滴注。2 岁以下儿童,每日 2 次,每次 7.5mg,缓慢静脉滴注。②新生儿呼吸窘迫综合征:每日用药总量以婴儿体重计算 30mg/kg,分 4 次给药,缓慢静脉滴注。③口服:成人每日 1 次,每次 75mg,饭后服用。

6. 不良反应

①盐酸氨溴索葡萄糖注射液通常能很好耐受,偶有报道出现轻微的胃肠道不良反应(主要为胃部灼热、消化不良和偶尔出现的恶心、呕吐)。②过敏反应极少出现,主要为皮疹,极少病例报道出现严重的急性过敏性反应。

7. 禁忌证

①对盐酸氨溴索或其他配方成分过敏的患者。②妊娠期、哺乳期妇女。

8. 药物相互作用

盐酸氨溴索与抗生素(阿莫西林、头孢呋辛、红霉素、强力霉素)协同治疗可升高抗生素在肺组织浓度。

9. 注意事项

①本药不能与 pH＞6.3 的其他溶液混合,因为 pH 增加会导致产生氨溴索游离碱沉淀。②妊娠期间,特别是妊娠前 3 个月应慎用,药物可进入乳汁,但治疗剂量对婴儿无明显影响。

10. 制剂和规格

①盐酸氨溴索片:30mg。②盐酸氨溴素胶囊:75mg。③盐酸氨溴素口服液:50mL：0.3g;100mL：0.6g。④针剂:2mL：15mg。

(二)溴己新

1. 其他名称

溴己铵,溴苄环己铵。

2. 药理作用

①溴己新属黏液调节剂,其黏痰溶解作用较弱,主要作用于气管、支气管黏膜腺体的黏液产生细胞,使之分泌黏滞性较低的小分子黏蛋白,并因此使气管、支气管分泌的流变学特性恢复正常,黏痰减少,痰液稀释易于咳出。②溴己新的祛痰作用与其促进呼吸道黏膜的纤毛运动及具有恶心性祛痰作用有关。

3. 适应证

慢性支气管炎、哮喘、支气管扩张、硅肺等有白色黏痰又不易咳出的患者。

4. 用法和用量

口服:成人每次 8～16mg,儿童每次 4～8mg,每日 3 次。也可气雾吸入给药。肌内注射或静脉注射:每日 8～12mg,分 2 次给药。

5.不良反应

偶有恶心、胃部不适,减量或停药后可消失。

6.禁忌证

对本药过敏的患者。

7.药物相互作用

本药可增加四环素类抗生素在支气管的分布浓度,因而可增加此类抗生素在呼吸道的抗菌疗效。

8.注意事项

①脓性疾患者需加用抗生素控制感染。②胃溃疡患者慎用。

9.制剂和规格

盐酸溴己新片:8mg。针剂:2mL:4mg。

(三)羧甲司坦

1.其他名称

羧甲基半胱氨酸,羟甲半胱氨酸。

2.药理作用

羟甲司坦是黏液稀化剂,在细胞水平影响支气管腺体分泌,使黏液中黏蛋白的双硫键断裂,使低黏度的唾液黏蛋白分泌增加,高黏度的岩藻黏蛋白产生减少,可降低黏度,利于黏液排出。

3.体内过程

口服后广泛分布到肺组织,起效快,服后 4 小时可见明显疗效。

4.适应证

①慢性支气管炎、支气管哮喘、咽炎、喉头炎、肺结核、肺癌等呼吸道疾病引起的痰液黏稠、咳痰困难及有痰栓形成者。②小儿非化脓性中耳炎。

5.用法和用量

口服。成人,每次 0.25～0.5g,每日 3 次;儿童按体重一次 10mg/kg,每日 3 次,或遵医嘱。

6.不良反应

偶有轻度头晕、恶心、胃部不适、腹泻、胃肠道出血和皮疹。

7.禁忌证

消化道溃疡活动期患者。

8.药物相互作用

与可待因、复方桔梗片、右美沙芬等强镇咳药合用,导致痰液稀化,堵塞气道。

9.注意事项

①避免同时应用强镇咳药。②消化道溃疡史患者慎用

10.制剂和规格

①片剂:0.1g;0.25g;0.6g。②口服液:10mL:0.2g。

(四)厄多司坦

1.药理作用

厄多司坦是一种前体药物,结构中带有非游离的封闭的巯基,对局部黏蛋白无活性作用,

口服后经代谢产生三个含有游离巯基的代谢产物而发挥药理作用。①使支气管分泌物中黏蛋白的二硫键断裂，并改变分泌物组成和流变学性质，降低痰液黏度，改善受抑制的呼吸功能。②清除自由基，有效保护 α_1-抗胰蛋白酶免受烟尘诱发的氧化灭活作用，防止对肺弹性蛋白及中性粒细胞的损伤。③能明显增加 IgA/白蛋白、乳铁蛋白/白蛋白的比值，减弱局部炎症，增强和改善抗生素对支气管黏膜的渗透作用，有利于呼吸道各种炎症的治疗。

2.体内过程

本药口服后迅速被胃肠道吸收，并很快代谢转化为含有游离巯基（—SH）的 3 种代谢物，原形药和 3 种代谢物的半衰期分别为 1.3 小时、1.7 小时、2.6 小时和 2.2 小时，大剂量给药无药物蓄积作用。食物对本药的吸收、代谢和排泄影响很小。本药主要自肾小球滤过排出，排泄的原形药物及代谢产物分别约占给药总量的 30% 和 50%，粪便及胆汁排泄原型药物及代谢产物均为 4% 左右。

3.适应证

急性和慢性支气管炎痰液黏稠所致的呼吸道阻塞。

4.用法和用量

口服：成人每次 300mg，每日 2 次；儿童 100mg/kg，每日 2 次。

5.不良反应

偶见上腹部隐痛、腹泻、胃肠出血、口干，轻度轻微头痛、头晕。

6.禁忌证

①对本药过敏的患者。②严重肝、肾功能不全患者。③15 岁以下儿童。④妊娠期及哺乳期妇女。

7.药物相互作用

①与茶碱合用不影响各自的药动学。②避免与可待因、复方桔梗片等强效镇咳药同时应用。

8.注意事项

大剂量给药未发现药物蓄积和中毒现象，但是应该避免过量服用本药。

9.制剂和规格

①片剂：150mg。②胶囊：100mg；300mg。

（五）桃金娘油

1.其他名称

标准桃金娘油，桃金娘烯醇。

2.药理作用

本药为桃金娘科植物树叶的标准提取物，是一种脂溶性挥发油。①桃金娘油可重建上、下呼吸道的黏液纤毛清除系统的清除功能，从而稀化和碱化黏液，增强黏液纤毛运动，黏液移动速度显著增加，促进痰液排出。②桃金娘油具有抗炎作用，能通过减轻支气管黏膜肿胀而发挥舒张支气管的作用。③桃金娘油对细菌和真菌也具有杀菌作用。④桃金娘油能消除呼吸时的恶臭气味，令呼吸有清新感受。经持久用药后，呼吸道的慢性炎症可被改善或治愈。服用本药后排痰次数会增加。即使是有胃病的患者也能良好耐受。

3.体内过程

本药的剂型为口服肠溶胶囊，到达小肠后胶囊内药物才被释放。

4. 适应证

①急、慢性鼻炎及鼻窦炎,急、慢性气管炎和支气管炎。②鼻功能手术的术后治疗、支气管扩张、慢性阻塞性肺疾病。③支气管造影术后。

5. 用法和用量

口服:本药较宜在餐前 30 分钟用较多的凉开水送服。①4～10 岁儿童:服用儿童装,每次 120mg。②急性患者:每次 300mg,每日 3～4 次。③慢性患者:每次 300mg,每日 2 次。

6. 不良反应

本药即使在使用大剂量时也极少发生不良反应。极个别有胃肠道不适及原有的肾结石和胆结石的移动。偶有过敏反应,如皮疹、面部水肿、呼吸困难和循环障碍。

7. 禁忌证

对本药过敏的患者。

8. 注意事项

①本药不含糖,因而可用于糖尿病患者。②口服使用,勿将胶囊掰开或咀嚼服用。③可随乳汁排出。

9. 制剂和规格

胶囊:120mg;300mg。

(六)桉柠蒎

1. 药理作用

①使气管段分泌量增加,改善气管黏膜纤毛运动,促进呼吸道腺体的分泌作用,并使黏液移动速度增加有助痰液排出。②使咳嗽潜伏期延长。③具有抗炎作用,通过减轻支气管黏膜肿胀发挥舒张支气管作用。

2. 体内过程

口服给药后,桉柠蒎中的单萜成分快速吸收,代谢途径研究较少。柠檬烯主要通过尿液排泄。

3. 适应证

①急、慢性鼻炎、鼻窦炎;急性支气管炎、慢性支气管炎、肺炎、支气管扩张和肺脓肿等呼吸道疾病。②慢性阻塞性肺疾病、肺部真菌感染、肺结核等的痰液排除。

4. 用法和用量

口服。成人:急性患者每次 300mg,每日 3～4 次;慢性患者每次 300mg,每日 2 次。儿童:急性患者每次 120mg,每日 3～4 次;慢性患者每次 120mg,每日 2 次。本药宜于餐前半小时,凉开水送服,禁用热开水;不可打开或嚼破后服用。

5. 不良反应

不良反应轻微,偶有胃肠道不适及过敏反应,如皮疹、面部水肿、呼吸困难和循环障碍。

6. 禁忌证

对本药过敏的患者。

7. 制剂和规格

胶囊:300mg;120mg。

(七)福多司坦

1. 药理作用

本药属黏液溶解剂,对气管中分泌黏痰液的杯状细胞的过度形成有抑制作用,对高黏度的岩藻黏蛋白的产生有抑制作用,因而使痰液的黏滞性降低,易于咳出。本药还能增加浆液性气管分泌作用,对气管炎症有抑制作用。

2.体内过程

口服福多司坦 400mg,t_{max} 为 0.4 小时,C_{max} 为 $10\mu g/mL$,半衰期为 2.6 小时,24 小时的 AUC 为每小时 $23\mu g/mL$,在体内主要通过肝脏、肾脏代谢,主要通过尿液排泄,36 小时尿中原形药物含量<1%,主要代谢物为 N-乙酰基福多司坦。福多司坦的药代受进食的影响,进食后 t_{max} 延长,C_{max} 下降;但不受年龄的影响。本药与血浆蛋白几乎不结合。

3.适应证

支气管哮喘、慢性喘息性支气管炎、支气管扩张、肺结核、尘肺、慢性阻塞性肺气肿、非典型分枝杆菌病、肺炎、弥漫性支气管炎等呼吸道疾病的祛痰治疗。

4.用法和用量

口服。通常成年人每次 0.4g,每日 3 次,餐后服用,根据年龄、症状适当调整剂量。

5.不良反应

消化系统:食欲不振、恶心、呕吐、腹痛、胃痛、胃部不适、胃部烧灼感、腹胀、口干、腹泻、便秘等;感觉器官:耳鸣、味觉异常;精神神经系统:头痛、麻木、眩晕;泌尿系统:BUN 升高、蛋白尿;皮肤黏膜:皮疹、红斑、瘙痒、荨麻疹;Stevens-Johnson 症、中毒性表皮坏死症(Lyell 症)。肝功能损害:可出现伴有 AST、ALT、ALP 升高的肝功能损害;其他反应:发热、面色潮红、乏力、胸闷、尿频、惊悸、水肿。

6.禁忌证

对本药过敏的患者。

7.注意事项

①可能导致肝功能损害患者的肝功能进一步恶化。②可对心功能不全患者产生不良影响。

8.制剂和规格

①片剂:0.2g。②胶囊:0.2g。

第二节　镇咳药

一、可待因

1.其他名称

甲基吗啡。

2.药理作用

直接抑制延脑的咳嗽中枢而产生较强的镇咳作用,镇咳作用起效快,其镇咳作用为吗啡的 1/4,镇痛作用约为吗啡的 $1/12\sim1/7$,但强于一般解热镇痛药,其镇静、呼吸抑制、便秘、耐受性及成瘾性等作用均较吗啡弱。

3.体内过程

口服后吸收快而完全,生物利用度为 40%～70%,易于通过血—脑屏障,又能通过胎盘屏障,血浆蛋白结合率在 25%左右。口服后约 1 小时血药浓度达高峰,半衰期为 3～4 小时,主要在肝脏与葡萄糖醛酸结合,约 15% 去甲基后代谢为吗啡而发挥作用,其代谢产物主要经尿排泄。

4.适应证

①用于各种原因引起的干咳和刺激性咳嗽,尤适用于伴有胸痛的剧烈干咳。本药能抑制呼吸道腺体分泌和纤毛运动,故对有少量痰液的剧烈咳嗽,应与祛痰药并用。②可用于中度疼痛的镇痛。③局部麻醉和全身麻醉时的辅助用药,具有镇静作用。

5.用法和用量

①成人口服或皮下注射:每次 15~30mg,每日 3~4 次;或每日 30~90mg;缓释片剂每次 45mg,每日 2 次。极量:每次 100mg,每日 250mg。②儿童可经口服,每次 0.5~1.0mg/kg,每日 3 次或每日按体重 3mg/kg。

6.不良反应

大剂量明显抑制呼吸中枢,单次口服剂量超过 60mg 时,某些患者可出现烦躁不安等中枢神经兴奋症状,如头晕、嗜睡、昏迷、烦躁、精神错乱、瞳孔针尖样缩小、瘙痒、共济失调、皮肤肿胀、癫痫、低血压、心动过缓、呼吸微弱、神志不清、呼吸深度抑制、发绀、少尿、体温下降、皮肤湿冷和肌无力。小儿过量可致惊厥,可用纳洛酮对抗。也可出现便秘、恶心、呕吐。

7.禁忌证

痰多黏稠患者。

8.药物相互作用

①与美沙酮或其他吗啡类药合用时,可加重中枢性呼吸抑制作用。②丙烯吗啡能拮抗可待因的镇痛作用和中枢性呼吸抑制作用。③与全麻药或其他中枢神经系统抑制药合用时,可加重中枢性呼吸抑制及产生低血压。④与肌松药合用时,呼吸抑制更为显著。⑤长期饮酒或正在应用其他肝药酶诱导剂时,尤其是巴比妥类或其他抗痉挛药的患者,连续服用,有发生肝毒性的危险。⑥不宜与优降宁等单胺氧化酶抑制剂合用,以免影响血压。⑦与抗胆碱药合用时,可加重便秘或尿潴留。⑧与抗凝血药合用,可增加抗凝血作用,故要调整抗凝血药的用量。⑨与抗病毒药齐多夫定合用会增加毒性,应避免同时服用。⑩与氯霉素同用时可增加其毒性;奎尼丁可抑制可待因的镇痛功效。

9.注意事项

①与其他阿片类镇痛药相似,长期应用可产生耐受性和药物依赖性。②本药可通过胎盘屏障,使用后致胎儿产生药物依赖,引起新生儿的戒断症状如过度啼哭、打喷嚏、打呵欠、腹泻、呕吐等,故妊娠期间禁用。分娩期应用本药可引起新生儿呼吸抑制。③缓释片必须整片吞服,不可嚼碎或掰开。④有少量痰液的剧烈咳嗽,应与祛痰药并用。⑤支气管哮喘、急腹症、胆结石、原因不明的腹泻、脑外伤或颅内病变、前列腺肥大、肝功能不全、肾功能不全等情况应慎用。

10.制剂和规格

①普通片剂:15mg;30mg。②缓释片剂:45mg。③注射液:1mL:15mg;1mL:30mg。④糖浆剂:0.5%:10mL;100mL。⑤含有可待因的复方制剂:可愈糖浆:每 10mL 溶液中含磷酸可待因 20mg、愈创木酚甘油醚 200mg。菲迪克止咳糖浆:每 5mL 溶液中含磷酯可待因 5mg、盐酸麻黄碱 7mg、愈创木酚磺酸钾 70mg、盐酸曲普利定 0.7mg。联邦小儿止咳糖浆:每 5mL 溶液中含磷酸可待因 5mg、盐酸异丙嗪 5mg、盐酸麻黄碱 4mg、愈创木酚磺酸钾 50mg。

联邦止咳糖露浆:每 5mL 溶液中含磷酸可待因 5mg、盐酸麻黄碱 4mg、氯苯那敏 1mg、氯化铵 110mg。

二、福尔可定

1.其他名称

吗啉吗啡。

2.药理作用

本药与磷酸可待因相似具有中枢性镇咳作用,也有镇静和镇痛作用,但成瘾性较磷酸可待因弱。

3.适应证

①剧烈干咳。②中等度疼痛。

4.用法和用量

口服:每次 5~10mg;每日 3~4 次。极量,一日 60mg。

5.不良反应

偶见恶心、嗜睡等不良反应。有依赖性。

6.禁忌证

痰多者。

7.注意事项

新生儿和儿童易于耐受此药,不致引起便秘和消化紊乱。

8.制剂和规格

①片剂:5mg;10mg;15mg;30mg。②复方福尔可定口服溶液:每 1mL 溶液中含福尔可定 1.0mg、盐酸苯丙烯啶 0.12mg、盐酸伪麻黄碱 3.0mg、愈创木酚甘油醚 10.0mg、海葱流浸液 0.001mL、远志流浸液 0.001mL。③复方福尔可定口服液:每支 10mL 含福尔可定 10mg、盐酸伪麻黄碱 30mg、马来酸氯苯那敏 4mg。

三、喷托维林

1.药理作用

①对咳嗽中枢有选择性抑制作用,还有轻度的阿托品样作用和局麻作用。②大剂量对支气管平滑肌有解痉作用,故兼有中枢性和末梢性镇咳作用。③其镇咳作用的强度约为可待因的 1/3,但无成瘾性。一次给药作用可持续 4~6 小时。

2.适应证

上呼吸道感染引起的无痰干咳和百日咳。

3.用法和用量

成人,口服每次 25mg,每日 3~4 次;小儿,5 岁以上每次口服 6.25~12.5mg,每日 2~3 次。

4.不良反应

偶有轻度头晕、口干、恶心、腹胀、便秘等不良反应,乃其阿托品样作用所致。

5.禁忌证

①呼吸功能不全患者。②心力衰竭患者。③因尿道疾病而导致的尿潴留者。④妊娠及

哺乳期妇女。

6. 药物相互作用

与异戊巴比妥、丁螺环酮、溴苯那敏、水合氯醛等合用,本药中枢神经系统和呼吸系统抑制作用增强。

7. 注意事项

①青光眼及心功能不全伴有肺淤血的患者慎用。②痰多者宜与祛痰药合用。

8. 制剂和规格

①片剂:25mg。②滴丸:25mg。③冲剂:10g。④糖浆:0.145%;0.2%;0.25%。⑤喷托维林氯化铵糖浆:每100mL内含喷托维林0.2g,氯化铵3g。⑥喷托维林愈创甘油醚片:含枸橼酸喷托维林25mg,愈创甘油醚0.15g。

四、苯丙哌林

1. 其他名称

二苯哌丙烷。

2. 药理作用

①本药为非麻醉性镇咳剂,具有较强镇咳作用,其作用较可待因强2～4倍。②本药除抑制咳嗽中枢外,还可阻断肺—胸膜的牵张感受器产生的肺—迷走神经反射,并具有罂粟碱样平滑肌解痉作用,故其兼具中枢性和末梢性镇咳作用。③本药不抑制呼吸,不引起胆道及十二指肠痉挛或收缩,不引起便秘,未发现耐受性及成瘾性。

3. 体内过程

本药口服易吸收,服后15～20分钟即生效,镇咳作用可持续4～7小时。

4. 适应证

急性支气管炎及各种原因如感染、吸烟、刺激物、过敏等引起的咳嗽,对刺激性干咳效佳。

5. 用法和用量

成人:口服每次20～40mg,每日3次;缓释片每次1片,每日2次。儿童用量酌减。

6. 不良反应

偶见口干、胃部烧灼感、食欲不振、乏力、头晕和药疹等不良反应。

7. 禁忌证

对本药过敏的患者。

8. 注意事项

①本药对口腔黏膜有麻醉作用,服用时需整片吞服,切勿嚼碎,以免引起口腔麻木。②妊娠期妇女应在医师指导下应用。③用药期间若出现皮疹应停药。④严重肺功能不全患者、痰液过多且黏稠者、大咯血患者慎用。

9. 制剂和规格

①片剂(胶囊):20mg。②泡腾片:20mg。③缓释片:40mg。④口服液:10mL：10mg;10mL：20mg。⑤冲剂:每袋20mg。

五、二氧丙嗪

1. 其他名称

双氧异丙嗪。

2. 药理作用

①本药具有较强的镇咳作用。②具有抗组胺、解除平滑肌痉挛、抗炎和局部麻醉作用,还可增加免疫功能,尤其是细胞免疫。未见耐药性与成瘾性。

3. 体内过程

多于服药后 30～60 分钟显效,作用持续 4～6 小时或更长。

4. 适应证

①用于慢性支气管炎,镇咳疗效显著。双盲法对照试验指出,本药 10mg 的镇咳作用与可待因 15mg 相当。②可用于过敏性哮喘、荨麻疹、皮肤瘙痒症等。

5. 用法和用量

①口服:每次 5mg,每日 2～3 次;极量:每次 10mg,每日 30mg。②直肠给药:每次 10mg,每日 2 次。

6. 不良反应

常见困倦、乏力等不良反应。部分患者可有嗜睡。

7. 禁忌证

高空作业及驾驶车辆、操纵机器者。

8. 药物相互作用

①与降压药合用有协同作用。②与三环类抗抑郁药合用,二者的血药浓度均增加。

9. 注意事项

①治疗量与中毒量接近,不得超过极量。②癫痫、肝功能不全者慎用。

10. 制剂和规格

①片剂:5mg。②颗粒剂:3g(含 1.5mg 二氧丙嗪)。③栓剂:2.5mg;10mg。

六、右美沙芬

1. 其他名称

美沙芬,溴化氢美沙酚,石甲吗喃,右美啡烷,氢溴酸美沙芬,右甲吗喃。

2. 药理作用

①本药为吗啡类左吗喃甲基醚的右旋异构体,通过抑制延髓咳嗽中枢而发挥中枢性镇咳作用。其镇咳强度与可待因相等或略强。②无镇痛作用,长期应用未见耐受性和成瘾性。治疗剂量不抑制呼吸,作用快且安全。

3. 体内过程

口服吸收好,15～30 分钟起效,作用可维持 3～6 小时。血浆中原形药物浓度很低。药物在肝脏代谢,以原形药物或代谢物由尿液中排出,其主要活性代谢产物 3-甲氧吗啡烷在血浆中浓度高,半衰期为 5 小时。

4. 适应证

上呼吸道感染、急性或慢性支气管炎、支气管哮喘、咽喉炎、肺炎、胸膜炎、肺结核、肿瘤等引起的干咳或刺激性干咳。

5. 用法和用量

成人:口服每次 15～30mg,每日 3 次。一日最大剂量 120mg。

6. 不良反应

偶有头晕、轻度嗜睡、口干、便秘等不良反应。

7. 禁忌证

①妊娠 3 个月内妇女。②有精神病史者。

8. 药物相互作用

①与奎尼丁、胺碘酮合用,可增高本药的血药浓度,出现中毒反应。②与氟西汀、帕罗西汀合用,可加重本药的不良反应。③与单胺氧化酶抑制剂并用,可致高热、昏迷等症状。④与其他中枢抑制药合用,可增强本药的中枢抑制作用。⑤酒精可增强本药的中枢抑制作用。

9. 注意事项

痰多患者慎用。

10. 制剂和规格

①普通片剂:10mg;15mg。②分散片:15mg。③缓释片:15mg;30mg。④胶囊:15mg。⑤颗粒剂:7.5mg;15mg。⑥糖浆:20mL:15mg;100mL:150mg。⑦注射剂:5mg。⑧复方美沙芬片:每片含对乙酰氨基酚 0.5g、氢溴酸右美沙芬 15mg、盐酸苯丙醇胺12.5mg、氯苯那敏 2mg。⑨复方氢溴酸右美沙芬糖浆:每 10mL 中内含氢溴酸右美沙芬 30mg、愈创木酚甘油醚 0.2g。

七、苯佐那酯

1. 其他名称

苯佐拉酯。

2. 药理作用

本药化学结构与丁卡因相似,故具有较强的局部麻醉作用。吸收后分布于呼吸道,对肺脏的牵张感受器及感觉神经末梢有明显抑制作用,抑制肺-迷走神经反射,从而阻断咳嗽反射的传入冲动,产生镇咳作用。本药镇咳作用强度略低于可待因,但不抑制呼吸,支气管哮喘患者用药后,反能使呼吸加深加快,每分钟通气量增加。

3. 体内过程

口服后 10～20 分钟开始产生作用,持续 2～8 小时。

4. 适应证

急性支气管炎、支气管哮喘、肺炎、肺癌引起的刺激性干咳、阵咳等。

5. 用法和用量

口服,每次 50～100mg,每日 3 次。

6. 不良反应

有时可引起嗜睡、恶心、眩晕、胸部紧迫感和麻木感、皮疹等不良反应。

7. 禁忌证

多痰患者。

8. 注意事项

①有时可引起嗜睡、恶心、眩晕、胸部紧迫感和麻木感、皮疹等不良反应。②服用时勿嚼碎,以免引起口腔麻木。

9.制剂和规格

①糖衣丸:25mg;50mg。②胶囊:25mg;50mg;100mg。

八、普诺地嗪

1.其他名称

哌乙噁唑。

2.药理作用

普诺地嗪为外周性镇咳药。与可待因相仿,但无成瘾性。兼有平滑肌解痉作用和局部麻醉作用,无呼吸中枢抑制作用。

3.体内过程

普诺地嗪口服后吸收迅速、完全,口服后 20～30 分钟内产生作用,可持续 4～8 小时。药物在肝脏代谢,然后以原型药物或代谢物由尿液中排出,$t_{1/2}$ 为 6 小时。

4.适应证

①上呼吸道感染、慢性支气管炎、支气管肺炎、哮喘及肺气肿所致咳嗽。②与阿托品并用于气管镜检查。

5.用法和用量

口服。成人每次 100mg;儿童每次 25～50mg。每日 3 次。

6.不良反应

少见。

7.注意事项

服用时不可嚼碎,以免引起口腔黏膜麻木感。

8.制剂和规格

片剂:25mg;100mg。

第三节　平喘药

一、β肾上腺素受体激动药

(一)麻黄碱

1.其他名称

麻黄素。

2.药理作用

可直接激动肾上腺素受体,也可通过促使肾上腺素能神经末梢释放去甲肾上腺素而间接激动肾上腺素受体,对 α 和 β 受体均有激动作用。①心血管系统:使皮肤、黏膜和内脏血管收缩,血流量减少;冠脉和脑血管扩张,血流量增加。②支气管:松弛支气管平滑肌,其 α 效应还可使支气管黏膜血管收缩,减轻充血水肿,有利于改善小气道阻塞。但长期应用反致黏膜血管过度收缩,毛细血管压增加,充血水肿反加重。此外,α 效应尚可加重支气管平滑肌痉挛。③中枢神经系统:兴奋大脑皮质和皮质下中枢,产生精神兴奋、失眠、不安和震颤等。

3.体内过程

口服后易自肠吸收,可通过血脑屏障,吸收后仅少量脱胺氧化,79%以原形经尿排泄。作用较肾上腺素弱而持久,半衰期为3～4小时。

4.适应证

①预防支气管哮喘发作和缓解轻度哮喘发作,对急性重度哮喘发作疗效不佳。②蛛网膜下腔麻醉或硬膜外麻醉引起的低血压及慢性低血压症。③鼻黏膜充血、肿胀引起的鼻塞。

5.用法和用量

(1)支气管哮喘:口服,每次15～30mg,每日45～90mg;极量,每次60mg,每日150mg。皮下或肌内注射,每次15～30mg,每日45～60mg;极量,每次60mg,每日150mg。

(2)蛛网膜下腔麻醉或硬膜外麻醉时维持血压:麻醉前皮下或肌内注射20～50mg。

(3)慢性低血压症,每次口服20～50mg,每日2～3次。

(4)解除鼻黏膜充血、水肿,以0.5%～1%溶液滴鼻。

6.不良反应

大量长期使用可引起震颤、焦虑、失眠、头痛、心悸、出汗。晚间服用时,常加服镇静催眠药如苯巴比妥以防失眠。

7.禁忌证

甲状腺功能亢进症、高血压、动脉粥样硬化、心绞痛等患者。

8.药物相互作用

①麻黄碱与巴比妥类、苯海拉明、氨茶碱合用,通过后者的中枢抑制、抗过敏、抗胆碱、解除支气管痉挛及减少腺体分泌作用。②忌与优降宁等单胺氧化酶抑制剂合用,以免引起血压过高。

9.注意事项

短期反复使用可致快速耐受现象,作用减弱,停药数小时可恢复。

10.制剂和规格

①片剂:15mg;25mg;30mg。②注射液:1mL:30mg;1mL:50mg。③滴鼻剂:0.5%(小儿);1%(成人);2%(检查、手术或止血时用)。

(二)异丙肾上腺素

1.其他名称

异丙基肾上腺素,异丙肾,盐酸异丙肾上腺素,喘息定,治喘灵,治喘宁,硫酸异丙肾上腺素。

2.药理作用

①作用于心脏 β_1 受体,使心收缩力增强,心率加快,传导加速,心排血量和心肌耗氧量增加。②作用于血管平滑肌 β_2 受体,使骨骼肌血管明显舒张,肾、肠系膜血管及冠状动脉也不同程度舒张,血管总外周阻力降低。③作用于支气管平滑肌 β_2 受体,使支气管平滑肌松弛。④促进糖原和脂肪分解,增加组织耗氧量。

3.体内过程

本药口服无效。临床多采用气雾吸入给药,也可舌下含服,在2～5分钟内经舌下静脉丛吸收而迅速奏效。其生物利用度为80%～100%。有效血浓度为0.5～2.5mg/mL,Vd为0.7L/kg。在肝脏与硫酸结合,在其他组织被儿茶酚氧位甲基转移酶甲基化代谢灭活。静脉给药后,尿中排泄原形药物和甲基化代谢产物各占 50%。气雾吸入后,尿中排泄物全部为甲基化代谢产物。

4.适应证

①支气管哮喘。②心脏骤停。③房室传导阻滞。④休克。

5.用法和用量

(1)支气管哮喘:①舌下含服,成人,每次 10~15mg,每日 3 次;极量,每次 20mg,每日 60mg。②气雾剂吸入,每次 0.1~0.4mg;极量,每次 0.4mg,每日 2.4mg。重复使用的间隔时间不应少于 2 小时。3 岁以上小儿常用量:0.25%喷雾吸入。

(2)心脏骤停:心腔内注射 0.5~1mg。

(3)房室传导阻滞:Ⅱ度者采用舌下含片,每次 10mg,每 4 小时 1 次;Ⅲ度者如心率低于 40 次/分钟,可用 0.5~1mg 溶于 5%葡萄糖注射液 200~300mL 缓慢静脉滴注。

(4)休克:以 0.5~1mg 加于 5%葡萄糖注射液 200mL 中,静脉滴注,滴速每分钟 0.5~2μg,根据心率调整滴速,使收缩压维持在 12kPa(90mmHg),脉压在 2.7kPa(20mmHg)以上,心率 120 次/分钟以下。

6.不良反应

①常见心悸、头痛、头晕、喉干、恶心、软弱无力及出汗等不良反应。②在已有明显缺氧的哮喘患者,用量过大,易致心肌耗氧量增加,易致心律失常,甚至可致室性心动过速及心室颤动。成人心率超过 120 次/分钟,小儿心率超过 140 次/分钟,应慎用。

7.禁忌证

冠心病、心绞痛、心肌梗死、嗜铬细胞瘤及甲状腺功能亢进患者禁用。

8.药物相互作用

①与其他拟肾上腺素药有相加作用,但不良反应也增多。②与普萘洛尔合用,可拮抗本药的作用。③三环类抗抑郁药丙咪嗪、丙卡巴肼可增加本药的不良反应。④与洋地黄类药物合用,可加剧心动过速。⑤钾盐引起血钾增高,增强本药对心肌的兴奋作用,易致心律失常,禁止合用。⑥与茶碱合用可降低茶碱的血药浓度。

9.注意事项

①舌下含服时,宜将药片嚼碎含于舌下,否则达不到速效。②过多、反复应用气雾剂可产生耐受性,此时,不仅 β 受体激动药之间有交叉耐受性,而且对内源性肾上腺素能递质也产生耐受性,使支气管痉挛加重,疗效降低,甚至增加死亡率。故应限制吸入次数和吸入量。

10.制剂和规格

①片剂:10mg。②气雾剂:0.25%。③注射液:2mL∶1mg。④复方盐酸异丙肾上腺素气雾剂:每瓶含盐酸异丙肾上腺素 56mg 和愈创甘油醚 70mg,按盐酸异丙肾上腺素计算,每次喷雾吸入 0.1~0.4mg,每次极量 0.4mg,每日 2.4mg。

(三)沙丁胺醇

1.其他名称

舒喘灵,索布氨,阿布叔醇,羟甲叔丁肾上腺素,柳丁氨醇。

2.药理作用

沙丁胺醇选择性 β_2 受体激动药,能选择性激动支气管平滑肌的 β_2 受体,有较强的支气管扩张作用。对于哮喘患者,其支气管扩张作用比异丙肾上腺素强约 10 倍。

3.体内过程

口服生物利用度为 30％,服后 15～30 分钟生效,2～4 小时作用达高峰,持续 6 小时以上。气雾吸入的生物利用度为 10％,吸入后 1～5 分钟生效,1 小时作用达高峰,可持续 4～6 小时,维持时间也为同等剂量异丙肾上腺素的 3 倍。Vd 为 1L/kg。大部分在肠壁和肝脏代谢,进入循环的原形药物少于 20％。主要经肾排泄。

4.适应证

支气管哮喘、哮喘型支气管炎和肺气肿患者的支气管痉挛。

5.用法和用量

①口服:成人,每次 2～4mg,每日 3 次。②气雾吸入:每次 0.1～0.2mg(即喷吸 1～2 次),必要时每 4 小时重复 1 次,但 24 小时内不宜超过 8 次。粉雾吸入,成人每次吸入 0.4mg,每日 3～4 次。③静脉注射:每次 0.4mg,用 5％葡萄糖注射液 20mL 或氯化钠注射液 2mL 稀释后缓慢注射。④静脉滴注:每次 0.4mg,用 5％葡萄糖注射液 100mL 稀释后滴注。⑤肌内注射:每次 0.4mg,必要时 4 小时可重复注射。

6.不良反应

偶见恶心、头痛、头晕、心悸、手指震颤等不良反应。剂量过大时,可见心动过速和血压波动。一般减量即恢复,严重时应停药。罕见肌肉痉挛、过敏反应。

7.禁忌证

对本药及其他肾上腺素受体激动药过敏者。

8.药物相互作用

①与其他肾上腺素受体激动药或茶碱类药物合用,其支气管扩张作用增强,但不良反应也可能加重。②β 受体阻滞药如普萘洛尔能拮抗本药的支气管扩张作用,故不宜合用。③单胺氧化酶抑制剂、三环抗抑郁药、抗组胺药、左甲状腺素等可增加本药的不良反应。④与甲基多巴合用时可致严重急性低血压反应。⑤与强心苷类药物合用,可增加强心苷诱发心动过速的危险性。⑥在产科手术中与氟烷合用,可加重宫缩无力,引起大出血。

9.注意事项

①心血管功能不全、高血压、糖尿病、甲状腺功能亢进患者及妊娠期妇女慎用。②对氟利昂过敏者禁用本药气雾剂。③长期用药可形成耐受性,疗效降低,且可能使哮喘加重。④本药缓释片不能咀嚼,应整片吞服。

10.制剂和规格

①片剂(胶囊):0.5mg;2mg。②缓释片(胶囊):4mg;8mg。③气雾剂:溶液型,药液浓度 0.2％(g/g);混悬型,药液浓度 0.2％(g/g)。④粉雾剂胶囊:0.2mg;0.4mg,用粉雾吸入器吸入。⑤注射液:2mL∶0.4mg。

(四)特布他林

1.其他名称

间羟叔丁肾上腺素,间羟舒喘灵,间羟舒喘宁,间羟嗽必妥,叔丁喘宁。

2.药理作用

本药为选择性 β_2 受体激动药,其支气管扩张作用与沙丁胺醇相近。对于哮喘患者,本药 2.5mg 的平喘作用与 25mg 麻黄碱相当。动物或人的离体实验证明,其对心脏 β_1 受体的作用极小,但大量或注射给药仍有明显心血管系统不良反应。

3.体内过程

口服生物利用度为 15%,约 30 分钟出现平喘作用,血浆蛋白结合率为 25%。2~4 小时作用达高峰,可持续 4~7 小时。Vd 为 1.4L/kg。皮下注射或气雾吸入后 5~15 分钟生效,0.5~1 小时作用达高峰,作用维持 1.5~4 小时。

4.适应证

①支气管哮喘、哮喘型支气管炎和慢性阻塞性肺部疾患时的支气管痉挛。②预防早产。③胎儿窒息。

5.用法和用量

①口服:成人,每次 1.25~5mg,每日 3 次,一日总量不超过 15mg。②静脉注射:每次 0.25mg,如 15~30 分钟无明显临床改善,可重复注射一次,但 4 小时中总量不能超过 0.5mg。③气雾吸入:成人,每次 0.25~0.5mg,每日 3~4 次。

6.不良反应

少数病例可见手指震颤、头痛、头晕、失眠、心悸及胃肠障碍,偶见血糖及血乳酸升高。口服 5mg 时,手指震颤发生率可达 20%~33%。故应以吸入给药为主,只在重症哮喘发作时才考虑静脉应用。

7.禁忌证

①对本药及其他肾上腺素受体激动药过敏者。②严重心功能损害者。

8.药物相互作用

①与其他肾上腺素受体激动药合用可使疗效增加,但不良反应也增多。②β 受体阻滞药如普萘洛尔、醋丁洛尔、阿替洛尔、美托洛尔等可拮抗本药的作用,使疗效降低,并可致严重的支气管痉挛。③与茶碱类药合用,可增加松弛支气管平滑肌作用,但心悸等不良反应也增加。④单胺氧化酶抑制药、三环抗抑郁药、抗组胺药、左甲状腺素等可增加本药的不良反应。

9.注意事项

高血压、冠心病、糖尿病、甲状腺功能亢进、癫痫患者及妊娠期妇女慎用。

10.制剂和规格

①片剂:1.25mg;2.5mg;5mg。②胶囊:1.25mg;2.5mg。③注射剂:1mL：0.25mg。④气雾剂:200 喷：50mg;400 喷：100mg。⑤粉雾剂:0.5mg(每吸)。

(五)氯丙那林

1.其他名称

邻氯异丙肾上腺素。

2.药理作用

选择性 β_2 受体激动药,但其对 β_2 受体的选择性低于沙丁胺醇。有明显的支气管扩张作用,对心脏的兴奋作用较弱,仅为异丙肾上腺素的 1/3。

3.体内过程

口服后 15~30 分钟生效,约 1 小时达最大效应,作用维持 4~6 小时。气雾吸入 5 分钟左右即可见哮喘症状缓解。

4.适应证

用于支气管哮喘、哮喘型支气管炎、慢性支气管炎合并肺气肿,可止喘并改善肺功能。

5.用法和用量

①口服,每次 5～10mg,每日 3 次。预防夜间发作可于睡前服 5～10mg。②气雾吸入,每次 6～10mg。

6.不良反应

用药初 1～3 日,个别患者可见心悸、手指震颤、头痛及胃肠道反应。继续服药,多能自行消失。

7.禁忌证

对本药过敏的患者。

8.药物相互作用

①与茶碱类及抗胆碱能支气管扩张药合用,其支气管扩张作用增强,不良反应也增强。②与其他肾上腺素 β₂ 受体激动药有相加作用,但不良反应(如手指震颤等)也增多。③β 受体阻滞药如普萘洛尔可拮抗本药的作用。④三环类抗抑郁药可能增强其作用。

9.注意事项

心律失常、高血压、肾功能不全、甲状腺功能亢进及老年患者慎用。

10.制剂和规格

①片剂:5mg;10mg。②气雾剂:2%溶液。③复方氯喘通(复方氯丙那林)片:每片含盐酸氯丙那林 5mg、盐酸溴己新 10mg、盐酸去氯羟嗪 25mg。用于祛痰、平喘、抗过敏,每次 1 片,每日 3 次。

(六)福莫特罗

1.药理作用

①本药为长效选择性 β₂ 受体激动药,对支气管的松弛作用较沙丁胺醇强且较持久,其作用机制可能是刺激肾上腺素能 β₂ 受体而使气管平滑肌中的 cAMP 上升。②本药尚具有明显的抗炎作用,这是其他选择性 β₂ 受体激动药所没有的。③能抑制人嗜碱粒细胞与肥大细胞由过敏或非过敏因子介导的组胺释放。对吸入组胺引起的微血管渗漏与肺水肿也有明显保护作用。

2.体内过程

本药口服吸收迅速,0.5～1 小时血药浓度达峰值,半衰期为 2 小时。口服 80μg,4 小时后支气管扩张作用最强。吸入后约 2 分钟起效,19 分钟达高峰,单剂量吸入后作用持续 12 小时左右。本药与血浆蛋白结合率为 50%。通过葡萄糖醛酸化和氧位去甲基代谢后,部分经尿排泄,部分经胆汁排泄,提示有肝肠循环。

3.适应证

①慢性哮喘与慢性阻塞性肺病的维持治疗与预防发作。②预防运动性哮喘的发作。

4.用法和用量

①口服:成人每次 40～80μg,每日 2 次。②气雾吸入:成人每次 4.5～9μg,每日 2 次。

5.不良反应

偶见心动过速、室性期前收缩、面部潮红、胸部压迫感、头痛、头晕、发热、嗜睡、盗汗、震颤、腹痛、皮疹等。

6.禁忌证

①对本药过敏的患者。②急性支气管痉挛患者。

7.药物相互作用

①本药与肾上腺素、异丙肾上腺素合用时,易致心律不齐,甚至引起心脏骤停。②本药与茶碱、氨茶碱、肾上腺皮质激素、利尿药(呋喃苯胺酸、安体舒通等)合用,可能因低血钾引起心律不齐。③与洋地黄类药物合用,可增加洋地黄诱发心律失常的危险性。④与单胺氧化酶抑制药合用,可增加室性心律失常发生率,并可加重高血压。⑤本药可增强泮库溴胺、维库溴胺神经肌肉阻滞作用。

8.注意事项

①高血压、甲状腺功能亢进症、心脏病及糖尿病患者慎用。妊娠期及哺乳期妇女慎用。②与肾上腺素及异丙肾上腺素等儿茶酚胺类合用时可诱发心律失常,甚至心搏停止,应避免合用。

9.制剂和规格

①片剂:20μg;40μg。②干糖浆:20μg;0.5g。③气雾剂:60 喷(每喷含本药 9μg)。④干粉吸入剂:1g:10mg,每吸 4.5μg,60 吸/支;1g:20mg,每吸 9.0μg,60 吸/支。

(七)克仑特罗

1.其他名称

氨必妥,胺双氯喘通,盐胺双氯醇胺。

2.药理作用

本药强效选择性 β_2 受体激动药,其松弛支气管平滑肌作用强而持久,但对心血管系统影响较小。其支气管扩张作用约为沙丁胺醇的 100 倍,故用药量极小。

3.体内过程

本药口服后 10～20 分钟起效,2～3 小时达最高血浆浓度,作用维持 5 小时以上。气雾吸入 5～10 分钟起效,作用维持 2～4 小时。直肠给药后 10～30 分钟起效,作用维持 8～24 小时。

4.适应证

用于防治支气管哮喘以及哮喘型慢性支气管炎、肺气肿等呼吸系统疾病所致的支气管痉挛。

5.用法和用量

①口服:每次 20～40μg,每日 3 次。②舌下含服:每次 60～120μg;先舌下含服,待哮喘缓解后,将所余部分用温开水送下。③气雾吸入:每次 10～20μg,每日 3～4 次。④直肠给药:每次 60μg,每日 2 次,也可用于睡前给药 1 次。

6.不良反应

少数患者可见轻度心悸、手指震颤、头晕等不良反应,一般于用药过程中自行消失。

7.禁忌证

对本药过敏的患者。

8.注意事项

心律失常、心动过速、高血压和甲状腺功能亢进患者慎用。

9.制剂和规格

①片剂:20μg;40μg。②膜剂:60μg;120μg(其中 1/3 为速效膜,2/3 为缓释长效膜)。③气雾剂每瓶 2mg。④肛门栓剂:每个 60μg。

（八）丙卡特罗

1. 其他名称

异丙喹喘宁。

2. 药理作用

①本药为 β_2 受体激动药，对支气管平滑肌的 β_2 肾上腺素受体有较高的选择性，从而起到舒张支气管平滑肌的作用。②具有一定的抗过敏作用和促进呼吸道纤毛运动的作用。

3. 体内过程

口服 5 分钟内开始起效，1.5 小时左右作用最强，可持续 6～8 小时，消除半衰期为 8.4 小时。总尿中排泄量为 10％。

4. 适应证

①对于过敏原诱发的支气管哮喘有较好的疗效。②用于治疗呼吸道阻塞引起的呼吸困难、支气管哮喘、喘息性支气管炎及肺气肿。

5. 用法和用量

①成人口服：每次 50％，每日 1～2 次。②6 岁以上儿童口服：每次 25μg，每日 1～2 次。儿童可依据年龄和体重适量增减。

6. 不良反应

常见有心悸、震颤，正常剂量用药时，发生率可达 10％～20％；也可见面部潮红、发热、头痛、眩晕、耳鸣、恶心、全身疲倦、鼻塞等，停药后即可恢复正常。

7. 禁忌证

对本药或肾上腺素受体激动药过敏的患者。

8. 药物相互作用

①本药与肾上腺素及异丙肾上腺素等儿茶酚胺类并用时会引起心律失常、心率增加，故应避免与上述药物并用。②并用茶碱类药时，可增加舒张支气管平滑肌作用，但不良反应也增加。③避免与单胺氧化酶抑制剂及三环类抗抑郁药同时应用。

9. 注意事项

①有可能引起心律失常，服用时应予注意。②甲状腺功能亢进、高血压、心脏病、糖尿病患者慎服。③妊娠期服用本药的安全性尚未确立，所以对孕妇或有可能妊娠的妇女应权衡利弊方可服用。④儿童用药，早产儿、新生儿、乳儿和幼儿服用的安全性尚未确立，慎用；老年患者用药应慎用或遵医嘱。

10. 制剂和规格

片剂：25μg；50μg。

（九）沙美特罗

1. 其他名称

施立碟。

2. 药理作用

本药为长效 β_2 受体激动药，作用持续时间长。①直接作用于呼吸道平滑肌受体，扩张平滑肌，增强纤毛的黏液清除功能。可产生 12 小时支气管扩张作用，有效控制夜间哮喘及运动诱发哮喘。②作用于炎症细胞表面的 β_2 受体，抑制炎症细胞的激活；并阻止肺组织释放组胺和白介素，抑制炎症介质。③抑制哮喘患者吸入抗原诱发的气道反应性增高和 IgE 引起的皮肤红斑反应。

3. 体内过程

本药吸收缓慢,在肺中发挥作用,吸入用药血浓度很低。

4. 适应证

①慢性支气管哮喘的预防和维持治疗,适于防治夜间哮喘发作。②慢性阻塞性肺疾病伴气道痉挛时的治疗。

5. 用法和用量

气雾吸入用药,每次 $50\mu g$,每日 2 次,严重者可加至每次 $100\mu g$;儿童每次 $25\mu g$,每日 2 次。

6. 不良反应

本药耐受性好,不良反应轻微。①最常见恶心、呕吐、倦怠、不适、肌痉挛、颤抖。②低血钾、心动过速、速发型过敏反应、异常的气道痉挛。③偶见震颤、心悸、头痛等不良反应。④极少见震颤反应,极少数患者吸入本药后发生咽喉痉挛、刺激或肿胀,表现喘鸣和窒息等。

7. 禁忌证

对本药过敏的患者。

8. 药物相互作用

①与茶碱类支气管扩张药合用可产生协同作用,合用时注意调整剂量。②与黄嘌呤衍生物、激素、利尿药合用,加重低血钾。③与单胺氧化酶抑制药合用,增加心悸、激动或躁狂发生的危险性,不宜合用。④与三环类抗抑郁药合用,会增强心血管兴奋性。⑤与非选择性 β 受体阻滞药合用,会降低本药的疗效。

9. 注意事项

①起效较慢,不能缓解急性发作,需与短效 β_2 受体激动药合用。②FDA 对本药的妊娠安全性分级为 C 级,孕妇、哺乳期妇女最好不用。③主动脉瓣狭窄、冠心病、高血压、心律失常、甲亢患者慎用。④本药不是口服或吸入皮质激素的代用品,而是补充其作用。⑤同其他吸入性药物一样,使用本药治疗后会出现异常的支气管痉挛反应,如出现喘鸣加剧,须立即停药。

10. 制剂和规格

①粉雾剂胶囊:$50\mu g$。②气雾剂:含本药 $25\mu g\times 120$ 揿。③碟式吸入剂:每盒含 15 个药碟,每个药碟有 4 个药泡,每个药泡含本药 $50\mu g$。

(十)班布特罗

1. 其他名称

巴布特罗。

2. 药理作用

①肾上腺素 β_2 受体激动药,舒张支气管平滑肌,达到平喘效果。②抑制肥大细胞释放炎性介质。

3. 体内过程

本药在体内转化为特布他林,口服盐酸班布特罗后,大约口服剂量的 20% 被吸收。吸收后被缓慢代谢成有活性的特布他林。盐酸班布特罗和中间代谢物对肺组织显示有亲和力,在肺组织内也进行盐酸班布特罗-特布他林的代谢。因此在肺中活性药物可以达到较高浓度。口服本药后,约 7 小时可以达到活性代谢物-特布他林的最大血浆浓度,半衰期为 17 小时。盐酸班布特罗及其代谢物,主要由肾脏排出。

4.适应证

支气管哮喘、慢性喘息性支气管炎、阻塞性肺气肿和其他伴有支气管痉挛的肺部疾病。

5.用法和用量

每晚睡前口服一次,成年人初始剂量为 10mg,根据临床效果,在用药 1～2 周后可增加到 20mg。肾功能不全的患者,初始剂量建议用 5mg。

6.不良反应

有震颤、头痛、强直性肌肉痉挛和心悸等,但本药较其他同类药物不良反应为轻。其强度与剂量正相关,在治疗最初 1～2 周内大多数不良反应自行消失。极少数人可能会出现转氨酶轻度升高及口干、头晕、胃部不适等。

7.禁忌证

对本药、特布他林及拟交感胺类药过敏的患者。

8.药物相互作用

①与其他拟交感神经类药合用作用加强,毒性增加。②不宜与肾上腺素能受体阻滞药(如普萘洛尔)合用。

9.注意事项

①对于患有高血压、心脏病、糖尿病或甲状腺功能亢进症的患者,应慎用。伴有糖尿病的哮喘患者使用本药时应加强血糖控制。②肝硬化或某些肝功能不全患者,不宜用本药。③患有肾功能不全的患者使用本药,初始剂量应当减少。④老年患者,初始剂量应当减少。

10.制剂和规格

①片剂:10mg;20mg。②口服液:10mL：10mg。

(十一)非诺特罗

1.药理作用

本药为间羟异丙肾上腺素的衍生物,对 β_2 受体有较强的激动作用,治疗量对心脏 β_1 受体较少影响。

2.适应证

用于支气管哮喘,对儿童支气管哮喘有较好的疗效。

3.用法和用量

①口服:每次 5～7.5mg,每日 3 次。儿童酌减。②气雾吸入:成人每次 0.2～0.4mg,每日 3～4 次;儿童每次 0.2mg,每日 3～4 次。

4.不良反应

较大剂量可致心悸、手指震颤、头痛等不良反应。

5.禁忌证

孕妇。

6.药物相互作用

肾上腺素能药物、抗胆碱能药、黄嘌呤衍生物和皮质激素类,可增强本药的作用。

7.注意事项

①口服本药 5mg 引起的支气管扩张作用与肺功能改善与 5mg 间羟叔丁肾上腺素类似,而几乎无心脏不良反应。加大剂量虽仍可增强其支气管扩张作用,但心血管不良反应和震颤

的发生率也增加。②一次气雾吸入本药 $200 \sim 400 \mu g$ 可产生持久的支气管扩张作用,而不良反应较少,再加大吸入量并不增强疗效,反增加其不良反应。③心绞痛、心律失常、心功能不全、高血压和甲状腺功能亢进、糖尿病患者慎用。

8.制剂和规格

①片剂:2.5mg。②气雾剂:0.5%溶液。

(十二)茚达特罗

1.药理作用

长效肾上腺素 β_2 受体激动药,舒张支气管平滑肌,达到平喘效果,疗效可以维持 24 小时。

2.体内过程

茚达特罗单剂或多剂吸入给药后,达到血清峰浓度的中位时间大约为 15 分钟。茚达特罗主要以原形药物的形式(占给药剂量的 54%)排泄到粪便中,其次是羟基化茚达特罗代谢产物(占给药剂量的 23%),泌尿途径对全身清除的贡献非常低。

3.适应证

成人慢性阻塞性肺疾病(COPD)。

4.用法和用量

每次使用药粉吸入器吸入一粒 $150 \mu g$ 胶囊的内容物,每日 1 次。

5.不良反应

最常见的不良反应有鼻咽炎、上呼吸道感染、咳嗽、头痛及肌肉痉挛。大多数不良反应为轻度或中度,不良反应发生率随治疗继续而降低。

6.禁忌证

①未使用长期哮喘控制药物的哮喘患者。②对茚达特罗或其他辅料过敏的患者。③支气管痉挛急性发作患者。

7.药物相互作用

①拟交感神经药物与其他拟交感神经药物合用,可能会使本药的不良反应增加。②致低血钾的药物 β_2 肾上腺素受体激动药与甲基黄嘌呤衍生物、类固醇或非留钾利尿药合用可能会增强潜在的低血钾效应。③与单胺氧化酶抑制剂、三环类抗抑郁药或其他已知能够延长 QTc 间期的药物合用,可能增强肾上腺素受体激动药对心血管系统的效应。

8.注意事项

①妊娠期和哺乳期妇女慎用。②长效 β_2 肾上腺素受体激动药可能增加哮喘相关死亡的风险。尚未明确本药在哮喘患者中的安全性和有效性,因此不适用于哮喘的治疗。

9.制剂和规格

吸入粉雾剂:$150 \mu g$。

二、M 胆碱受体阻滞药

(一)异丙托溴铵

1.其他名称

异丙阿托品,异丙托溴铵,溴化异丙托品,异丙托品。

2.药理作用

一种对支气管平滑肌有较高选择性的强效抗胆碱药,松弛支气管平滑肌作用较强,对呼吸道腺体和心血管系统的作用不明显。其扩张支气管的剂量仅及抑制腺体和加快心率剂量的 $1/20 \sim 1/10$。

3. 体内过程

吸入给药时,吸入剂量的 $10\% \sim 30\%$ 通常沉积在肺内。沉积在肺内的部分迅速入血液循环,全身生物利用度是吸入剂量的 $7\% \sim 28\%$。药物与血浆蛋白有少量结合。终末消除期的半衰期约为 1.6 小时。全身可利用剂量的 60% 从肝脏代谢降解排泄,40% 从肾脏排泄。

4. 适应证

支气管哮喘和哮喘型慢性支气管炎。

5. 用法和用量

①气雾吸入:每次 $40 \sim 80\mu g$,每日 $4 \sim 6$ 次。②雾化吸入:每次 $100 \sim 500\mu g$,0.9%氯化钠注射液稀释至 $3 \sim 4mL$,置雾化器中吸入。

6. 不良反应

①胃肠道常见口干、恶心、呕吐等。少数患者吸药后有口苦或鼻干等症。②呼吸系统可见咳嗽、局部刺激,极少见支气管痉挛。③中枢神经系统常见头痛、头晕。④可有肌肉震颤。⑤心血管系统少见心动过速、心悸等。⑥少见尿潴留,已有尿道梗阻的患者尿潴留发生率增加。⑦眼部可有视物模糊和眼部调节障碍。青光眼患者可能症状加重。

7. 禁忌证

对本药成分及阿托品类药物过敏的患者。

8. 药物相互作用

本药与 β 受体激动药合用可相互增强疗效。

9. 注意事项

前房角狭窄的青光眼、前列腺肥大引起的尿道梗阻患者,以及妊娠及哺乳期妇女慎用。

10. 制剂和规格

气雾剂:$2mL$: $500\mu g$。

(二)噻托溴铵

1. 药理作用

本药属于季胺类抗胆碱药,对 $M_1 \sim M_5$ 受体均有相似的亲和力,可与支气管平滑肌上的 M 受体结合产生支气管扩张作用,作用维持时间较异丙托溴铵长。

2. 体内过程

本药生物利用度为 19.5%,食物不影响其吸收。在稳态时,慢性阻塞性肺疾病(COPD)患者吸入本药 $18\mu g$,5 分钟血药浓度达峰值。血浆蛋白结合率为 72%,分布容积为 $32L/kg$。本药不能通过血脑屏障。本药消除半衰期在吸入后 $5 \sim 6$ 日,14% 的剂量经尿排出,其余经粪便排泄。COPD 患者连续每天吸入,$2 \sim 3$ 周达到药动学稳态,其后无进一步的药物累积。

3. 适应证

COPD 患者伴有的支气管痉挛,包括慢性支气管炎和肺气肿。

4. 用法和用量

每日 1 次,每次 1 粒噻托溴铵干粉吸入胶囊(配用特有吸入器),该胶囊仅用于吸入,不要吞咽。

5.不良反应

本药不良反应主要是其抗胆碱作用所致。患者接受本药治疗1年的统计表明：最常见的不良反应为口干，其次为便秘、念珠菌感染、鼻窦炎、咽炎，少见全身过敏反应、心动过速、心悸、排尿困难、尿潴留，也有关于恶心、声音嘶哑和头晕的报道，此外还可能诱发青光眼和Q-T间期延长。

6.禁忌证

对本药及阿托品及其衍生物（如丙托溴铵或氧托溴铵）过敏的患者。

7.注意事项

①18岁以下患者不推荐使用本药。②窄角型青光眼、前列腺增生、膀胱颈梗阻患者及妊娠、哺乳期妇女慎用。③本药作为每日1次维持治疗的支气管扩张药，不能用作支气管痉挛急性发作的抢救治疗药物使用。④中、重度肾功能不全（肌酐清除率每分钟≤50mL）的患者，使用本药时应监控。⑤吸入本药后可能发生过敏反应。⑥长期应用本药可引起龋齿。⑦避免将本药弄入眼内，否则可引起或加重窄角型青光眼、眼疼痛或不适、短暂视物模糊、视觉晕轮或彩色影象，并伴有结膜充血引起的眼红和角膜水肿的症状；如果出现窄角型青光眼的征象，应立即停止使用。

8.制剂和规格

胶囊：$18\mu g$（配有专用的药粉吸入器）。

（三）氧托溴铵

1.其他名称

溴乙东莨菪碱，氧托品。

2.药理作用

本药是具有胆碱能M受体阻滞作用的支气管哮喘治疗药，对支气管平滑肌有较高的选择性，吸入极小剂量即产生显著的支气管平滑肌舒张作用。其作用与异丙阿托品相似且稍强，持续时间可达8小时以上。

3.体内过程

本药为季铵盐，口服不易吸收，须采用气雾吸入给药。气雾吸入5分钟后，气道阻力显著下降，30分钟内作用增强，2小时后达高峰，8小时后气道阻力仍均低于开始阶段。

4.适应证

伴有支气管平滑肌可逆性张力增高的慢性阻塞性呼吸道疾病、慢性阻塞性支气管炎、支气管哮喘和肺水肿性哮喘。

5.用法和用量

气雾吸入：成人和学龄儿童每日吸入2次，每次喷2下（相当$100\mu g$）。呼吸困难患者可增至3次，每次喷2下。预防用药时，每日2次。必要时可与其他支气管扩张药如β受体激动药合用。

6.不良反应

本药不良反应主要是其抗胆碱作用所致。

7.注意事项

为避免喷嘴堵塞，应经常将金属容器从塑料套中拔出，用温水冲洗。

8.制剂和规格

气雾剂:0.03g(15mL)。

(四)异丙东莨菪碱

1.其他名称

异丙东莨菪碱,溴化异丙东莨菪碱,异丙东碱。

2.药理作用

本药为东莨菪碱的异丙基衍生物,其抗胆碱作用与东莨菪碱和溴化异丙阿托品相似,具有较强的支气管扩张作用。能阻断乙酰胆碱激活鸟苷酸环化酶,使支气管平滑肌细胞内环磷酸鸟苷(cGMP)的含量减少,cAMP/cGMP 比值上升而致支气管扩张,但对心血管的影响较异丙托溴铵及 β_2 受体兴奋剂小。哮喘患者吸入本药的平喘疗效与异丙阿托品相似。

3.体内过程

本药气雾吸入后 5 分钟起效,30～60 分钟达作用高峰,可维持 3～5 小时。在体内消除缓慢,半衰期为 8～63 小时。主要经肾脏排泄。

4.适应证

支气管哮喘和哮喘型慢性支气管炎。

5.用法和用量

气雾吸入,每次 120～180μg(相当于揿喷 3 次),每日 2～4 次。

6.不良反应

极少数患者有轻度口干、恶心等不良反应,但可自行缓解。

7.注意事项

长期反复应用本药需进行肾功能检查。

8.制剂和规格

气雾剂:0.073%～0.103%(W/W)。每瓶 14g,含本药 12mg。

三、茶碱类

(一)氨茶碱

1.其他名称

阿米诺非林,茶碱胺,茶碱乙烯双胺,乙二氨茶碱。

2.药理作用

本药为茶碱和乙二胺的复合物,含茶碱 77%～83%。乙二胺可增加茶碱的水溶性,并增强其作用。主要作用包括以下几方面。①松弛支气管平滑肌,抑制过敏介质释放。在解痉的同时还可以减轻支气管黏膜的充血和水肿。②增强呼吸肌的收缩力,减少呼吸肌疲劳。③增强心肌收缩力,增加心排血量,低剂量一般不加快心率。④舒张冠状动脉、外周血管和胆管。⑤增加肾血流量,提高肾小球滤过率,减少肾小管对钠和水的重吸收,有利尿作用。

3.体内过程

口服吸收完全,生物利用度为 96%。用药后 1～3 小时血浆浓度达峰值,有效血药浓度为 10～20μg/mL。血浆蛋白结合率约 60%。80%～90%的药物被肝脏混合功能氧化酶代谢,大部分代谢物及约 10%的原形药均经肾排出。半衰期为 7～11 小时。

4.适应证

①支气管哮喘、喘息型支气管炎、阻塞性肺气肿等缓解喘息症状。②心源性哮喘。

5.用法和用量

(1)成人常用量:①口服,每次 0.1～0.2g,每日 0.3～0.6g;极量:每次 0.5g,每日 1g。②肌内注射,每次 0.25～0.5g,应加用 2%盐酸普鲁卡因。③静脉注射,每次 0.25～0.5g,每日 0.5～1g,每 25～100mg 用 5%葡萄糖注射液稀释至 20～40mL,注射时间不得短于 10 分钟。④静脉滴注,每次 0.25～0.5g,每日 0.5～1g,以 5%或 10%葡萄糖注射液稀释后缓慢滴注。注射给药,极量每次 0.5g,每日 1g。⑤直肠给药,一般在睡前或便后,每次 0.25～0.5g,每日 1～2 次。

(2)小儿:①口服,一日按体重 4～6mg/kg,分 2～3 次服。②静脉注射,一次按体重 2～4mg/kg,以 5%或 25%葡萄糖注射液稀释,缓慢注射。

6.不良反应

①常见:恶心、胃部不适、呕吐、食欲减退,也可见头痛、烦躁、易激动。②本药中毒时其表现为心律失常、心率增快、肌肉颤动或癫痫。由于胃肠道受刺激,可见血性呕吐物或柏油样便。③氨茶碱有时可使支气管痉挛加重。④神经系统:一般的剂量也可发生严重中毒,还可出现抑郁、精神错乱及中毒性精神病。⑤过敏反应:有研究者强调氨茶碱所致的过敏反应是乙二胺所致,因为它是致敏物质,可引起危及生命的血管神经性水肿。

7.禁忌证

①对本药、乙二胺或茶碱过敏的患者。②急性心肌梗死伴有血压显著降低患者。③严重心律失常患者。④活动性消化性溃疡患者。

8.药物相互作用

①与克林霉素、红霉素、林可霉素合用,可降低本药在肝脏的清除率,使血药浓度升高,甚至出现毒性反应,应在给药前后调整本药的用量。②与锂合用,可加速肾脏对锂的排出,后者疗效因而减低。③与普萘洛尔合用,本药的支气管扩张作用可能受到抑制。④与其他茶碱类药合用,不良反应可增多。

9.注意事项

①强碱性,口服对胃刺激性大,应餐后服或服用肠溶片。肌内注射可致局部红肿、疼痛,现已很少用。②如静脉注射或静脉滴注浓度过高、速度过快,可强烈兴奋心脏和中枢神经系统,故应稀释后缓慢注射。如果剂量过大引起谵妄、惊厥,可用镇静药对抗。③治疗浓度范围较窄,体内清除率个体差异很大,临床确定治疗量时,最好参照两药浓度检测结果和临床效应进行调整。④肝和肾功能低下者、老年人、新生儿,以及酒精中毒、有溃疡病史、严重心脏病、充血性心力衰竭、甲亢、急性心脏损害者慎用。⑤可通过胎盘屏障,也可随乳汁排出。⑥可使血清尿酸及尿儿茶酚胺的测定值增高,干扰诊断。

10.制剂和规格

①片剂:0.1g;0.2g。②注射液:2mL：0.25g;2mL：0.5g。③栓剂:0.25g。

(二)多索茶碱

1.药理作用

本药对磷酸二酯酶有显著抑制作用。其松弛支气管平滑肌痉挛的作用比氨茶碱强,对组胺诱发的咳嗽具有镇咳作用。

2.体内过程

本药口服吸收良好,服后 15～90 分钟达血药高峰值,半衰期约 3 小时。

3.适应证

支气管哮喘、喘息型慢性支气管炎、慢性阻塞性肺疾病、其他支气管痉挛引起的呼吸困难。

4.用法和用量

成人常用量为 300～400mg,每日 2 次,口服。每日 3 次,每次 1 片或每 12 小时 1～2 粒胶囊,或每日 1～3 包散剂用开水冲服。急症患者先注射 1 支,以后每 6 小时 1 次,根据病情每日静脉滴注 300mg/100mL。

5.不良反应

可能会出现轻微的胃肠道反应。

6.禁忌证

①对多索茶碱或黄嘌呤衍生物类药物过敏的患者。②急性心肌梗死患者。③哺乳期妇女。

7.注意事项

①心脏病、高血压、老年人、严重血氧供应不足、胃溃疡、肝功能不全、肾功能不全患者,妊娠妇女慎用。②不得与其他黄嘌呤类药物同时服用,慎与麻黄碱或其他肾上腺素类药物同服。

8.制剂和规格

①片剂:200mg;300mg。②胶囊:300mg。③散剂:200mg。④注射剂:10mL：100mg;100mL：300mg。

(三)二羟丙茶碱

1.其他名称

甘油茶碱,丙羟茶碱。

2.药理作用

本药为平滑肌松弛药,有扩张支气管和冠状动脉的作用,并有利尿作用。本药对呼吸道平滑肌有直接松弛作用,其作用机制与茶碱相同。平喘作用比茶碱稍弱,心脏兴奋作用仅为氨茶碱的 1/20～1/10,对心脏和神经系统的影响较少,尤适用于伴有心动过速的哮喘患者。

3.体内过程

本药在胃液中稳定,能迅速被吸收,半衰期为 2～2.5 小时。本药主要以原形随尿排出。

4.适应证

①支气管哮喘。②喘息性支气管炎。③阻塞性肺气肿以及心源性水肿。④心绞痛。

5.用法和用量

①口服:每次 0.1～0.2g,每日 0.3～0.6g;极量:每次 0.5g。②肌内注射:每次 0.25～0.5g,每日 3～4 次。③静脉注射:每次 0.25～0.5g,每日 3～4 次。注射时加入 25% 或 50% 葡萄糖注射液 20～40mL 中,于 15～20 分钟缓慢注入。④静脉滴注:每次 0.25～0.75g,加入 5% 或 10% 葡萄糖注射液或 0.9% 氯化钠注射液中静脉滴注,每次总量小于 2g。⑤直肠给药:每次 0.25～0.5g,每日 2～3 次。

6.不良反应

类似茶碱,剂量过大时可出现恶心、呕吐、易激动、失眠、心动过速、心律失常,甚至可发生发热、脱水、惊厥等症状,严重的甚至呼吸、心跳骤停。

7. 禁忌证

对本药或其他茶碱类药过敏的患者。

8. 药物相互作用

①与锂盐合用,可使锂的肾排泄增加,影响锂盐的作用。②与咖啡因或其他黄嘌呤类药并用,可增加其作用和毒性。

9. 注意事项

①哮喘急性严重发作患者不宜首选本药。②如果患者心率过快或有其他心律异常应密切注意。③正使用其他黄嘌呤衍生物的患者慎用。④活动性消化性溃疡患者慎用。⑤未经控制的惊厥性疾病患者慎用。⑥可通过胎盘屏障,也可随乳汁排出,孕妇和哺乳期妇女慎用。

10. 制剂和规格

①片剂:0.1g;0.2g。②注射剂:2mL:0.25g。

(四)茶碱

1. 其他名称

舒弗美,茶碱缓释片,优喘平,二氧二甲基嘌呤。

2. 药理作用

①抑制呼吸道平滑肌内磷酸二酯酶,使肌内 cAMP 浓度上升,从而抑制肌纤维的收缩活动。②抑制呼吸道肥大细胞释放过敏介质,减少由其引起的气道平滑肌收缩。③促进肾上腺髓质释放肾上腺素和去甲肾上腺素,使气道平滑肌 β 受体兴奋产生松弛作用。④拮抗腺苷的作用。

3. 体内过程

口服易吸收,血药浓度达峰时间为 4～7 小时,口服一次,体内茶碱血药浓度可维持在治疗范围内达 12 小时,血药浓度相对较平稳。蛋白结合率约 60%。半衰期婴儿(6 个月内)＞24 小时,小儿(6 月以上)为 3.7 小时,成人(不吸烟并无哮喘者)为 8.7 小时,吸烟者(一日吸 1～2 包)4～5 小时。本药主要在肝脏代谢,由尿排出,其中约 10% 为原形。

4. 适应证

①支气管哮喘、喘息型支气管炎、阻塞性肺气肿等缓解喘息症状。②心力衰竭时喘息。

5. 用法和用量

口服。缓释或控释制剂不可压碎或咀嚼。①缓释片:成人或 12 岁以上儿童,起始剂量为 0.1～0.2g(1～2 片),每日 2 次。剂量视病情和疗效调整,但日量不超过0.9g,分 2 次服用。②控释胶囊:成人每次 0.2～0.3g,每 12 小时 1 次;1～9 岁儿童每次0.1g;9～12 岁儿童每次 0.2g,12～16 岁少年每次 0.2g。

6. 不良反应

早期多见的有恶心、呕吐、易激动、失眠等,血清浓度超过 20μg/mL 时,可出现心动过速、心律失常,血清中茶碱超过 40μg/mL,可发生发热、失水、惊厥等症状,严重的甚至呼吸、心跳停止致死。

7. 禁忌证

①对本药过敏的患者。②活动性消化溃疡患者。③未经控制的惊厥性疾病患者。

8. 药物相互作用

①地尔硫䓬、维拉帕米可干扰茶碱在肝内的代谢,与本药合用,增加本药血药浓度和毒性。②西咪替丁可降低本药肝清除率,合用时可增加茶碱的血清浓度和毒性。③某些抗菌药物,如大环内酯类的红霉素、罗红霉素、克拉霉素,喹诺酮类的依诺沙星、环丙沙星、氧氟沙星、左氧氟沙星,克林霉素、林可霉素等可降低茶碱清除率,增高其血药浓度,尤以红霉素和依诺沙星为著,当茶碱与上述药物伍用时,应适当减量。④苯巴比妥、苯妥英、利福平可诱导肝药酶,加快茶碱的肝清除率;茶碱也干扰苯妥英的吸收,两者血浆中浓度均下降,合用时应调整剂量。⑤与锂盐合用,可使锂的肾排泄增加。影响锂盐的作用。⑥与美西律合用,可减低茶碱清除率,增加血浆中茶碱浓度,需调整剂量。⑦与咖啡因或其他黄嘌呤类药并用,可增加其作用和毒性。

9. 注意事项

①茶碱缓释制剂和控释胶囊均不适用于哮喘持续状态或急性支气管痉挛发作的患者。②应定期监测血清茶碱浓度,以保证最大的疗效而不发生血药浓度过高的危险。③肾功能或肝功能不全的患者,年龄超过55岁特别是男性和伴发慢性肺部疾病的患者,任何原因引起的心力衰竭患者,持续发热患者。使用某些药物的患者及茶碱清除率减低者,在停用合用药物后,血清茶碱浓度的维持时间往往显著延长。应酌情调整用药剂量或延长用药间隔时间。④茶碱制剂可致心律失常和使原有的心律失常恶化;患者心率和(或)节律的任何改变均应进行监测和研究。⑤低氧血症、高血压或者消化道溃疡病史的患者慎用本药。⑥茶碱控释胶囊不可咀嚼服用,不应超过医生处方剂量。

10. 制剂和规格

①缓释片:0.1g。②缓释胶囊:0.2g。③控释胶囊:0.1g;0.3g。④茶碱葡萄糖注射液:500mL(茶碱0.4g,葡萄糖25g);250mL(茶碱0.2g,葡萄糖12.5g);100mL(茶碱0.16g,葡萄糖5g)。

四、过敏物质阻释剂

(一)色甘酸钠

1. 其他名称

色甘酸,色苷酸二钠,色羟丙钠。

2. 药理作用

本药无松弛支气管平滑肌和β受体激动作用,也无抗组胺、白三烯等过敏性介质作用和抗炎作用。但在抗原攻击前给药,可抑制速发型和迟发型过敏性哮喘,也可预防运动和其他刺激诱发的哮喘。

3. 体内过程

口服仅约1%被胃肠道吸收,故口服或灌肠可在胃肠道维持高浓度。粉雾吸入时,只有5%～10%被肺吸收,80%沉积在口腔和咽部。吸入后10～20分钟即达峰值浓度。吸入后有8%～10%进入肺内,经支气管和肺泡吸收。半衰期为80分钟。体内无蓄积。迅速分布到组织中,特别是肝、肾,以原形排出,50%通过肾脏排泄,50%通过胆汁。

4. 适应证

①预防过敏性哮喘的发作。②过敏性鼻炎和季节性枯草热。③溃疡性结肠炎和溃疡性

直肠炎。④春季卡他性角膜炎及其他过敏性眼病。

5.用法和用量

①干粉吸入:干粉喷雾吸入每次 20mg,每日 80mg;症状减轻后减量,每日 40~60mg;维持量每日 20mg。可与 0.1mg 异丙肾上腺素并用。气雾吸入,每次 3.5~7mg,每日 3~4 次,每日最大剂量 32mg。干粉鼻吸入(或吹入):每次 10mg,每日 4 次,用于过敏性鼻炎。②口服:每次 100~600mg,每日 3 次,连服 1~6 个月,用于胃肠道变态反应性疾病。③灌肠:每次 200mg,用于溃疡性结肠炎、直肠炎。④外用:5%~10%软膏,涂患处,每日 2 次,用于过敏性湿疹、皮肤瘙痒症。⑤滴眼:2%滴眼液,每日数次。用于季节性花粉症和春季角膜、结膜炎。⑥滴鼻:成人每次 5~6 滴,每日 5~6 次;儿童每次 2~3 滴,每日 3~4 次。对于季节性患者,在易发季节应提前 2~3 周使用。

6.不良反应

色甘酸钠毒性极低,不良反应少见。少数患者干粉吸入后,咽部及气管有刺痛感,并产生支气管痉挛,甚至诱发哮喘,出现恶心、口干、气急、咳嗽、胸闷等,可与 β 肾上腺素受体激动药合用避免发生。偶可有皮疹。

7.禁忌证

对色甘酸钠过敏的患者。

8.药物相互作用

与异丙肾上腺素合用,疗效和不良反应均增加。

9.注意事项

①无论气雾吸入、粉雾吸入或局部喷布,务必使药物尽量到达病变组织,喷布时间必须与患者呼吸协调一致。②本药极易潮解,粉剂一旦吸湿即黏附成团,不能均匀喷散,故药物使用时必须注意防潮。③喘息状态及严重呼吸困难者,色甘酸钠吸入不属首选治疗。应先用解痉药物或糖皮质激素以控制症状。④吸入拟肾上腺素药敏感者、孕妇、肝功能不全患者慎用。⑤对正在用糖皮质激素或其他平喘药治疗者,用本药后继续用原药至少 1 周或至症状明显改善后,才能逐渐减量或停用原药。⑥获明显疗效后,可减少给药次数,如须停药,应逐步减量后再停,不能突然停药,以防哮喘复发。

10.制剂和规格

①吸入用色甘酸钠:20mg。②色甘酸钠气雾剂:总量 14g(含色甘酸钠 0.7g,每揿 3.5mg);总量 19.97g(含色甘酸钠 0.7g,每揿 5mg)。③滴眼液:8mL:0.16g(2%)。④滴鼻液:1mL:20mg。

(二)酮替芬

1.其他名称

甲哌噻庚酮,噻哌酮。

2.药理作用

本药属于致敏活性细胞肥大细胞或嗜碱性粒细胞的过敏介质释放抑制剂,可抑制抗原诱发的肥大细胞释放组胺和白三烯等炎性介质。有较强的 H_1 受体拮抗作用,故也可将之看作抗组胺药,它的 H_1 受体拮抗作用为氯苯那敏的 10 倍,且作用时间较长。还有抑制白三烯的功能,故除对皮肤、胃肠、鼻部变态反应有效外,对于支气管哮喘也有较好的作用。但本药也有一定的中枢抑制作用及抗胆碱能作用。酮替芬除对由 IgE 介导的变态反应有抑制作用外,对由抗原抗体复合物引起的Ⅲ型变态反应,可以缓解中性粒细胞炎症浸润,故对血管炎及血管周围炎有一定的抑制作用。

3.体内过程

酮替芬经口服用后,迅速由胃肠道吸收,3～4小时达血浆浓度峰值,一部分经肝脏代谢,血药浓度缓慢降低,由尿液、粪便及汗液排泄出体外。

4.适应证

①支气管哮喘。②喘息性支气管炎、过敏性咳嗽、过敏性鼻炎、过敏性花粉症、过敏性结膜炎、急性或慢性荨麻疹、异位性皮炎、接触性皮炎、光敏性皮炎、食物变态反应、药物变态反应、昆虫变态反应等。③由免疫复合物引起的血管炎性病变如过敏性紫癜等。

5.用法和用量

①口服:成人及12岁以上儿童,每日2次,每次1mg,一般于晨、晚各服1次。对于晚间发作患者可改为每晚临睡前1次,每次1mg。6～12岁儿童,每日2次,每次0.5mg。3～6岁儿童,可按体重每日0.05mg/kg给药。3岁以下儿童不推荐使用本药。②滴鼻:每次1～2滴,每日1～3次。③滴眼:滴入结膜囊,每次1滴,每日2次或每8～12小时滴1次。

6.不良反应

①本药有与抗组胺药物相类似的中枢抑制作用,服后可出现困倦感、乏力感等。但在程度上比大多数传统的抗组胺药为轻。一般出现于用药初期,不必停药,持续用药一段时间后,中枢抑制反应即逐步减轻乃至消失。②少数患者于服药后有口干、恶心、胃肠不适等反应,但随用药时间延长,症状可逐渐缓解。③个别患者于服药后可出现过敏症状,主要表现为皮疹瘙痒、局部皮肤水肿等。如遇此情况应及时停药。

7.禁忌证

对本药过敏的患者。

8.药物相互作用

①本药与镇静催眠药及酒精制剂有一定的协同作用,同时用药可加强困倦、乏力等症状,应予避免。②本药与抗组胺药有一定协同作用,故当患者用抗组胺药效果不满意时,可考虑合并使用本药。③糖尿病患者在口服降糖药期间避免用本药。④与抗胆碱能药合用可增加后者的不良反应。⑤本药抑制齐多夫定肝内代谢,避免合用。

9.注意事项

①本药起效缓慢,对于支气管哮喘的缓解作用一般需连续用药2～4周后才逐渐出现。②空中作业者、驾驶人员、精密机械操纵者、需高度思维的工作人员、重要会议及社交活动或运动员在参赛前应免用此药。③早期妊娠妇女及哺乳期妇女免用此药。④出现严重不良反应时,可暂将本药剂量减半,待不良反应消失后再恢复原剂量。⑤应用本药滴眼剂期间不宜佩戴隐形眼镜。

10.制剂和规格

①片剂:0.5mg;1mg。②胶囊:0.5mg;1mg。③溶液剂:5mL:1mg。④滴鼻剂:10mL:15mg。⑤滴眼液:5mL:2.5mg。

(三)曲尼司特

1.其他名称

肉桂氨茴酸。

2.药理作用

①本药具有稳定肥大细胞和嗜碱性粒细胞的细胞膜作用,阻止其脱颗粒,从而抑制组胺和 5-羟色胺过敏性反应物质的释放,但对组胺、乙酰胆碱、5-羟色胺无直接对抗作用。②对于 IgE 抗体引起的大白鼠皮肤过敏反应和实验性哮喘有显著抑制作用。③中枢抑制作用弱于酮替芬。④本药对于哮喘病有预防和治疗作用,但无即刻平喘作用,在哮喘发作期不能立即显示效果。

3.体内过程

口服易吸收,给药后 2～3 小时,血药浓度达到峰值,半衰期为 8.6 小时左右,24 小时明显降低,48 小时后在检出限度之下。主要从尿中排出,体内代谢产物主要是曲尼司特的 4 位脱甲基与硫酸及葡萄糖醛酸的结合物。

4.适应证

①支气管哮喘、过敏性鼻炎、特应性皮炎等过敏性疾病。②荨麻疹、血管神经性水肿及过敏性皮肤瘙痒症。

5.用法和用量

口服。成人每日 3 次,每次 0.1g;儿童每日 5mg/kg,分 3 次服用。

6.不良反应

①肝脏:偶尔出现肝功能异常,需注意观察,可采取减量、停药等适当措施。②胃肠:有时出现食欲缺乏、恶心、呕吐、腹痛、腹胀、便秘、腹泻、胃部不适,偶有胃部不消化感。③血液:可有红细胞数和血色素量下降。④精神神经系统:头痛、嗜睡、偶尔头重、失眠、头昏、全身疲倦感等症状。⑤过敏反应:皮疹,偶见全身痒等过敏症状,此时应停药。⑥泌尿系统:偶见膀胱刺激症状,应停止用药。⑦其他:偶见心悸、水肿、面部红晕、鼻出血、口腔炎等症状。

7.禁忌证

①对本药过敏的患者。②妊娠期妇女。

8.注意事项

①本药能阻断过敏反应发生的环节,在哮喘好发季节前半月起服用,能起到预防作用。②本药不同于支气管舒张剂以及肾上腺皮质激素,对已经发作的哮喘症状,不能迅速起效。本药起效较缓慢,当哮喘在发作时,可联合使用支气管舒张剂或肾上腺皮质激素,服药 1～4 周。③本药可与其他平喘药并用,以本药作为基础处方药,有规则地服用。④激素依赖性患者使用本药时,激素用量应慢慢减少,不可突然停用。⑤肝、肾功能异常者慎用。

9.制剂和规格

片剂(胶囊):0.1g。

(四)氮䓬斯汀

1.药理作用

与酮替芬类似。本药为第二代组胺(H_1)受体拮抗药,有较强的抗炎抗过敏作用。

2.体内过程

口服氮䓬斯汀吸收较充分,4.2 小时血药浓度达峰值,生物利用度为 80%。其活性成分主要分布在外周器官,稳态分布容积为 14.5L/kg,主要在肝内代谢,氮䓬斯汀和其代谢产物脱甲氮䓬斯汀与血浆蛋白的结合率分别为 88% 和 97%。氮䓬斯汀的代谢产物为脱甲氮䓬斯汀,75% 从粪便排出,其中 10% 的氮䓬斯汀以原形排出。半衰期为 22 小时,其代谢产物脱甲氮䓬斯汀半衰期为 54 小时。鼻腔给药约 10 分钟起效,药效可持续 10～12 小时,2～3 小时后达到血药浓度,生物利用度可达到 40％。

3. 适应证

①荨麻疹。②过敏性哮喘。③过敏性鼻炎。

4. 用法和用量

①支气管哮喘:口服,每次 2～4mg,每日 2 次;6～12 岁儿童,每次 1mg,每日 2 次。②过敏性鼻炎:口服,每次 1mg,每日 2 次,早餐后及睡前各服一次;喷鼻:每次一喷,每日 2～4 次。③过敏性结膜炎:滴眼,每次 1 滴,每日 2～4 次。

5. 不良反应

有嗜睡作用,偶有倦怠感。味觉异常也较为常见。偶有口干、恶心、手足麻木、腹痛、腹泻、食欲缺乏、面部发热、体重增加,也有转氨酶活性上升、药疹等。

6. 禁忌证

①对氮䓬斯汀过敏的患者。②驾驶员及具危险性的机械操作者。

7. 药物相互作用

乙醇可增加本药的中枢抑制作用。

8. 注意事项

①妊娠妇女应慎用。②乙醇可增强本药的中枢抑制作用,服药期不宜饮酒。③有嗜睡作用。

9. 制剂和规格

①片剂:1mg;2mg。②颗粒剂:0.2％。③喷鼻剂:10mL∶10mg。④滴眼剂:5mL∶2.5mg。

五、糖皮质激素类

(一)倍氯米松

1. 其他名称

氯地米松,倍氯美松,双丙酸酯,二丙酸培氯松,二丙酸氯地米松。

2. 药理作用

强效局部糖皮质激素类药。亲脂性强,气雾吸入后能迅速透过呼吸道和肺组织发挥平喘作用。对皮肤血管收缩作用远比氢化可的松强。局部抗炎作用是氟轻松和去炎松的 5 倍,泼尼松的 75 倍,氢化可的松的 300 倍。

3. 体内过程

气雾吸入后,进入呼吸道并经肺吸收入血,生物利用度为 10％～20％。部分沉积于咽部,咽下后经胃肠道吸收,40％～50％经肝脏首过效应灭活。因其亲脂性,更易于透过细胞膜与细胞色素 P450 药物代谢酶结合,具有较高清除率,因而全身不良反应小。其代谢产物 70％经胆汁、10％～15％经肾脏排泄。

4. 适应证

①慢性及过敏性哮喘。②过敏性鼻炎。③各种炎症皮肤病,如湿疹、过敏性皮炎、神经性皮炎、接触性皮炎、牛皮癣、瘙痒等。

5.用法和用量

①气雾吸入：成人开始剂量每次 $50\sim200\mu g$，每日 2～3 次，每日最大剂量 1mg。儿童以年龄酌减，每日最大剂量 0.8mg。长期吸入维持量应个体化。②粉雾吸入，成人每次 $200\mu g$，每日 3～4 次。儿童每次 $100\mu g$，每日 2 次或遵医嘱。

6.不良反应

①偶有口干及声音嘶哑。②少数长期吸入者可能引起口腔咽喉部白色念珠菌感染，可适当局部应用抗真菌药，无需中断治疗。嘱患者每次用药后漱口，以减少发病率。

7.禁忌证

对本药过敏的患者。

8.注意事项

①活动性肺结核者慎用。②妊娠期前 3 个月，一般不用本药。③对于原本依赖口服激素而后改为吸入本药的患者，在吸入本药后，仍需继续口服肾上腺皮质激素，数日后再逐渐减少肾上腺皮质激素的口服量。④若吸入量每日超过 $800\mu g$，可能抑制肾上腺皮质与其他吸入疗法一样，需注意可能发生的支气管痉挛。⑤哮喘持续状态患者，因不能吸入足够的药物，疗效不佳，不宜使用。

9.制剂和规格

①气雾剂：200 喷，每瓶 80 喷（每喷 $250\mu g$）。②粉雾剂胶囊：$50\mu g$；$100\mu g$；$200\mu g$。③喷鼻剂：10mg（每喷 $50\mu g$）。④软膏：2.5mg/10g。⑤霜剂：2.5mg/10g。

（二）布地奈德

1.其他名称

丁地去炎松。

2.药理作用

本药是具有高效局部抗炎作用、非卤代化的糖皮质激素，它能增强内皮细胞、平滑肌细胞和溶酶体膜的稳定性，抑制免疫反应和降低抗体合成，从而使组胺等过敏活性介质的释放减少和活性降低，并能减轻抗原抗体结合时激发的酶促过程，抑制支气管收缩物质的合成和释放而减轻平滑肌的收缩反应。本药与糖皮质激素受体的亲和力强，故局部抗炎作用更强，约为丙酸倍氯米松的 2 倍，氢化可的松的 600 倍。

3.体内过程

具有极高的（90％）肝脏首过代谢效应，肝脏代谢清除率高，故在较大的剂量范围内，该药对局部抗炎作用具有良好的选择性，几无全身肾上腺皮质激素作用。吸入给药后，10％～15％在肺部吸收，吸入单剂 1mg，约 10 分钟后达 C_{max} 为 2nmol。生物利用度约为 26％，其中 2/5 来自经口吞咽的部分。血浆蛋白结合率为 85％～90％。主要代谢物 6β-羟布地奈德和 16α-羟泼尼松龙的活性不到本药的 1％。本药以代谢物形式经肾排泄。

4.适应证

①支气管哮喘和哮喘性慢性支气管炎。②慢性阻塞性肺疾病。

5.用法和用量

按个体化给药。在严重哮喘和停用或减量使用口服糖皮质激素的患者，开始使用气雾剂的剂量是：成人每日 $200\sim1600\mu g$，分 2～4 次使用。一般每次 $200\mu g$，早、晚各 1 次；病情严重时，每次 $200\mu g$，每日 4 次。

小儿：2～7 岁，每日 200～400μg，分 2～4 次使用；7 岁以上，每日 200～800μg，分 2～4 次使用。维持量应个体化，以减至最低剂量又能控制症状为准。

6. 不良反应

①可能发生轻度喉部刺激、咳嗽、声嘶。②口咽部念珠菌感染，嘱患者每次用药后漱口，以减少发病率。③偶有速发或迟发的变态反应，包括皮疹、接触性皮炎、荨麻疹、血管神经性水肿和支气管痉挛。④精神症状，如紧张、不安、抑郁和行为障碍等。

7. 禁忌证

对本药过敏的患者。

8. 药物相互作用

酮康唑及西咪替丁可影响本药的体内代谢，在推荐剂量下无明显临床意义。

9. 注意事项

①不应试图靠吸入本药快速缓解哮喘急性发作，仍需吸入短效支气管扩张药。②长期使用本药气雾剂的局部和全身作用尚不完全清楚。一旦哮喘被控制，就应该确定用药剂量至最小有效剂量。③肝功能下降可轻度影响本药的清除。④在多数情况下，偶尔的过量不会产生任何明显症状，但会降低血浆皮质醇水平，增加血液循环中中性粒细胞的数量和百分比。淋巴细胞和嗜酸粒性细胞数量和百分比会同时降低。习惯性的过量会引起肾上腺皮质功能亢进和下丘脑—垂体—肾上腺抑制。⑤妊娠期及哺乳期慎用；2 岁以下小儿慎用或不用；活动性肺结核及呼吸道真菌、病毒感染者慎用。

10. 制剂和规格

①气雾剂：5mL：20mg（每瓶 100 喷，每喷含布地奈德 0.2mg）；10mL：10mg（每瓶 200 喷，每喷含布地奈德 0.05mg）。②鼻喷剂：6.68mg。③干粉吸入剂：20mg，每喷 200μg。④混悬液：2mL：0.5mg；2mL：1mg。

（三）氟替卡松

1. 药理作用

本药为局部用强效肾上腺糖皮质激素药物，其气脂溶性在目前已知吸入型糖皮质激素中最高，易于通过细胞膜，与人体内的糖皮质激素受体具有高度的亲和力，约为地塞米松的 18 倍，为布地奈德的 3 倍。其作用机制可能是通过增强肥大细胞和溶酶体膜的稳定性，抑制免疫反应所致炎症，减少前列腺素和白三烯的合成等。

2. 体内过程

本药经胃肠道吸收不完全和广泛的首过代谢，绝对口服生物利用度可忽略不计（<1%）。吸入本药后 0.5～1.5 小时血药浓度达峰值，起效较布地奈德快 60 分钟；代谢期延长 5 小时，是长效糖皮质激素药物。肝清除率高，全身不良反应在常规剂量下很少。

3. 适应证

①慢性哮喘。②过敏性鼻炎。

4. 用法和用量

（1）支气管哮喘：吸入给药，成人和 16 岁以上青少年。起始剂量：①轻度持续：每日 200～500μg，分 2 次给予。②中度持续：每日 500～1000μg，分 2 次给予。③重度持续：每日 1000～2000μg，分 2～3 次给予。通常于 1 周内症状均可缓解，然后根据病情逐渐调至能维持症状缓解的最低有效量。16 岁以下儿童用量为每日 100～400μg，分 2 次吸入；5 岁以下每日 100～

200μg。维持量应个体化,以减至最低剂量又能控制症状为准。

（2）过敏性鼻炎:喷鼻,每次 50～200μg,每日 2 次。

5.不良反应

同其他吸入型糖皮质激素类药物。

6.禁忌证

对本药过敏的患者。

7.药物相互作用

同其他吸入型糖皮质激素类药物。

8.注意事项

同其他吸入型糖皮质激素类药物。孕妇及婴幼儿慎用;肺结核、气道有真菌或病毒感染者慎用。

9.制剂和规格

①气雾剂:每喷 25μg;每喷 50μg;每喷 250μg,60 喷/瓶。②鼻喷剂:每喷 50μg,120 喷/瓶。③舒利迭:60 喷/瓶（每喷含昔萘酸沙美特罗/丙酸氟替卡松分别为 50μg/100μg;50μg/250μg;50μg/500μg）。

（四）曲安奈德

1.其他名称

丙酮去炎松,丙酮酸去炎松,丙酮缩去炎松,丙炎松,醋酸曲安奈德。

2.药理作用

作用与地塞米松相似,其抗炎和抗过敏作用较强,比氢化可的松强 20～40 倍。作用持久,肌内注射后在数小时内生效,经 1～2 日达最大效应,作用可维持 2～3 周。

3.体内过程

肌内注射后数小时内生效。经 1～2 日达最大效应,作用可维持 2～3 周。

4.适应证

①支气管哮喘。②各种皮肤病（如神经性皮炎、湿疹、牛皮癣等）、过敏性鼻炎、关节痛、肩周炎、腱鞘炎、滑膜炎、急性扭伤、风湿性关节炎、慢性腰腿痛及眼科炎症等。

5.用法和用量

（1）支气管哮喘:①气雾吸入,成人每日 0.8～1.0mg,儿童每日 0.4mg,分 4 次给药。②肌内注射,每次 40mg,每 3 周 1 次,连续 5 次为 1 疗程,症状较重每次 80mg;6～12 岁儿童剂量减半,在必要时 3～6 岁儿童可用成人剂量的 1/3。

（2）用于过敏性鼻炎,肌内注射每次 40mg,每 3 周 1 次,连续 5 次为 1 疗程;或下鼻甲注射,鼻腔先喷 1% 的利多卡因液表面麻醉后,在双下鼻甲前端各注入本药 5～20mg,每周 1 次,连续 5 次为 1 疗程。

6.不良反应

本药气雾剂吸入时,仅出现暂时性声嘶或失音,一般几天后可自行消失。用后立即漱口可以减轻。注射剂用量比口服用量小,不良反应少,且短暂而轻微;常见有全身性荨麻疹、支气管痉挛、厌食、眩晕、头痛、嗜睡、月经紊乱、视力障碍,少数患者出现双颊潮红现象;长期应用可导致胃溃疡、血糖升高、骨质疏松、肌肉萎缩、肾上腺萎缩和功能减退及诱发感染等,但一般不会引起水肿、高血压、满月脸等症状。

7.禁忌证

①对本药及甾体激素类药物过敏的患者。②以下患者一般不宜使用,特殊情况下应权衡利弊使用,注意病情恶化的可能:严重的精神病和癫痫,活动性消化性溃疡,新近胃肠吻合手术,骨折,创伤修复期,角膜溃疡,肾上腺皮质功能亢进症,高血压,糖尿病,孕妇,抗菌药物不能控制的感染如水痘、麻疹、真菌感染、较重的骨质疏松症等。

药物相互作用及注意事项同其他吸入型糖皮质激素类药物。

8.制剂和规格

①注射液:1mL:40mg。②气雾剂:1g:0.147mg。③软膏剂:0.029%。

(五)环索奈德

1.药理作用

本药是一种非卤化的吸入型类固醇前体,在肺部被细菌内酯酶分解成活性成分去异丁酰基环索奈德(Desisabutyryl-ciclesonide,des-CIC),然后与糖皮质激素的受体结合发挥抗炎作用。des-CIC与糖皮质激素受体的亲和力比母体化合物强120倍,比地塞米松强12倍。

2.体内过程

口腔气雾剂吸入给药后,在肺部平均沉积率为52%,生物利用度为18%。与血浆蛋白高度结合(游离度<1%)。des-CIC分布容积为1190L。吸入或经鼻给药后,des-CIC在中持续存在,全身暴露量较少。静脉给药后,本药和des-CIC的总体清除率每小时分别为152L、228L,66%的药物随粪便排出,少部分药物经肾随尿排泄。口服给药后,首过效应几乎全部清除,生物利用度低于1%。本药半衰期为0.71小时,des-CIC为3.5小时。尿液中本药和des-CIC回收率分别为77.9%和66.0%。

3.适应证

气雾剂作为一种预防措施用于12岁以上哮喘患者的维持治疗。

4.用法和用量

只用于口腔吸入。推荐起始剂量为每日200μg,该剂量为最大剂量。对有些患者有效维持剂量可减少到100μg。

5.不良反应

①内分泌系统:可致皮质醇水平降低。②呼吸系统:可见鼻出血、哮喘恶化、鼻咽炎和呼吸道感染。罕见鼻部和咽部白色念珠菌感染。③免疫系统:罕见速发型超敏反应。④神经系统:可见头痛。⑤胃肠道:少见恶心、呕吐和腹泻。偶有吸入本药后引起舌或口腔黏膜局部灼烧感和声音改变的报道。⑥皮肤:罕见接触性皮炎。⑦耳:可见耳痛。⑧其他:可见唇疱疹。

6.禁忌证

对本药或其他皮质激素过敏者。

7.药物相互作用

经口吸入本药的同时口服酮康唑,可致des-CIC的血药浓度升高,可能机制为酮康唑抑制CYP 3A4介导的des-CIC的代谢。本药鼻喷雾剂与口服酮康唑联用应谨慎。

8.注意事项

①运动员慎用。②有活动性肺结核,真菌或者病毒感染者要小心使用环索奈德。③哮喘持续状态或哮喘急性发作期的患者不得使用环索奈德。④建议需要吸入短效支气管扩张剂的哮喘急性发作患者使用相应的急救药物,不要使用环索奈德。⑤从口服糖皮质激素改为吸

入性环索奈德时,在一定的时间内仍要注意肾上腺皮质抑制的管理。⑥白内障患者、青光眼患者、免疫抑制者、眼部单纯疱疹患者、活动性或静止期结核患者,以及近期鼻部手术、鼻中隔溃疡或鼻部创伤者慎用。⑦孕妇、哺乳期妇女、儿童慎用。

9.制剂和规格

气雾剂:每瓶 100 揿,每揿含环索奈德 $100\mu g$。

六、抗白三烯类药物

(一)扎鲁司特

1.药理作用

本药为长效口服的高度选择性半胱氨酸酰白三烯(Cys-LTs)受体拮抗剂,能与 LTC_4、LTD_4、LTE_4 等受体选择性结合而竞争性抑制白三烯活性,从而有效地预防白三烯多肽所致的血管通透性增加而引起的气道水肿,同时抑制白三烯多肽产生的气道嗜酸细胞的浸润,减少气管收缩和炎症,减轻哮喘症状。

2.体内过程

口服吸收良好,服后约 3 小时血浆浓度达峰值。服药 2 小时内,药物血浆浓度尚未达到峰值时便可在基础支气管运动张力上产生明显的首剂效应。血浆蛋白结合率为 99%,尿排泄为口服剂量的 10%,大便排泄为 89%,半衰期约为 10 小时。药代动力学在正常人群和肾损害无显著差异。与食物同服时大多数患者的生物利用度降低,其降低幅度可达 40%。

3.适应证

①哮喘的预防和长期治疗。②过敏性鼻炎。

4.用法和用量

①口服(餐前 1 小时或餐后 2 小时服用),成人和 12 岁以上儿童,每次 20mg,每日 2 次。剂量可逐步增加至每次最大量 40mg,每日 2 次,可能疗效最佳,但不应超过最大推荐剂量。老年人(>65 岁)及肝损害患者,起始剂量为每次 20mg,每日 2 次,然后根据临床反应调整剂量。肾功能不全者不需调整剂量。②用于预防哮喘,应持续用药。

5.不良反应

本药耐受性良好,使用时可能引起头痛或胃肠道反应,这些症状通常较轻微。偶有皮疹,包括水疱,过敏反应,包括荨麻疹和血管性水肿、轻微的肢体水肿、挫伤后出血障碍、粒细胞缺乏症等,以上事件通常在停药后恢复正常。

6.禁忌证

①对本药及其组分过敏的患者。②哺乳期妇女。

7.药物相互作用

①可与其他哮喘和过敏症常规治疗药联合使用。与吸入糖皮质激素,吸入和口服支气管扩张剂,抗生素和抗组胺药等合用时未见不良相互作用。②阿司匹林可使扎鲁司特的血浆浓度升高约 45%,但其不至于引起相应临床效应。③红霉素、茶碱及特非那定可使扎鲁司特血浆浓度降低约 40%,但对于血浆中的茶碱、特非那定水平无影响。与特非那定合用能导致扎鲁司特曲线下面积降低 54%。④与华法林合用能导致最大凝血酶原时间延长约 35%。因此在与华法林合用时,建议密切监测凝血酶原时间。⑤本药在肝脏经 CYP 2C9 药酶代谢,并抑制 CYP 2C9 活性,可升高其他 CYP 2C9 抑制剂如抗真菌药氟康唑、他汀类调血脂药氟伐他汀

血药浓度。

8.注意事项

①本药不适用于解除哮喘急性发作时的支气管痉挛。②不宜用本药忽然替代吸入或口服的糖皮质激素,少数服用本药的激素依赖型哮喘患者,在撤除激素治疗时,会出现嗜酸性粒细胞增多、心肌病、肺浸润和以全身血管炎为特点的 Churg-Strauss 综合征(嗜酸性肉芽肿性血管炎)。③不推荐用于包括肝硬化在内的肝损害患者。④哮喘缓解期和急性发作期,通常应维持治疗。

9.制剂和规格

片剂:20mg;40mg。

(二)孟鲁司特

1.其他名称

蒙泰路特钠、蒙鲁司特。

2.药理作用

孟鲁司特钠是一种高选择性半胱氨酰白三烯受体拮抗剂,通过抑制 LTC_4、LTD_4、LTE_4 与受体结合,可缓解白三烯介导的支气管炎症和痉挛状态,减轻白三烯所致的激惹症状,改善肺功能。

3.体内过程

本药吸收迅速而完全。成人空腹服用 10mg 剥膜包衣片后,血浆浓度于 3 小时达到峰值浓度。平均口服生物利用度为 64%。普通饮食对口服生物利用度和 C_{max} 无影响。99% 以上的孟鲁司特与血浆蛋白结合,只有极少量的孟鲁司特能通过血脑屏障。孟鲁司特几乎被完全代谢。在用治疗剂量的研究中,成人和儿童稳态情况下,血浆中未测出孟鲁司特的代谢物。细胞色素 P450 3A4 和 2C9 与孟鲁司特的代谢有关,其治疗剂量的血浆浓度不抑制细胞色素 P450 3A4、2C9、1A2、2A6、2C19 或 2D6。孟鲁司特及其代谢物几乎全经由胆汁排泄。在健康人中孟鲁司特平均血浆半衰期为 2.7~5.5 小时。

4.适应证

①哮喘。②季节性过敏性鼻炎。

5.用法和用量

口服。①成人:每日 1 次,每次 10mg。②哮喘患者应在睡前服用。③季节性过敏性鼻炎患者可根据自身的情况在需要时服药。④同时患有哮喘和季节性过敏性鼻炎的患者应每晚用药 1 次。⑤儿童:6~14 岁儿童 5mg,每日 1 次;2~6 岁儿童 4mg,每日 1 次。

6.不良反应

本药一般耐受性良好,不良反应轻微,通常不需要终止治疗。有报道的不良反应有过敏反应(血管性水肿、皮疹、瘙痒、荨麻疹和罕见的肝脏嗜酸性粒细胞浸润)、嗜睡、兴奋、激惹、烦躁不安、失眠、感觉异常/触觉障碍及较罕见的癫痫发作、恶心、呕吐、消化不良、腹泻,ALT 和 AST 升高,罕见的胆汁淤积性肝炎、关节痛、出血倾向增加、挫伤、心悸和水肿。

7.禁忌证

本药过敏的患者。

8.药物相互作用

①推荐剂量的本药不对下列药物产生有临床意义的药代动力学影响:茶碱、强的松、强的

松龙、口服避孕药(乙炔雌二醇/炔诺酮为 35/1)、特非那定、地高辛和华法林。②苯巴比妥、依非韦仑、茚地那韦可与孟鲁司特合用时,可降低本药血药浓度。③克拉霉素、红霉素、酮康唑、齐多夫定、沙奎那韦可抑制 CYP3A 活性,合用时升高本药血药浓度或毒性。④本药可使经肝药酶代谢的药阿司咪唑、西沙必利、咪达唑仑或三唑仑的血药浓度升高或毒性增加。

9.注意事项

①本药对哮喘急性发作无效。②本药与支气管扩张剂及肾上腺皮质激素合用可减少合并用药物的剂量,但不可骤然使用本药替代吸入型或者口服糖皮质激素。③肾功能不全患者、轻至中度肝损害的患者及不同性别的患者无需调整剂量。④妊娠、哺乳期妇女及幼儿慎用。

10.制剂和规格

①片剂:4mg;5mg。②包衣片:10mg。

(三)普仑司特

1.其他名称

普鲁司特。

2.药理作用

本药为半胱氨酰白三烯受体拮抗剂,能与 LTC_4、LTD_4、LTE_4 等受体选择性结合而拮抗其作用。5-羟色胺、乙酰胆碱能及组胺受体无拮抗作用。可抑制支气管哮喘患者由吸入 LTC_4、LTD_4 及抗原引起的气管收缩,并能抑制气管黏液分泌和血管通透性,减轻黏膜水肿。

3.体内过程

口服后 5 小时血药浓度达到峰值,血浆中药物半衰期约为 1.2 小时。服药后 72 小时内,通过粪便中排泄的药物总量为 98.9%。

4.适应证

支气管哮喘。

5.用法和用量

口服,成人每日 2 次,每次 225mg,餐后服用。

6.不良反应

主要反应是皮疹、瘙痒,腹痛、胃部不适、腹泻、呕吐及 GOT、GDT 上升等肝功能异常。①偶见白细胞减少,血小板减少,应中止服用并采取适当措施。②偶见麻木、震颤、失眠、嗜睡、头痛、关节痛、倦怠感、发热、水肿等。

7.禁忌证

①对本药过敏的患者。②颅内出血尚未完全控制者。③儿童。

8.药物相互作用

①华法林可增加本药的血药浓度。②特非那定可降低本药血药浓度。

9.注意事项

①本药对已经发作的哮喘无缓解作用。②妊娠期妇女慎用,老年人应酌情减量。

10.制剂和规格

胶囊:112.5mg。

(四)吡嘧司特

1.其他名称

哌罗司特。

2.药理作用

本药为特异性Ⅰ型变态反应抑制剂,能剂量依赖性地抑制抗原—抗体反应引起的组胺、白三烯 D_4 和 B_4、PAF、PGD_2、TXA_2 和 B 细胞激活因子等的释放。在大鼠和豚鼠中本药能剂量依赖性抑制被动皮肤过敏反应(PCA)和实验性哮喘。

3.体内过程

口服本药吸收存在剂量依赖性,血药浓度在口服后 1～1.7 小时达到峰值,半衰期为 4～5 小时,大部分以代谢物葡萄糖醛酸结合从尿中排出,不产生蓄积作用。

4.适应证

支气管哮喘的长期治疗。

5.用法和用量

口服,成人每日 10mg,每日 2 次,早、午餐后或临睡前服用。

6.不良反应

可见头痛、呕吐、胃痛、便秘、口干、恶心和过敏症状如皮疹和瘙痒,偶见血小板计数增加、血红蛋白浓度减少、AST 和 ALT 升高等,不良反应发生率低,毒性较小,耐受性良好。

7.注意事项

①不能迅速缓解急性哮喘发作。②哺乳期妇女及幼儿慎用。

8.制剂和规格

片剂:10mg。

(五)异丁司特

1.其他名称

依布拉特,亚布的斯特。

2.药理作用

本药能选择性抑制白三烯的释放,拮抗白三烯引起的支气管收缩和血管通透性增加,具有抗过敏、抗炎和扩张支气管的作用。能增加各脏器血流量,以椎动脉血流量增加最多,颈内动脉血流量中等程度增加,改善脑血管障碍患者的自觉症状。

3.体内过程

口服约 5.4 小时血药浓度达峰值,半衰期约为 7.4 小时。72 小时后,约 60% 以代谢物形式随尿液排出,尿中未检出原形药。

4.适应证

轻、中度支气管哮喘。

5.用法和用量

口服。每次 10mg,每日 2 次,禁止嚼碎。

6.不良反应

主要有食欲减退、嗳气、上腹不适、恶心、呕吐、眩晕、皮疹、皮肤瘙痒等。偶见心悸,AST、ALT、谷氨酰转肽酶(GT)、总胆红素升高。罕见直立性低血压。

7.禁忌证

①对本药过敏的患者。②颅内出血尚未完全控制的患者。③妊娠期、哺乳期妇女。④儿童。

8.注意事项

①不能迅速缓解急性哮喘发作。②肝功能障碍者慎用。

9.制剂和规格

①缓释片剂:10mg。②缓释胶囊:10mg。

(六)曲尼司特

1.药理作用

本药有稳定肥大细胞和嗜碱性粒细胞的细胞膜作用,阻止其脱颗粒,从而抑制组胺、5-羟色胺过敏性反应物质的释放,对于 IgE 抗体引起的大鼠皮肤过敏反应和实验性哮喘有抑制作用。

2.体内过程

给药后 2～3 小时,血药浓度达到峰值,半衰期为 8.6 小时左右,主要从尿中排出。体内代谢产物主要是曲尼司特的 4 位脱甲基与硫酸及葡萄糖醛酸的结合物。

3.适应证

支气管哮喘及过敏性鼻炎的预防性治疗。

4.用法和用量

口服。成人每日 3 次,每次 0.1g;儿童每日 5mg/kg,分 3 次服用。

5.不良反应

①肝脏:偶尔出现肝功能异常,需注意观察,可采取减量、停药等适当措施。②胃肠:有时发现食欲缺乏、恶心、呕吐、腹痛、腹胀、便秘、腹泻、胃部不适,偶有胃部不消化感。③血液:可有红细胞数和血色素量下降。④精神神经系统:头痛、嗜睡、偶尔头重、失眠、头昏、全身疲倦感等症状。⑤过敏反应:皮疹,偶见全身痒等过敏症状,此时应停药。⑥泌尿系统:偶见膀胱刺激症状,应停止用药。⑦其他:偶见心悸、水肿、面部红晕、鼻出血、口腔炎等症状。

6.注意事项

①本药能阻断过敏反应发生的环节,在哮喘好发季节前半月起服用,能起到预防作用。②本药不同于支气管舒张剂以及肾上腺皮质激素,对已经发作的哮喘症状,不能迅速起效。③本药可与其他平喘药并用,以本药作为基础处方药,有规则地服用。④激素依赖性患者使用本药时,激素用量应慢慢减少,不可突然停用。⑤肝、肾功能异常者慎用。

7.制剂和规格

①胶囊:100mg。②片剂:100mg。

七、磷酸二酯酶抑制剂

以罗氟斯特为例介绍。

1.其他名称

罗福司特。

2.药理作用

罗氟斯特及其活性代谢物(罗氟斯特氮氧化物)是磷酸二酯酶 4(PDE$_4$)的选择性抑制剂。罗氟斯特和罗氟斯特氮氧化物抑制 PDE$_4$(肺组织中主要的 cAMP 的代谢酶)活性导致细胞内 cAMP 的蓄积。罗氟斯特治疗 COPD 被认为与增加肺细胞细胞内 cAMP 的作用有关。

3.体内过程

口服给药后的绝对生物利用度接近 80%。在空腹状态罗氟斯特给药后 1 小时达到最高血浆浓度,代谢物罗氟斯特氮氧化物 8 小时左右达到最高浓度。罗氟斯特及其氮氧化物代谢物的血浆蛋白结合分别是约 99% 和 97%。分布容积约 2.9L/kg。短期静脉输注罗氟斯特后血浆清除率平均约 9.6L/h。口服给药后,罗氟斯特及其氮氧化物代谢物半衰期分别为 17 小时和 30 小时。静脉和口服给予罗氟斯特后,约 70% 从尿中排出。

4.适应证

严重 COPD 伴慢性支气管炎。

5.用法和用量

口服,每天 1 次,每次 $500\mu g$。

6.不良反应

有精神事件包括自杀倾向,体重减轻。

7.药物相互作用

不要与强细胞色素 P450 酶诱导剂(如利福平、苯巴比妥、卡马西平、苯妥英)使用。

8.注意事项

①急性支气管痉挛:不能用于缓解急性支气管痉挛。②精神事件包括自杀行为:警惕失眠、焦虑、抑郁、自杀念头或其他情绪变化出现或恶化。③体重减轻:常规监查体重。④中度至严重肝受损患者慎用。

9.制剂和规格

片剂:$500\mu g$。

第七章　消化内科常见疾病

第一节　急性胃炎

急性胃炎是由多种不同的病因引起的急性胃黏膜炎症，包括急性单纯性胃炎、急性糜烂出血性胃炎、吞服腐蚀物引起的急性腐蚀性胃炎与胃壁细菌感染所致的急性化脓性胃炎。其中，临床意义最大和发病率最高的是以胃黏膜糜烂、出血为主要表现的急性糜烂出血性胃炎。

一、病因

急性胃炎的病因众多，大致有外源和内源两大类，包括急性应激、化学性损伤（如药物、乙醇、胆汁、胰液）和急性细菌感染等。

（一）外源因素

1.药物

非甾体类抗炎药（NSAIDs），包括阿司匹林、吲哚美辛、吡罗昔康和多种含有该类成分的复方药物。另外，糖皮质激素、某些抗生素及氯化钾等也可导致胃黏膜损伤。

2.乙醇

大量酗酒可致急性胃黏膜胃糜烂甚或出血。

3.生物性因素

沙门菌、嗜盐菌和葡萄球菌等细菌及其毒素可使胃黏膜充血水肿和糜烂。幽门螺杆菌（Hp）感染可引起急慢性胃炎。

4.其他

某些机械性损伤（包括胃内异物或胃柿石等）可损伤胃黏膜。放射疗法可致胃黏膜受损。偶可见因吞服腐蚀性化学物质（强酸、强碱或来苏尔及氯化汞、砷、磷等）引起的腐蚀性胃炎。

（二）内源因素

1.应激因素

多种严重疾病如严重创伤、烧伤、大手术、颅脑病变和重要脏器功能衰竭等可导致胃黏膜缺血缺氧而损伤，通常称为应激性胃炎。脑血管病变、头颅部外伤和脑手术后引起的胃、十二指肠急性溃疡称为 Cushing 溃疡，而大面积烧伤所致溃疡称为 Curling 溃疡。

2.局部血供缺乏

局部血供缺乏主要是腹腔动脉栓塞治疗后或少数因动脉硬化致胃动脉的血栓形成或栓塞引起供血不足。另外，还可见于肝硬化门静脉高压并发上消化道出血者。

3.急性蜂窝织炎或化脓性胃炎

此两者少见。

二、病理生理学和病理学改变

（一）病理生理学改变

胃黏膜防御机制包括黏膜屏障、黏液屏障、黏膜上皮修复、黏膜和黏膜下层丰富的血流、前列腺素和肽类物质(表皮生长因子等)和自由基清除系统。上述防御机制被破坏或保护因素减少,使胃腔中的 H^+ 逆弥散至胃壁,肥大细胞释放组胺,则血管充血甚至出血、黏膜水肿及间质液渗出,同时可刺激壁细胞分泌盐酸、主细胞分泌胃蛋白酶原。若致病因子损及腺颈部细胞,则胃黏膜修复延迟、更新受阻而出现糜烂。

严重创伤、大手术、大面积烧伤、脑血管意外、严重脏器功能衰竭及休克或败血症等所致的急性应激的发生机制为:急性应激→皮质—垂体前叶—肾上腺皮质轴活动亢进、交感—副交感神经系统失衡→机体的代偿功能不足→不能维持胃黏膜微循环的正常运行→黏膜缺血、缺氧→黏液和碳酸氢盐分泌减少及内源性前列腺素合成不足→黏膜屏障破坏和氢离子反弥散→降低黏膜内 pH→进一步损伤血管与黏膜→糜烂和出血。

NSAIDs 引起者则为抑制环氧合酶(COX)致使前列腺素产生减少,黏膜缺血缺氧。氯化钾、某些抗生素或抗肿瘤药等则可直接刺激胃黏膜引起浅表损伤。

乙醇可致上皮细胞损伤和破坏,黏膜水肿、糜烂和出血。另外,幽门关闭不全、胃切除(主要是 Billroth Ⅱ 式)术后可引起十二指肠—胃反流,此时由胆汁和胰液等组成的碱性肠液中的胆盐、溶血磷脂酰胆碱、磷脂酶 A 和其他胰酶可破坏胃黏膜屏障,引起急性炎症。

门静脉高压可致胃黏膜毛细血管和小静脉扩张及黏膜水肿,组织学表现为只有轻度或无炎症细胞浸润,可有显性或非显性出血。

(二)病理学改变

急性胃炎主要病理和组织学表现以胃黏膜充血水肿,表面有片状渗出物或黏液覆盖为主。黏膜皱襞上可见局限性或弥漫性陈旧性或新鲜出血与糜烂,糜烂加深可累及胃腺体。

显微镜下则可见黏膜固有层有多少不等的中性粒细胞、淋巴细胞、浆细胞和少量嗜酸性粒细胞浸润,可有水肿。表面的单层柱状上皮细胞和固有腺体细胞出现变性与坏死。重者黏膜下层也有水肿和充血。

对于腐蚀性胃炎若接触了高浓度的腐蚀物质且接触时间长,则胃黏膜出现凝固性坏死、糜烂和溃疡,重者可出现穿孔或出血,甚至腹膜炎。

另外,少见的化脓性胃炎可表现为整个胃壁(主要是黏膜下层)炎性增厚,大量中性粒细胞浸润,黏膜坏死。可有胃壁脓性蜂窝织炎或胃壁脓肿。

三、临床表现

(一)症状

部分患者可有上腹痛、腹胀、恶心、呕吐、嗳气及食欲缺乏等。如伴胃黏膜糜烂出血,则有呕血和(或)黑粪,大量出血可引起出血性休克。有时上腹胀气明显。细菌感染致者可出现腹泻等,并有疼痛、吞咽困难和呼吸困难(由于喉头水肿)。腐蚀性胃炎可吐出血性黏液,严重者可发生食管或胃穿孔,引起胸膜炎或弥漫性腹膜炎。化脓性胃炎起病常较急,有上腹剧痛、恶心、呕吐、寒战和高热,血压可下降,出现中毒性休克。

(二)体征

上腹部压痛是常见体征,尤其多见于严重疾病引起的急性胃炎出血者。腐蚀性胃炎因口腔黏膜、食管黏膜和胃黏膜都有损害,口腔、咽喉黏膜充血、水肿和糜烂。化脓性胃炎有时体征酷似急腹症。

四、辅助检查

急性糜烂出血性胃炎的确诊有赖于急诊胃镜检查，一般应在出血后24～48小时进行，可见到以多发性糜烂、浅表溃疡和出血灶为特征的急性胃黏膜病损。黏液糊或者可有新鲜或陈旧血液。一般急性应激所致的胃黏膜病损以胃体、胃底部为主，而NSAIDs或乙醇所致的胃炎则以胃窦部为主。注意X线钡剂检查并无诊断价值。出血者做呕吐物或大便隐血试验，红细胞计数和血红蛋白测定。感染因素引起者，进行白细胞计数和分类检查，大便常规和培养。

五、诊断和鉴别诊断

主要根据病史和症状作出拟诊，而经胃镜检查得以确诊。但吞服腐蚀物质者禁忌胃镜检查。有长期服NSAIDs、酗酒及临床危重患者，均应考虑急性胃炎可能。对于鉴别诊断，腹痛为主者，应通过反复询问病史，与急性胰腺炎、胆囊炎和急性阑尾炎等急腹症，以及急性心肌梗死相鉴别。

六、治疗

（一）基础治疗

基础治疗包括给予镇静、禁食、补液、解痉、止吐等对症支持治疗。此后给予流质或半流质饮食。

（二）针对病因治疗

针对病因治疗包括根除Hp，去除NSAIDs或乙醇等诱因。

（三）对症处理

表现为反酸、上腹隐痛、烧灼感和嘈杂者，给予H_2受体拮抗药或质子泵抑制药。以恶心、呕吐或上腹胀闷为主者可选用甲氧氯普胺、多潘立酮或莫沙必利等促动力药。以痉挛性疼痛为主者，可给予莨菪碱等药物进行对症处理。

有胃黏膜糜烂、出血者，可用抑制胃酸分泌的H_2受体拮抗药或质子泵抑制药外，还可同时应用胃黏膜保护药如硫糖铝或铝碳酸镁等。

对于较大量的出血则应采取综合措施进行抢救。当并发大量出血时，可以冰水洗胃或在冰水中加去甲肾上腺素（每200mL冰水中加8mL），或同管内滴注碳酸氢钠，浓度为1000mmol/L，24小时滴1L，使胃内pH保持在5以上。凝血酶是有效的局部止血药，并有促进创面愈合作用，大剂量时止血作用显著。常规的止血药，如卡巴克络、抗血栓溶芳酸和酚磺乙胺等可静脉应用，但效果一般。内镜下止血往往可收到较好效果。

七、并发症的诊断、预防和治疗

急性胃炎的并发症包括穿孔、腹膜炎、水电解质紊乱和酸碱失衡等。为预防细菌感染者选用抗生素治疗，因过度呕吐致脱水者及时补充水和电解质，并适时检测血气分析，必要时纠正酸碱平衡紊乱。对于穿孔或腹膜炎者，必要时进行外科治疗。

八、预后

病因去除后，急性胃炎多在短期内恢复正常。如果病因长期持续存在，则可转为慢性胃炎。绝大多数慢性胃炎的发生与 Hp 感染有关,而 Hp 自发清除少见,故慢性胃炎可持续存在,但多数患者无症状。流行病学研究显示,部分 Hp 相关性胃窦炎(<20%)可发生十二指肠溃疡。

第二节　功能性消化不良

功能性消化不良(functional dyspepsia,FD)为一组持续或反复发作的上腹部疼痛、不适的消化不良症状,包括上腹胀痛、餐后饱胀、嗳气、早饱、腹痛、厌食、恶心、呕吐等,经生化、内镜和影像检查排除了器质性疾病的临床综合征,是临床上最常见的一种功能性胃肠病,几乎每个人一生中都有过消化不良症状,只是持续时间长短和对生活质量影响的程度不同。有研究者采用罗马Ⅲ诊断标准对消化专科门诊连续就诊消化不良的患者进行问卷调查,发现符合罗马Ⅲ诊断标准者占就诊患者的 28.52%,占接受胃镜检查患者的 7.2%。FD 的病因及发病机制尚未完全阐明,可能是多种因素综合作用的结果。目前认为,其发病机制与胃肠运动功能障碍、内脏高敏感性、胃酸分泌、幽门螺杆菌感染、精神心理因素等有关,而内脏运动及感觉异常可能起主导作用,是 FD 的主要病理生理学基础。

一、诊断

(一)临床表现

FD 的临床症状无特异性,主要有上消化道症状,包括上腹痛、腹胀、早饱、嗳气、恶心、呕吐、反酸、胃灼热、厌食等,以上症状多因人而异,常以其中某一种或一组症状为主,在病程中这些症状及其严重程度多发生改变。起病缓慢,病程长短不一,症状常呈持续或反复发作,也可相当一段时间无任何症状,可因饮食、精神因素和应激等诱发,多数无明显诱因。腹胀为FD 最常见的症状,多数患者发生于餐后或进餐加重腹胀程度,早饱、嗳气也较常见。上腹痛也是 FD 的常见症状,上腹痛无规律性,可表现为弥漫或烧灼样疼痛。少数可伴胃灼热、反酸症状,但经内镜及 24 小时食管 pH 检测,不能诊断为胃食管反流病。恶心、呕吐不常见,一般见于胃排空明显延迟的患者,呕吐多为干呕或呕出当餐胃内食物。有的还可伴有腹泻等下消化道症状。还有不少患者同时合并精神症状如焦虑、抑郁、失眠、注意力不集中等。

(二)诊断标准

依据 FD 罗马Ⅲ诊断标准,FD 患者临床表现个体差异大,罗马Ⅲ诊断标准根据患者的主要症状特点及其与症状相关的病理生理学机制及症状的模式将 FD 分为两个亚型,即餐后不适综合征(PDS)和上腹痛综合征(EPS),临床上两个亚型常有重叠,有时难以区分,但确定分型对选择治疗将有一定的帮助,在 FD 诊断中,还要注意 FD 与胃食管反流病和肠易激综合征等其他功能性胃肠病的重叠。

FD 的罗马Ⅲ诊断标准必须包括以下 1 项或多项:餐后饱胀;早饱感;上腹痛;上腹烧灼感。无可以解释上述症状的结构性疾病的证据(包括胃镜检查),诊断前症状出现至少 6 个月,且近 3 个月符合以上诊断标准。

PDS 诊断标准必须符合以下 1 项或 2 项。①正常进食后出现餐后饱胀不适,每周发生数次。②早饱阻碍正常进食,每周发生数次。诊断前症状出现至少 6 个月,近 3 个月症状符合以上标准。支持诊断标准是可能存在上腹胀气、餐后恶心或过度嗳气。可能同时存在 EPS。

EPS 诊断标准必须符合以下所有条件。①至少中等程度的上腹部疼痛或烧灼感,每周至少发生 1 次。②疼痛呈间断性。③疼痛非全腹性,不位于腹部其他部位或胸部。④排便或排气不能缓解症状。⑤不符合胆囊或 Oddi 括约肌功能障碍的诊断标准。诊断前症状出现至少 6 个月,近 3 个月症状符合以上标准。支持诊断标准是疼痛可以烧灼样,但无胸骨后痛。疼痛可由进餐诱发或缓解,但可能发生于禁食期间。可能同时存在 PDS。

二、治疗

FD 的治疗措施以对症治疗为主,目的是缓解或消除症状,改善患者的生活质量。

2007 年指南对 FD 治疗提出规范化治疗意见,指出 FD 的治疗策略应是依据其可能存在的病理生理学异常进行整体调节,选择个体化的治疗方案。

经验治疗适用于 40 岁以下,无报警征象,无明显精神心理障碍的患者。与进餐相关的消化不良(即 PDS)患者可首先用促动力药或合用抑酸药;与进餐无关的消化不良/酸相关性消化不良(即 EPS)患者可选用抑酸药或合用促动力药。经验治疗时间一般为 2～4 周。无效者应行进一步检查,明确诊断后有针对性地进行治疗。

(一)药物治疗

1. 抗酸药

抗酸药如氢氧化铝、铝碳酸镁等可减轻症状,但疗效不及抑酸药,铝碳酸镁除抗酸外,还能吸附胆汁,伴有胆汁反流患者可选用。

2. 抑酸药

目前广泛应用于 FD 的治疗,适用于非进餐相关的消化不良中以上腹痛、烧灼感为主要症状者。常用抑酸药包括 H_2 受体拮抗药(H_2RA)和质子泵抑制药(PPI)两大类。H_2RA 常用药物有西咪替丁 400mg,每日 2～3;雷尼替丁 150mg,每日 2 次;法莫替丁 20mg,每日 2 次,早、晚餐后服,或 40mg 每晚睡前服;罗沙替丁 75mg,每日 2 次;尼扎替丁 300mg 睡前服。不同的 H_2 受体拮抗药抑制胃酸的强度各不相同,西咪替丁最弱,雷尼替丁和罗沙替丁比西咪替丁强 5～10 倍,法莫替丁较雷尼替丁强 7.5 倍。这类药主要经肝脏代谢,经肾脏排出,因此肝、肾功能损害者应减量,75 岁以上老人服用药物剂量应减少。PPI 常用药物有奥美拉唑 20mg,每日 2 次;兰索拉唑 30mg,每日 1 次;雷贝拉唑 10mg,每日 1 次;泮托拉唑 40mg,每日 1 次;埃索美拉唑 20mg,每日 1 次。

3. 促动力药

促动力药可明显改善与进餐相关的上腹症状,如上腹饱胀、早饱等。常用的促动力剂包括多巴胺受体拮抗药、5-HT_4 受体激动药及多离子通道调节剂等。多巴胺受体拮抗药常用药物有甲氧氯普胺 5～10mg,每日 3 次,饭前半小时服;多潘立酮 10mg,每日 3 次,饭前半小时服;伊托必利 50mg,每日 3 次口服。甲氧氯普胺可阻断延髓催吐化学敏感区的多巴胺受体而具有强大的中枢镇吐作用,还可以增加胃肠道平滑肌对乙酰胆碱的敏感性,从而促进胃运动功能,提高静止状态时胃肠道括约肌的张力,增加食管下端括约肌张力,防止胃内容物反流,增强胃和食管的蠕动,促进胃排空及幽门和十二指肠的扩张,加速食物通过。主要的不良反应见于中枢神经系统,如头晕、嗜睡、倦怠、泌乳等,用量过大时,会出现锥体外系反应,表现为肌肉震颤、斜颈、发音困难、共济失调等。多潘立酮为选择性外周多巴胺 D_2 受体拮抗药,可增加食管下端括约肌的张力,增加胃运动,促进胃排空、止吐。不良反应轻,不引起锥体外系症状,偶有流涎、惊厥、平衡失调、泌乳现象。伊托必利通过拮抗多巴胺 D_2 受体和抑制乙酰胆碱酯酶活性起作用,增加胃的内源性乙酰胆碱,促进胃排空。5-HT$_4$ 受体激动药常用药物为莫沙必利 5mg,每日 3 次口服。莫沙必利选择性作用于上消化道,促进胃排空,目前未见心脏严重不良反应的报道,但对 5-HT$_4$ 受体激动药的心血管不良反应仍应引起重视。多离子通道调节剂药物为马来酸曲美布汀,常用量 $100\sim200mg$,每日 3 次口服。该药对消化道运动的兴奋和抑制具有双向调节作用,不良反应轻微。红霉素具有胃动素作用,静脉给药可促进胃排空,主要用于胃轻瘫的治疗,不推荐作为 FD 治疗的首选药物。

4.助消化药

消化酶和微生态制剂可作为治疗消化不良的辅助用药。复方消化酶、益生菌制剂可改善与进餐相关的腹胀、食欲缺乏等症状。

5.根除幽门螺杆菌治疗

根除 Hp 可使部分 FD 患者症状得以长期改善,对合并 Hp 感染的 FD 患者,应用抑酸药、促动力药治疗无效时,建议向患者充分解释根除治疗的利弊,征得患者同意后给予根除 Hp 治疗。根除 Hp 治疗可使部分 FD 患者的症状得到长期改善,使胃黏膜炎症得到消退,而长期胃黏膜炎症则是消化性溃疡、胃黏膜萎缩/肠化生和胃癌发生的基础病变,根除 Hp 可预防胃癌前病变进一步发展。

根据 2005 年欧洲幽门螺杆菌小组召开的第 3 次 MaastrichtⅢ共识会议意见,推荐在初级医疗中实施"检测和治疗"策略,即对年龄小于 45 岁,有持续消化不良症状的成人患者应用非侵入性试验(尿素呼气试验、粪便抗原试验)检测 Hp,对 Hp 阳性者进行根除治疗。包含 PPI、阿莫西林、克拉霉素或甲硝唑每日 2 次给药的三联疗法仍推荐作为首选疗法。包含铋剂的四联疗法,如可获得铋剂,也被推荐作为首选治疗选择。补救治疗应结合药敏试验结果。

对 PPI(标准剂量,每日 2 次),克拉霉素(500mg,每日 2 次),阿莫西林(1000mg,每日 2 次)或甲硝唑 400mg 或 500mg 每日 2 次,组成的方案,疗程 14 日比 7 日更有效,在克拉霉素耐药率小于 15% 的地区,仍推荐 PPI 联合应用克拉霉素、阿莫西林/甲硝唑的三联短程疗法作为一线治疗方案。其中 PPI 联合克拉霉素和甲硝唑方案应当在人群甲硝唑耐药率小于 40% 时才可应用,含铋剂四联疗法除了作为二线方案使用外,还可作为可供选择的一线方案。除了药敏试验外,对于三线治疗不作特别推荐。喹诺酮类(左氧氟沙星、利福霉素、利福布汀)抗生素与 PPI 和阿莫西林合用作为一线疗法,而不是作为补救的治疗,被评估认为有较高的根除率,但利福布汀是一种选择分枝杆菌耐药的抗生素,必须谨慎使用。

6.黏膜保护药

FD 发病原因中可能涉及胃黏膜防御功能减弱,作为辅助治疗,常用的胃黏膜保护药有硫糖铝、胶体铋、前列腺素 E、复方谷氨酰胺等,联合抑酸药可提高疗效。硫糖铝餐前 1 小时和睡前各服 1.0g,肾功不全者不宜久服。胶体次枸橼酸铋一次剂量 5mL 加水至 20mL,或胶囊 120mg,每日 4 次,于每餐前半小时和睡前一次口服,不宜久服,最长 8 周,老年人及肾功能障碍者慎用。已用于临床的人工合成的前列腺素为米索前列醇,常用剂量为 200mg,每日 4 次,主要不良反应为腹泻和子宫收缩,孕妇忌服。复方谷氨酰胺,常用剂量为 0.67g,每日 3 次,剂量可随年龄与症状适当增减。

(二)精神心理治疗

抗焦虑药、抗抑郁药对 FD 有一定的疗效,对抑酸和促动力药治疗无效,且伴有明显精神心理障碍的患者,可选用三环类抗抑郁药或 $5-HT_4$ 再摄取抑制药;除药物治疗外,行为治疗、认知疗法及心理干预等可能对这类患者也有益。精神心理治疗不但可以缓解症状,还可提高患者的生活质量。

（三）外科手术

经过长期内科治疗无效的严重患者,可考虑外科手术。一般采用胃大部切除术、幽门成形术和胃空肠吻合术。

第三节　溃疡性结肠炎

一、病因和发病机制

（一）病因

本病病因尚不十分明确,可能与基因因素、心理因素、自身免疫因素、感染因素等有关。

（二）发病机制

肠道菌群失调后,一些肠道有害菌或致病菌分泌的毒素、脂多糖等激活了肠黏膜免疫和肠道产酪酸菌减少,引起易感患者肠免疫功能紊乱造成的肠黏膜损伤。

二、临床表现

（一）症状

本病多发病缓慢,偶有急性发作者,病程多呈迁延发作与缓解期交替发作。

1.消化系统表现

腹泻、腹痛和便血为最常见症状。初期症状较轻,粪便表面有黏液,以后大便次数增多,粪中常混有脓血和黏液,可呈糊状软便。重者腹胀、纳差、恶心、呕吐,体检可发现左下腹压痛,可有腹肌紧张、反跳痛等。

2.全身表现

全身表现可有发热、贫血、消瘦、低蛋白血症、精神焦虑等。急性暴发型重症患者,出现发热、水电解质失衡、维生素和蛋白质从肠道丢失、贫血、体重下降等。

3.肠外表现

肠外表现可有关节炎、结节性红斑、口腔黏膜复发性溃疡、巩膜外层炎、前葡萄膜炎等。这些肠外表现在结肠炎控制或结肠切除后可以缓解和恢复;强直性脊柱炎、原发性硬化性胆管炎及淀粉样变性等可与溃疡性结肠炎共存,但与溃疡性结肠炎本身的病情变化无关。

（二）体征

轻型患者除左下腹有轻压痛外,一般无其他阳性体征。重症和暴发型患者,可有明显鼓肠、腹肌紧张、腹部压痛和反跳痛。有些患者可触及痉挛或肠壁增厚的乙状结肠和降结肠,肠鸣音亢进,肝脏可因脂肪浸润或并发慢性肝炎而肿大。直肠指检常有触痛,肛门括约肌常痉挛,但在急性中毒症状较重的患者可松弛,指套染血。

（三）并发症

并发症主要包括中毒性巨结肠、大出血、穿孔、癌变等。

三、诊断

（一）症状

有持续或反复发作的腹痛、腹泻，排黏液血便，伴里急后重，重者伴有恶心、呕吐等症状，病程多在 4 周以上。可有关节、皮肤、眼、口及肝、胆等肠外表现。需再根据全身表现来综合判断。

（二）体征

轻型患者常有左下腹或全腹压痛伴肠鸣音亢进。重型和暴发型患者可有腹肌紧张、反跳痛，或可触及痉挛或肠壁增厚的乙状结肠和降结肠。直肠指检常有压痛。

（三）实验室检查

血常规示小细胞性贫血、中性粒细胞增多。红细胞沉降率增快。血清白蛋白降低，球蛋白升高。严重者可出现电解质紊乱，低血钾。大便外观有黏液脓血，镜下见红细胞、白细胞及脓细胞。

（四）放射学钡剂检查

急性期一般不宜做钡剂检查。特别注意的是，重度溃疡性结肠炎在做钡灌肠时，有诱发肠扩张与穿孔的可能性。钡灌肠对本病的诊断和鉴别诊断有重要价值。尤其对克罗恩病、结肠恶变有意义。临床静止期可做钡灌肠检查，以判断近端结肠病变，排除克罗恩病者宜再做全消化道钡餐检查。钡剂灌肠检查可见黏膜粗糙水肿、多发性细小充盈缺损、肠管短缩、袋囊变浅或消失呈铅管状等。

（五）内镜检查

临床上多数病变在直肠和乙状结肠，采用乙状结肠镜检查很有价值，对于慢性或疑为全结肠患者，宜行纤维结肠镜检查。内镜检查有确诊价值，通过直视下反复观察结肠的肉眼变化及组织学改变，既能了解炎症的性质和动态变化，又可早期发现恶变前病变，能在镜下准确地采集病变组织和分泌物，以利排除特异性肠道感染性疾病。检查可见病变，病变多从直肠开始呈连续性、弥漫性分布，黏膜血管纹理模糊、紊乱或消失、充血、水肿、质脆、出血、脓性分泌物附着，也常见黏膜粗糙，呈细颗粒状等炎症表现。病变明显处可见弥漫性、多发性糜烂或溃疡。重者有多发性糜烂或溃疡，缓解期患者结肠袋囊变浅或消失，可有假息肉或桥形黏膜等。

（六）黏膜活检和手术取标本

1. 黏膜组织学检查

本病活动期和缓解期有不同表现。

（1）活动期表现：固有膜内有弥漫性慢性炎性细胞、中性粒细胞、嗜酸性粒细胞浸润；隐窝有急性炎性细胞浸润，尤其是上皮细胞间有中性粒细胞浸润及隐窝炎，甚至形成隐窝脓肿，脓肿可溃入固有膜；隐窝上皮增生，杯状细胞减少；可见黏膜表层糜烂、溃疡形成和肉芽组织增生。

（2）缓解期表现：中性粒细胞消失，慢性炎性细胞减少；隐窝大小、形态不规则，排列紊乱；腺上皮与黏膜肌层间隙增宽；潘氏细胞化生。

2.手术切除标本病理检查

手术切除标本病理检查可根据黏膜组织学特点进行。

（七）诊断方法

在排除细菌性痢疾、阿米巴痢疾、慢性血吸虫病、肠结核等感染性结肠炎及结肠CD、缺血性结肠炎、放射性结肠炎等疾病基础上，具体诊断方法如下。

（1）具有临床表现、肠镜检查及放射学钡剂检查三者之一者可拟诊。

（2）如果加上黏膜活检或手术取标本做病理者可确诊。

（3）初发病例、临床表现和结肠镜改变均不典型者，暂不诊断为UC，但须随访3～6个月，观察发作情况。

（4）结肠镜检查发现的轻度慢性直肠炎、乙状结肠炎不能与UC等同，应观察病情变化，认真寻找病因。

四、治疗

UC的治疗应掌握好分级、分期、分段治疗的原则。分级指按疾病的严重度，采用不同药物和不同治疗方法；分期指疾病分为活动期和缓解期，活动期以控制炎症及缓解症状为主要目标，缓解期应继续维持缓解，预防复发；分段治疗指确定病变范围以选择不同给药方法，远段结肠炎可采用局部治疗，广泛性结肠炎或有肠外症状者则以系统性治疗为主。溃疡性直肠炎治疗原则和方法与远段结肠炎相同，局部治疗更为重要，优于口服用药。

（一）一般治疗

休息，进柔软、易消化、富营养的食物，补充多种维生素。贫血严重者可输血，腹泻严重者应补液，纠正电解质紊乱。

（二）药物治疗

1.活动期的治疗

（1）轻度UC：可选用柳氮磺吡啶（SASP）制剂，每日3～4g，分次口服；或用相当剂量的5-氨基水杨酸（5-ASA）制剂。病变分布于远端结肠者可酌用SASP栓剂0.5～1.0g，每日2次。氢化可的松琥珀酸钠盐100～200mg保留灌肠，每晚1次。也可用中药保留灌肠治疗。

（2）中度UC：可用上述剂量水杨酸类制剂治疗，疗效不佳者，适当加量或改口服皮质类固醇激素，常用泼尼松每日30～40mg，分次口服。

（3）重度UC：如患者尚未用过口服类固醇激素，可用口服泼尼松龙每日40～60mg，观察7～10日。也可直接静脉给药。已使用者应静脉滴注氢化可的松每日300mg或甲泼尼龙每日48mg。肠外应用广谱抗生素控制肠道继发感染，如氨苄西林、硝基咪唑及喹诺酮类制剂。应嘱患者卧床休息，适当补液、补充电解质，防止电解质紊乱。便血量大者应考虑输血。营养不良病情较重者进要素饮食，必要时可给予肠外营养。静脉类固醇激素使用7～10日后无效者可考虑应用环孢素静脉滴注，每日2～4mg/kg。应注意监测血药浓度。慎用解痉剂及止泻剂，避免诱发中毒性巨结肠。如上述药物治疗效果不佳，应及时予内外科会诊，确定结肠切除手术的时机与方式。

各类型UC的药物治疗方案见表7-1。

表 7-1　各类型溃疡性结肠炎药物治疗方案

类型	药物治疗方案
轻度 UC	柳氮磺吡啶片 1.0g,口服,每日 3 次;或相当剂量的 5-ASA
中度 UC	柳氮磺吡啶片 1.0g,口服,每日 3 次;或相当剂量的 5-ASA
	醋酸泼尼松片 10mg,口服,每日 2 次
重度 UC	甲泼尼龙每日 48mg(或者氢化可的松每日 300mg)静脉滴注
	广谱抗生素(喹诺酮或头孢类＋硝基咪唑类)

2. 缓解期的治疗

症状缓解后,维持治疗的时间至少 1 年,一般认为类固醇类无维持治疗效果,在症状缓解后逐渐减量,应尽可能过渡到用 SASP 维持治疗。维持治疗剂量一般为每日 1.0～3.0g 口服,也可用相当剂量的 5-氨基水杨酸类药物。6-巯基嘌呤(6-MP)或硫唑嘌呤等用于对上述药物不能维持或对类固醇激素依赖者。

3. 手术治疗

大出血、穿孔、明确的或高度怀疑癌变者,重度 UC 伴中毒性巨结肠、静脉用药无效者,内科治疗症状顽固、体能下降、对类固醇类药物耐药或依赖者,应考虑手术治疗。

第四节　缺血性结肠炎

缺血性结肠炎是由各种因素导致某一段结肠供血不足或血液回流受阻引起的病变,是下消化道出血的常见病因之一。本病 1963 年由 Boley 提出。临床上根据其严重程度可分为一过型、狭窄型和坏疽型,后又将其分为坏疽型和非坏疽型。人群发病率 0.2%～10.0%,可发生于各个年龄组,但 60 岁以上的老人约占 90%。

一、病因和发病机制

凡能引起结肠缺血者均可致本病,如全身血流动力学异常或肠系膜血管病变。供血不足是病变的基础,炎症反应是其继发性改变。

本病好发于肠系膜下动脉供血区左半结肠,因为肠系膜下动脉从腹主动脉发出时呈较小锐角下行,与腹主动脉近乎平行,导致从胸主动脉冲下的栓子易进入形成栓塞。主要病因归纳如下。

(1)动脉狭窄或血栓形成、栓子脱落:动脉硬化是引起结肠缺血最常见的原因,特别是病变位于肠系膜动脉开口部位最为严重。粥样硬化斑块脱落形成栓子是另一常见原因。

(2)肠系膜静脉炎:糖尿病或结缔组织病累及肠系膜血管。

(3)育龄期妇女口服避孕药:可致静脉内膜炎,也可能由于激素水平变化,血液黏稠度增加。

(4)正常血流量减低:如心肌梗死、心肌病、充血性心力衰竭、休克、严重脱水、大出血等引起心排血量减少,外周血管灌注不良时,如弥漫性血管内凝血,可严重影响结肠血流灌注,导致缺血。

(5)肠管因素:当出现肠梗阻、肠粘连、肠系膜扭转及长期顽固性便秘、灌肠时,导致肠腔内压力增高,肠壁血流量降低,导致缺血。

(6)腹部手术损伤或结扎肠系膜下动脉。

(7)约15％的患者没有明确原因,可能与血管痉挛、肠道血流调节机制复杂有关。

当各种因素引起肠道缺血、缺氧时,肠黏膜及黏膜下层首先出现损伤,当缺血继续时,损伤向肌层及浆膜层方向发展,引起肠壁全层坏死。黏膜坏死使其防御能力降低,致病菌可侵入肠壁形成炎症,严重时可侵入腹腔或者血液导致腹膜炎及败血症。此外,肠道缺血时释放花生四烯酸、血管活性肽等炎症介质,从而加重炎症的发生,形成恶性循环,最后有效循环不足、发生代谢性酸中毒、中毒性休克及多器官功能衰竭,严重者危及生命。

二、诊断步骤

(一)病史采集要点

(1)起病情况:本病多为突发性,可无明确诱因。

(2)主要临床表现:本病一般发生于50岁以上老年人,表现为腹痛、继发便血和腹泻三联征。腹痛多为阵发性绞痛,位于左侧腹部或脐周。但老年人有时症状可不明显,须提高警惕。腹痛后多继发便血,排褐色或鲜红色血便,但出血量一般不多,基本不需要输血。大量肠液渗出、肠蠕动过快、肠黏膜坏死导致腹泻,部分出现里急后重。可伴有发热、恶心、呕吐、腹胀等症状。病变肠段扩张时可出现腹部膨隆。

(3)既往病史:注意询问有无动脉硬化(高脂血症、冠心病等)、糖尿病、胶原血管病(如硬皮病、类风湿性关节炎、系统性红斑狼疮)病史,有无口服避孕药或血管收缩药物史,注意最近是否有休克、大出血、脱水或心力衰竭等病史。

(二)体格检查要点

本病阳性体征并不明显,左下腹可呈轻度的压痛、反跳痛,直肠指检带血。肠鸣音可亢进、减弱,甚至消失。严重时如肠坏疽、肠穿孔,可有明显的肌紧张、反跳痛。

(三)临床资料分析

(1)大便常规及隐血试验:大便常规见红细胞、白细胞,隐血试验阳性。

(2)血常规检查:外周血白细胞增多,核左移。

(3)腹部X线平片:腹部X线平片见结肠内大量积气,病变处边缘呈锯齿状或乳头状突起,受累肠段痉挛收缩变细、结肠袋消失,重症可见肠壁内线性气影,甚至门静脉积气。

(4)其他:必要时继续检查有关项目。

(四)内镜及组织病理学检查

1.结肠镜检查

结肠镜检查是诊断本病的主要和可靠的手段,但怀疑肠坏疽或穿孔时应避免做结肠镜检查。检查前不一定必须做肠道准备,检查时结肠内避免多充气及滑行。病变部位主要在左侧结肠,直肠罕见;病变呈节段性分布,与正常肠段之间有明显界限;活检后出血少;病变形态变化快。依据病程,内镜下分为3期。

(1)急性期,发病后1～3日,表现为黏膜不同程度的充血、水肿、血管网消失。黏膜常有散在的小出血点、红斑或浅表糜烂、不规则溃疡等。

(2)亚急性期,发病后3～7日,以明显的溃疡形成为特征,可呈纵行或潜行性。

(3)慢性期,发病后2周至3个月以内,结肠黏膜可完全恢复正常或有轻度慢性炎症改变,表现为水肿慢慢消失,溃疡逐渐变白,少数可出现肠腔狭窄。

病理学检查显示为结肠黏膜非特异性炎症改变,对病因诊断帮助不大,但可排除肿瘤、结核等。活检标本注意寻找黏膜及黏膜下层的血管病变,血管炎、血栓形成或多量含铁血黄素沉着较具有特征性。

2.气钡双重造影

结肠气钡双重造影有一定的诊断价值。其影像学特征性改变为:指压痕征,出现率最高;管腔狭窄,但能恢复正常;多发龛影;囊袋形成。但病情较重的缺血性结肠炎由于出血明显,钡剂不能很好地附着于肠黏膜,会导致影像不清;而且肠腔过度充气,会加重病情,严重时可导致肠穿孔,因此此检查不作为首选,须掌握好适应证。

3.超声检查

彩色多普勒超声能够测量门脉和肠系膜静脉的血流量,可见缺血性肠段的血液明显减少,对判断血管内血栓形成有一定价值,并有助于确定缺血的范围,判定预后。内镜超声检查表现为肠壁黏膜及黏膜下层的弥漫性增厚,回声不均。肠壁增厚不低于1.2cm 要高度怀疑坏疽型可能。

4.选择性肠系膜动脉造影

选择性肠系膜动脉造影有助于了解血管的走行分布,发现血管一些特征性病变,如肠系膜动脉分支变窄、肠道血管分支不规则、动脉弓痉挛及透壁血管充盈缺损等。但阴性结果并不能排除此病。

5.CT 检查

CT 检查可见不规则肠壁增厚、呈节段性分布,有时可发现引起缺血的血管性病变,对病因学诊断有一定帮助。

6.其他

大便培养均为阴性。可出现代谢性酸中毒、电解质紊乱、氮质血症等。血生化可出现转氨酶、淀粉酶、脂肪酶、乳酸脱氢酶、碱性磷酸酶等升高,但很少超过正常2倍。

三、诊断对策

(一)诊断要点

(1)年龄大于60岁的老人,尤其是既往有高血压、糖尿病、高脂血症、类风湿关节炎等基础疾病的患者,或长期口服避孕药的年轻女性。

(2)有突发性腹痛,继而出现便血、腹泻等典型临床表现。

(3)结肠镜、钡剂灌肠等辅助检查支持。

(二)鉴别诊断

本病临床表现无特异性,易造成误诊,须注意与其他疾病鉴别。

1.炎症性肠病

缺血性结肠炎最常被误诊为炎症性肠病,但缺血性结肠炎具有症状消失快、内镜下病变恢复快的特点,有别于其他肠道疾病。缺血性结肠炎多见于中老年人,而克罗恩病及溃疡性结肠炎多见于中青年人。缺血性结肠炎与溃疡性结肠炎相比,呈节段性分布,病变黏膜和正常黏膜分界清楚,不累及直肠;和克罗恩病相比,无鹅卵石样改变。

2.肿瘤

个别患者充血水肿严重,肠镜下表现为黏膜呈暗红色,结节状,甚至呈瘤样隆起,易误诊为结肠癌,须提高警惕。活检有疑问时,动态观察病情变化非常重要。

3.肠结核

中青年患者多合并肠外结核,主要是肺结核;有发热、盗汗等结核毒血症状;可能发现腹部包块,右下腹多见;慢性过程;卡介苗纯蛋白衍生物(PPD)试验阳性;抗结核治疗有效;纤维结肠镜检查病变主要在回盲部,活检发现干酪样坏死或分枝杆菌具有诊断意义。

4.抗生素致急性出血性结肠炎

有长期大量使用广谱抗生素史;患者多为老年、免疫功能低下等;大便中可能出现伪膜;大便中找到机会致病菌。

四、临床类型

本病按缺血程度分为 3 型。

(一)一过型

缺血程度轻、短暂,仅引起黏膜和黏膜下层的病理改变,但均可逆,能完全恢复正常。

(二)狭窄型

缺血程度较重或短暂反复发作,肠壁多次破坏、修复,纤维组织增生,引起肠管不可逆性狭窄。

(三)坏死型

缺血程度重、完全,发生速度快,造成肠壁扩张,全层坏死、穿孔。

五、治疗

(一)治疗原则

以对症支持治疗为主。

(二)治疗计划

(1)患者卧床休息、吸氧、禁食、胃肠减压和肠道外营养,以减轻肠道负担,促进病变肠段的恢复。

(2)补充血容量,可用低分子右旋糖酐改善微循环。

(3)纠正电解质、酸碱平衡紊乱。

(4)适当应用对肠道细菌敏感的抗生素,如甲硝唑或广谱抗生素等防治感染,可减轻内毒素血症,有利于肠缺血的恢复。

(5)可疑肠坏疽或穿孔时,应及时剖腹探查以切除病变肠段。

(6)治疗方案的选择:大部分非坏死型结肠炎为一过性和自限性,即使没有特殊治疗,也可自行缓解。对于临床症状和体征较明显的患者,在积极治疗原发病的基础上,以对症支持治疗为主,并密切观察病情。约 2% 的患者即使进行积极的非手术治疗病情仍会进一步发展,如果出现腹部疼痛进行性加重,同时全身情况恶化,伴有白细胞计数增高、酸中毒等,提示有肠坏死的可能,应当及时进行结肠镜检查,确定肠坏死的范围和程度,然后进行剖腹探查。如果患者伴有明显的肠管扩张,最好先经结肠镜进行肠腔减压,再行手术。对于缺血性结肠炎引起的肠管狭窄,由于大部分患者是不完全狭窄,不会引起肠梗阻,无需手术。

六、病程观察及处理

(1)病情观察要点:观察腹痛、血便量及次数,记录大便量;观察血压和心率,避免因为禁食导致容量不足;症状持续者要加强腹部体征的观察。

（2）疗效判断与处理。

七、预后评估

由于缺血性结肠炎在临床上较少见,且大部分为一过性和自限性疾病,但确有部分患者发展迅速,预后凶险。本病的发展与转归取决于以下因素。

（1）血管闭塞或血流灌注不足的程度。

（2）闭塞血管的直径。

（3）缺血的时间与程度。

（4）缺血过程的发展速度。

（5）侧支循环建立的程度和有效性。

八、出院随访

观察患者大便情况,尤其是坏死型和狭窄型的患者要随访肠梗阻程度,必要时手术解除梗阻。

第八章 消化内科常用药物

第一节 抗酸药和抑酸药

一、抗酸药

(一)氢氧化铝

1.其他名称

胃舒平。

2.药理作用

①抗酸作用:中和或缓冲胃酸,使胃内 pH 升高,从而使胃酸过多引起的症状得到缓解,作用力较弱,缓慢而持久。②收敛、止血作用:中和酸后产生的氧化铝可局部止血。③保护溃疡面:氢氧化铝与胃酸混合生成凝胶,覆盖在溃疡表面,产生机械保护作用,有利于溃疡愈合。

3.体内过程

本药口服起效缓慢,在胃内作用时效的长短与胃排空快慢有关。空腹服药作用时间可维持 20～30 分钟,餐后 1～2 小时服药作用时间可延长至 3 小时。本药大部分以磷酸铝、碳酸铝及脂肪酸盐的形式自粪便排出,少量可在胃内转变成可溶性氯化铝自胃肠道吸收,随尿排泄。

4.适应证

胃酸过多引起的胃痛、胃灼热、反酸。

5.用法和用量

口服,每次 0.6～0.9g,每日 1.8～2.7g。现多用氢氧化铝凝胶,每次 4～8mL,每日 12～24mL,饭前 1 小时和睡前服用。病情严重时剂量可加倍。

6.不良反应

①恶心、呕吐、便秘等症状,长期大剂量服用,可导致严重便秘,甚至粪结块引起肠梗阻。②老年人长期服用,可影响肠道吸收磷酸盐,导致骨质疏松,铝盐吸收后沉积于脑,可引起老年性痴呆。③肾衰竭患者长期服用可引起骨软化、脑病、痴呆及小细胞性贫血等,特别是对接受血液透析的患者,可产生透析性痴呆,表现为肌肉疼痛抽搐、神经质或烦躁不安、味觉异常、呼吸变慢以及极度疲乏无力等症状。

7.禁忌证

①婴幼儿。②骨折患者。

8.药物相互作用

①氢氧化铝影响西咪替丁、雷尼替丁、四环素吸收。②与地高辛、华法林、双香豆素、奎宁、奎尼丁、氯丙嗪、普萘洛尔、吲哚美辛、异烟肼、维生素及巴比妥类合用,氢氧化铝影响以上药物吸收或消除。

9.注意事项

①影响磷的吸收,导致低磷血症、骨质疏松和骨软化症。如必须长期大量应用,酌情增加

磷酸盐摄入。②极少量可在胃内转变为可溶性氯化铝自胃肠道排出,从尿中排泄。肾功能不全者可能导致血铝浓度升高,引起痴呆等中枢神经系统病变,应慎用,如血铝超过 150μg/mL 或出现脑病先兆,应立即停药。③对铝较敏感患者服药期间注射白百破三联疫苗时,注射部位可能出现瘙痒、湿疹样病变和色素沉着。④长期便秘者慎用,可与镁制剂交替服用预防便秘。

10. 制剂和规格

①片剂:0.3g。②凝胶:100mL:4g。

（二）铝碳酸镁

1. 其他名称

碱式碳酸铝镁。

2. 药理作用

①抗酸,中和胃酸的作用。②胃黏膜保护作用。③对胆酸有一定吸附作用,作用迅速、温和、持久。

3. 体内过程

本药口服后不被胃肠道吸收。临床研究表明,服用本药后,各种成分体内无蓄积,在服用28 日(每日 6g)后,血清中的铝、镁、钙和其他矿物质仍处于正常水平。

4. 适应证

胃酸过多引起的胃灼热和慢性胃炎。

5. 用法和用量

成人每次 0.5～1.0g,每日 3 次;餐后 1 小时咀嚼后服用。

6. 不良反应

本药无明显不良反应,少数患者有胃肠道不适、大便次数增多或糊状大便。个别有腹泻。

7. 禁忌证

①对本药过敏的患者。②妊娠期前 3 个月。

8. 药物相互作用

①本药不宜与四环素类抗生素配伍使用,必须合用时应间隔 1～2 小时服用。②铝剂可吸附胆盐从而减少脂溶性维生素的吸收,特别是维生素 A。③与苯二氮䓬类合用时,吸收率降低。④与异烟肼合用时,后者吸收可能延迟并减少。⑤与左旋多巴合用时,后者吸收可能增加。

9. 注意事项

①本药可能影响或干扰其他药物的吸收,如四环素、环丙沙星、氧氟沙星、含铁药物、抗凝剂类、鹅去氧胆酸、地高辛及 H_2 受体拮抗药等,因此应告诫患者在服上述药物时,必须在服铝碳酸镁之前或其后 1～2 小时服用。②严重心肾功能不全、高镁血症、高钙血症患者慎用。

10. 制剂和规格

①片剂:500mg。②混悬剂:200mL:20g。③咀嚼片:500mg。

二、质子泵抑制剂

（一）奥美拉唑

1. 其他名称

洛赛克,奥克,奥西康,金奥康。

2.药理作用

质子泵抑制剂,能特异性地作用于胃黏膜壁细胞,不可逆地抑制壁细胞中的 H^+-K^+-ATP 酶(质子泵)的活性,从而抑制基础胃酸分泌及刺激引起的胃酸分泌,其抑制胃酸分泌的作用较 H_2 受体拮抗剂更强大、更持久。

3.体内过程

健康人口服 10mg,生物利用度约为 60%,t_{max} 为 0.21 小时,半衰期为 0.4 小时。本药的血浆蛋白结合率约 95%。静脉给药总血浆清除率为 $0.3\sim0.6L/min$。本药在体内经肝脏微粒体细胞色素 P450 氧化酶系统 CYP2C19 和 CYP3A4 酶代谢,奥美拉唑可抑制 CYP2C19 对自身的催化代谢作用,多剂量治疗时生物利用度比单剂量增加约 50%。血浆消除半衰期约 40 分钟,代谢物的 80% 经尿排泄,其余由胆汁分泌后从粪便排泄。

4.适应证

①胃、十二指肠溃疡,应激性溃疡。②反流性食管炎。③胃泌素瘤。④消化道出血。⑤非甾体类抗炎药引起的消化性溃疡和胃、十二指肠糜烂。⑥与抗生素合用时,可有效杀灭幽门螺杆菌。

5.用法和用量

(1)口服给药:①胃、十二指肠溃疡:每次 20mg,每日 $1\sim2$ 次(晨起顿服或早、晚各 1 次)。十二指肠溃疡疗程通常为 $2\sim4$ 周,胃溃疡的疗程为 $4\sim8$ 周。对难治性溃疡患者可每次 40mg,每日 1 次,疗程 $4\sim8$ 周。②反流性食管炎:本药常用剂量 20mg,每日 $1\sim2$ 次(晨起顿服或早、晚各 1 次),疗程通常为 $4\sim8$ 周。剂量可依据疾病的严重程度进行个体化调整。③卓—艾综合征(Zollinger-Ellison 综合征/胃泌素瘤):推荐的初始剂量为 60mg,每日 1 次。然后剂量应个体化调整,根据临床表现确定疗程。90% 以上患者每日 $20\sim120mg$ 可控制症状,如一日剂量大于 80mg,则应分 2 次给药。

(2)静脉给药:溶于 100mL 的 0.9% 氯化钠注射液或 5% 葡萄糖注射液中静脉滴注。①消化性溃疡出血:每次 40mg,每 12 小时 1 次,连用 5 日。②卓—艾综合征:初始剂量为每次 60mg,每日 1 次。一日剂量可更高,剂量应个体化。当一日剂量超过 60mg 时,分 2 次给药。③肝功能不全时:严重肝功能不全者必要时剂量减半,肠溶制剂一日不超过 20mg。④肾功能损害者,无需调整剂量。

6.不良反应

①消化系统:可有口干、轻度恶心、呕吐、腹胀、便秘、腹泻、腹痛等;转氨酶和胆红素可有升高,一般是轻微和短暂的,不影响治疗。②神经精神系统:可有感觉异常、头痛、头晕、嗜睡、失眠、外周神经炎等。③代谢与内分泌系统:长期使用可导致维生素 B_{12} 缺乏。④其他:可有皮疹、男性乳房发育、白细胞数降低、溶血性贫血等。

7.禁忌证

对本药过敏的患者。

8.药物相互作用

①与克拉霉素合用,两者的血药浓度都上升,可增加中枢神经系统及胃肠道不良反应的发生率。②与地西泮、华法林、苯妥英、双香豆素、硝苯地平、安替比林、双硫仑等合用,本药会抑制 CYP2C19 酶,因此会增加其他通过该酶代谢药物的血浆浓度。对于正在接受苯妥英、华法林或其他维生素 K 拮抗剂治疗的患者,开始或停用奥美拉唑时应进行监测。③本药可抑制

泼尼松转化为活性形式,降低其药效。④与他克莫司合用时,可能增加他克莫司的血药浓度,建议监测其血药浓度。⑤与地高辛合用时,后者的吸收增加,应减少地高辛用量。⑥与四环素、氨苄西林、酮康唑、伊曲康唑等药合用,因本药可致胃液 pH 升高,导致以上药物的吸收减少,血药浓度降低。⑦与氯吡格雷合用可能降低氯吡格雷预防血栓的效果。

9. 注意事项

①本药抑制胃酸分泌的作用强,时间长,故应用本药时不宜同时再服用其他抗酸剂或抑酸剂。为防止抑酸过度,在一般消化性溃疡等疾病,不建议大剂量长期应用(卓—艾综合征患者除外)。②治疗胃溃疡时,应首先排除溃疡型胃癌的可能,因用本药治疗可减轻其症状,从而延误治疗。③肝、肾功能不全者慎用。④口服片剂为肠溶片,服用时不要嚼碎,以防止药物颗粒过早在胃内释放而影响疗效。⑤本药与阿扎那韦合用会降低阿扎那韦的暴露量,二者不应合用。⑥长期使用本药有致低镁血症风险。⑦妊娠期和哺乳期妇女慎用。⑧儿童使用本药静脉滴注的经验有限。⑨老年患者无需调整剂量。

10. 制剂和规格

①胶囊:20mg。②肠溶片:10mg;20mg。③注射剂:40mg。

(二)兰索拉唑

1. 其他名称

达克普隆。

2. 药理作用

质子泵抑制剂,作用机制同奥美拉唑。具有抗幽门螺杆菌和促进溃疡愈合的作用。

3. 体内过程

本药口服易吸收,绝对生物利用度约为 85%,抑酸作用可达 24 小时以上。健康成人空腹时单次口服 30mg,t_{max} 为 1.5~2.2 小时,血浆蛋白结合率为 97.7%~99.4%,在肝内经细胞色素 P450 酶系统被代谢为有活性的代谢产物,主要经胆汁和尿排泄。本药 $t_{1/2\beta}$ 为 1.3~1.7 小时,老年人 $t_{1/2}$ 约为 2 小时,严重肝功能衰竭患者 $t_{1/2}$ 延长至 7 小时。药物在体内无蓄积作用。

4. 适应证

①胃溃疡、十二指肠溃疡、反流性食管炎。②幽门螺杆菌感染。③胃泌素瘤。

5. 用法和用量

①胃溃疡、十二指肠溃疡、吻合口溃疡、反流性食管炎等:每次 30mg,每日 1 次,晨起口服。十二指肠溃疡疗程 4 周,胃溃疡 4~6 周,反流性食管炎 8~10 周。②幽门螺杆菌感染:每次 30mg,每日 1~2 次,与两种抗生素联合用药,疗程为 7~14 日。③卓—艾综合征:治疗剂量因人而异,可加大至每日 120mg。④肝肾功能不全时剂量:每次 15mg,每日 1 次。

6. 不良反应

本药安全性较好,一般能很好耐受,不良反应发生率为 2%~4%。①消化系统:可见口干、恶心、纳差、腹胀、腹泻、便秘、便血等症状,偶见转氨酶、碱性磷酸酶、乳酸脱氢酶、谷氨酰转肽酶升高。口服本药可致胃黏膜轻度肠嗜铬样细胞增生,停药后可恢复正常。②中枢神经系统:常见头痛、头晕、嗜睡,偶见焦虑、失眠、抑郁等。③泌尿生殖系统:可见阳痿、尿频、蛋白尿、尿酸值升高等。④血液系统:偶见贫血、白细胞减少、嗜酸粒细胞增多、血小板减少等。⑤过敏反应:可见皮疹及皮肤瘙痒等。⑥其他:少见乏力,偶见发热、肌痛、总胆固醇升高等。

7. 禁忌证

对本药过敏的患者。

8. 药物相互作用

①与地西泮、苯妥英钠合用,可延迟地西泮或苯妥英钠的代谢与排泄。②本药可促进茶碱代谢,致茶碱血药浓度下降。③本药可使他克莫司血药浓度升高。④本药可能使地高辛血药浓度升高。⑤本药有抑酸作用,可能使伊曲康唑、吉非替尼的血药浓度下降。

9. 注意事项

①肝功能不全者慎用。②妊娠期和哺乳期妇女慎用。③本药不应与阿扎那韦合用。④因本药会掩盖胃癌的症状,所以须先排除胃癌,方可给药。

10. 制剂和规格

①片剂(胶囊):30mg。②注射剂:30mg。

(三)泮托拉唑

1. 其他名称

潘妥洛克,泮立苏。

2. 药理作用

作用机制同奥美拉唑,与质子泵的结合选择性更高,更为稳定。

3. 体内过程

口服吸收迅速,t_{max}为 2.5 小时,生物利用度为 77%。该药几乎均在肝内代谢。其大部分(约 80%)由肾脏排出,其余从粪便中排出。在肝脏内主要经 P450 酶系第Ⅰ系统代谢,也可通过第Ⅱ系统代谢。当与通过 P450 酶系代谢的其他药物并用时,其代谢途径可立即转移至第Ⅱ系统,因此不易发生药物间的相互作用。老年患者及有严重肾功能损害患者药物动力学药效无明显变化。

4. 适应证

①胃及十二指肠溃疡、胃食管反流性疾病、胃泌素瘤。②消化性溃疡急性出血、急性胃黏膜病变出血。③与抗生素联合用于根除幽门螺杆菌感染。

5. 用法和用量

(1)口服:①胃及十二指肠溃疡、胃食管反流性疾病、胃泌素瘤:每次 40mg,每日 1 次,早餐前服用。十二指肠溃疡疗程一般 2 周,胃溃疡和胃食管反流性疾病疗程一般 4 周。②幽门螺杆菌感染:每次 40mg,每日 2 次,需与两种抗生素合用(对青霉素不过敏的患者,建议合用阿莫西林与克拉霉素;对青霉素过敏的患者,可选用克拉霉素与甲硝唑),疗程 10～14 日。③老年患者及肾功能受损者无需调整剂量,但一般每日剂量不应超过 40mg。④严重肝功能衰竭的患者,剂量应减少至隔日 40mg。

(2)静脉滴注:每次 40～80mg,每日 1 次,溶于 100mL 的 0.9%氯化钠注射液中,滴注时间不少于 15 分钟。

6. 不良反应

少数患者出现头痛、头晕、恶心、腹泻、便秘、皮疹、瘙痒、荨麻疹及过敏反应(包括过敏性休克)。个别患者出现周围性水肿、发热、抑郁或肌痛,在治疗结束时消失。极个别患者出现一过性视物模糊、血栓性静脉炎。

7.禁忌证

对本药过敏的患者。

8.药物相互作用

①本药与生物利用度受 pH 影响重大的药物合用,如酮康唑,可减少此类药物的吸收。②本药在肝脏内通过细胞色素 P450 酶系代谢,因此凡通过该酶系代谢的其他药物均不能排除与本药有相互作用的可能性。然而在临床使用时检测的此类药物,如卡马西平、美托洛尔、地高辛、乙醇、地西泮、茶碱、华法林、格列本脲、双氯芬酸以及口服避孕药等,尚未观察到本药与之有明显临床意义的相互作用。③与华法林合用时,应检测凝血酶原时间,国际标准化比值(INR)是否增加。④不建议与阿扎那韦或奈非那韦合用。

9.注意事项

①用药前需排除胃及食管恶性肿瘤。②神经性消化不良等轻微胃肠疾患不推荐使用本药。③本药应整片吞服,不宜嚼碎。④当与其他药物联合使用时,每种药物的用药原则均应予以遵守。⑤遇有严重肝功能障碍(肝衰竭)的患者,应定期监测肝脏酶谱的变化,若其测定值高,必须停止用药。⑥长期使用抗酸药物每日治疗,因胃酸缺乏可导致维生素 B_{12} 吸收不良。

10.制剂和规格

①肠溶片:20mg;40mg。②肠溶胶囊:40mg。③注射剂:40mg;60mg;80mg。

(四)埃索美拉唑

1.其他名称

艾斯奥美拉唑,左旋奥美拉唑。

2.药理作用

奥美拉唑的 S-异构体,通过特异性的靶向作用机制减少胃酸分泌,胃壁细胞中质子泵的特异性抑制剂,比奥美拉唑作用更强。

3.体内过程

本药口服吸收迅速,生物利用度为 89%,t_{max} 为 1~2 小时,血浆蛋白结合率为 97%。经细胞色素 P450 系统代谢,大部分代谢依靠特异性同工酶 CYP2C19,其余依靠 CYP3A4 代谢生成埃索美拉唑砜。血浆消除半衰期在每日一次重复给药后约为 1.3 小时。AUC 呈剂量依赖性增大。一次口服剂量中的 80% 以代谢物形式从尿中排出(尿中原形药不足 1%),其余随粪便排出。在有轻、中度肝功能损害的患者中,埃索美拉唑的代谢可能会减弱。严重肝功能损害的患者代谢率降低,可使埃索美拉唑的暴露量增加 1 倍。

4.适应证

①胃食管反流性疾病、糜烂性反流性食管炎。②与抗菌疗法联合用药根除幽门螺杆菌。③胃溃疡、十二指肠溃疡。④胃泌素瘤。

5.用法和用量

(1)用于胃食管反流性疾病:①治疗糜烂性反流性食管炎口服,每次 40mg,每日 1 次,连服 4 周。对于食管炎未治愈或持续有症状的患者建议再服药治疗 4 周治愈后 20mg/d 继续治疗,防止复发。②已经治愈的食管炎患者长期维持治疗:口服,每次 20mg,每日 1 次。③胃食管反流性疾病的症状控制:没有食管炎的患者,每次 20mg,每日 1 次。如果用药 4 周症状未获控制,应对患者做进一步的检查。一旦症状消除,随后的症状控制可采用按需疗法,即需要时口服 20mg,每日 1 次。静脉制剂仅在口服疗法不适用时作为替代疗法。

（2）胃溃疡、十二指肠溃疡的治疗：每次 20mg,每日 1～2 次（晨起顿服或早、晚各 1 次）。十二指肠溃疡疗程通常为 2～4 周,胃溃疡的疗程为 4～8 周。对难治性溃疡患者可每次 40mg,每日 1 次,疗程 4～8 周。

（3）联合抗生素疗法根除幽门螺杆菌：每次服用本药 20mg＋阿莫西林 1g＋克拉霉素 500mg,每日 2 次,共用 7 日。

（4）卓—艾综合征、胃泌素瘤：推荐的起始剂量为每日 40mg,剂量个体化调整。

6. 不良反应

可出现头痛、腹痛、腹泻、腹胀、恶心、呕吐、便秘、胃肠胀气。少见皮炎、瘙痒、荨麻疹、头昏、口干等。

7. 禁忌证

对奥美拉唑或其他苯并咪唑类化合物过敏的患者。

8. 药物相互作用

①与酮康唑、伊曲康唑合用可影响药物吸收,使酮康唑、伊曲康唑血药浓度降低。②埃索美拉唑抑制 CYP2C19,故与地西泮、西酞普兰、丙米嗪、氯米帕明、苯妥英合用时,以上经 CYP2C19 代谢的药物血药浓度可被升高,因此可能需要降低剂量。③与克拉霉素合用时,埃索美拉唑的 AUC 加倍,但无须调整剂量。④克拉霉素可抑制 CYP3A4,三联疗法的患者服用其他经 CYP3A4 代谢的药物,如西沙比利时,应考虑三者的相互作用。

9. 注意事项

①本药对酸不稳定,口服制剂均为肠溶制剂,服用时需整片吞服,不应嚼碎或压碎。②轻、中度肾功能损害的患者无需调整剂量;严重肾功能不全者慎用。③轻、中度肝功能损害的患者无须调整剂量;对于严重肝功能损害的患者,埃索美拉唑镁肠溶片的剂量不应超过 20mg。④妊娠期和哺乳期妇女慎用。⑤禁止与奈非那韦合用。

10. 制剂和规格

①肠溶片：20mg;40mg。②注射剂：40mg。

（五）雷贝拉唑

1. 其他名称

拉贝拉唑。

2. 药理作用

雷贝拉唑是第二代质子泵抑制剂,作用机制同奥美拉唑,该作用呈剂量依赖性,并可使基础胃酸分泌和刺激状态下的胃酸分泌均受抑制。本药对胆碱和组胺 H_2 受体无拮抗作用。

3. 体内过程

本药 C_{max} 和 AUC 具有剂量依赖性,但 t_{max}（约 3 小时）、$t_{1/2}$（约 1 小时）不依赖于剂量。血浆蛋白结合率约 96％,经细胞色素 P450 酶系统代谢,90％随尿液排出。

4. 适应证

①活动性十二指肠溃疡、活动性良性胃溃疡、胃食管反流疾病。②与抗生素联合用药根除幽门螺杆菌。

5. 用法和用量

①活动性十二指肠溃疡、活动性良性胃溃疡、胃食管反流疾病：每次 20mg,每日 1 次,早

餐后服用,需整片吞服;十二指肠溃疡疗程一般 2～4 周,胃溃疡疗程一般 4～6 周,胃食管反流性疾病疗程一般 6～8 周。②伴幽门螺杆菌感染:与抗生素联合用药。③老年人、肝功能不全者、肾功能不全者无需调整剂量。对有严重肝功能不全者,应参阅不良反应和注意事项。

6.不良反应

本药耐受性良好,不良反应与其他质子泵抑制药相似。①心血管系统:罕见心悸、心动过缓、胸痛。②中枢神经系统:可见眩晕、四肢乏力、感觉迟钝,偶见头痛,罕见失眠、困倦、握力低下、口齿不清、步态蹒跚。③泌尿生殖系统:偶见血尿素氮升高、蛋白尿。④消化系统:可见口干、腹胀、腹痛,偶见恶心、呕吐、便秘、腹泻,以及转氨酶、LDH、GGT、总胆红素、总胆固醇升高,罕见消化不良。⑤血液系统:偶见红细胞、淋巴细胞减少,白细胞减少或增多,嗜酸性粒细胞、中性粒细胞增多,罕见溶血性贫血(出现此类状况时,应停药并采取适当措施)。⑥其他:可见光敏性反应、皮疹、荨麻疹、瘙痒、水肿、休克、视力障碍、肌痛、鼻炎(出现此类状况时,应停药并采取适当措施)。

7.禁忌证

①妊娠及哺乳期妇女。②对本药过敏的患者。③正在服用硫酸阿扎那韦的患者。

8.药物相互作用

①本药经细胞色素 P450 酶系统代谢。②与酮康唑合用,可导致酮康唑血药浓度下降 33％。③与地高辛合用,可使后者药浓度上升 22％。④由于本药抑制胃酸分泌的作用,合并用药时可能会影响药物的吸收。

9.注意事项

(1)下列患者应慎用:有药物过敏史的患者;肝功能障碍的患者;高龄患者。

(2)在病情严重及属于复发性、顽固性病例的情况下,每次 20mg,每日 1 次。

(3)使用本药时有可能掩盖由胃癌引起的症状,故应在确诊是非恶性肿瘤的前提下再行给药。

(4)治疗时应密切观察其临床动态,根据病情将用药量控制在治疗所需的最低限度内。鉴于对本药尚无足够的长期使用经验,故不宜用于维持治疗。

10.制剂和规格

①肠溶片:10mg;20mg。②肠溶胶囊:20mg。

三、H₂ 受体拮抗剂

(一)西咪替丁

1.其他名称

甲氰咪胍,甲氰咪胺。

2.药理作用

①第一代 H₂ 受体拮抗药。主要作用于胃壁细胞上的 H₂ 受体,竞争性抑制组胺的作用,从而抑制胃酸分泌。②抑制由食物、组胺、五肽胃泌素、咖啡因和胰岛素引起的胃酸分泌。③对胆盐、乙醇等刺激引起的腐蚀性胃炎有预防和保护作用,对非甾体类抗炎药所致的胃黏膜损伤、应激性胃溃疡和上消化道出血也有明显疗效。④可透过血脑屏障,具有一定的神经毒性。⑤本药有抗雄激素样作用。

3.体内过程

本药口服吸收迅速,生物利用度约为70%,血浆蛋白结合率为15%～20%,肝脏代谢,$t_{1/2}$约2小时,慢性肾功能不全者$t_{1/2}$明显延长,约5小时。肌内注射或静脉注射300mg可抑制80%的基础胃酸分泌达5小时。可广泛分布于全身组织,可透过胎盘屏障和血脑屏障,并可分泌入乳汁,且乳汁浓度可高于血浆浓度。药物通过肾脏迅速排泄(2.5小时排泄60%);70%以原形排出。

4.适应证

①活动性十二指肠溃疡。②胃溃疡。③反流性食管炎。④应激性溃疡、药物性溃疡。⑤卓—艾综合征。⑥消化性溃疡并发出血。

5.用法和用量

(1)口服:每次200～400mg,每日4次,一般于餐后及睡前服用,治疗卓—艾综合征时日用量可达2g。十二指肠溃疡疗程4～6周。反流性食管炎疗程4～8周,必要时可延长4周。

(2)静脉注射:将本药用葡萄糖注射液或葡萄糖氯化钠注射液20mL稀释后缓慢静脉注射(长于5分钟),每次200mg,每4～6小时1次,一日剂量不宜超过2g。

(3)肌内注射:每次200mg,每6小时1次。

(4)肾功能不全时剂量:肾功能不全患者应减量。肌酐清除率:①每分钟30～50mL时,每次200mg,每6小时1次。②每分钟15～30mL时,每次200mg,每8小时1次。③每分钟<15mL时,每次200mg,每12小时1次。

(5)肝功能不全时剂量:严重肝功能不全患者日最大剂量为600mg。

6.不良反应

①消化系统:较常见有腹泻、腹胀、口苦、口干、血清转氨酶升高;偶见严重肝炎、肝坏死、肝脂肪变性。突然停药可引起慢性消化性溃疡穿孔。有报道本药可致急性胰腺炎。②泌尿系统:可引起急性间质性肾炎,导致肾衰竭。此种毒性可逆,停药后肾功能一般可恢复。用药期间应监测肾功能。③造血系统:对骨髓有一定抑制作用,少数患者可出现可逆性白细胞或粒细胞减少、血小板减少及自身免疫性溶血性贫血。用药期间应监测血常规。④中枢神经系统:可通过血脑屏障,具有一定的神经毒性。头晕、头痛、疲乏、嗜睡等较常见。少数可出现不安、感觉迟钝、语言含糊不清、出汗、局部抽搐或癫痫样发作,以及幻觉、妄想等。⑤心血管系统:可引起心动过缓、面部潮红等。静脉注射偶见血压骤降、房性期前收缩与心搏、呼吸骤停。⑥内分泌系统:具有抗雄激素作用,剂量较大(每日1.6g以上)时可引起男性乳房发育、女性溢乳、性欲减退、阳痿等,停药后一般可消失。⑦皮肤:可抑制皮脂分泌,诱发剥脱性皮炎、皮肤干燥、皮脂缺乏性皮炎、脱发、口腔溃疡等。

7.禁忌证

①对本药过敏的患者。②妊娠期和哺乳期妇女。

8.药物相互作用

①氢氧化铝、氧化镁等抗酸药,可使本药血药浓度降低,如必须与抗酸剂合用,两者应至少相隔1小时。②与甲氧氯普胺(胃复安)合用,需增加西咪替丁剂量。③与硫糖铝合用,可使硫糖铝疗效降低。④本药合用时,可降低以下药物的代谢,使其药理活性或毒性增强:苯二氮䓬类药物,苯妥英钠及其他乙内酰脲类,普萘洛尔、美托洛尔,甲硝唑,华法林及其他香豆素类抗凝药,茶碱、地西泮、地高辛、奎尼丁、咖啡因,维拉帕米,阿司匹林。⑤慢性肾衰竭患者合

用阿片类药物可产生呼吸抑制、精神错乱等,应减少阿片制剂用量。⑥本药可干扰酮康唑吸收,降低其抗菌活性。⑦与卡托普利合用,可能引起精神病症状。⑧与氨基糖苷类抗生素合用,可能导致呼吸抑制。

9.注意事项

①不宜用于胰腺炎患者。②老年人、幼儿及肝肾功能不全者慎用,易出现神经系统毒性。③避免本药与中枢抗胆碱药物同时使用,以防加重中枢神经毒性反应。④疑为癌性溃疡者,应先明确诊断。

10.制剂和规格

①片剂:200mg;400mg;800mg。②胶囊:200mg。③注射液:2mL:200mg。

(二)雷尼替丁

1.其他名称

呋喃硝胺,甲硝呋胍。

2.药理作用

雷尼替丁为第二代 H_2 受体拮抗药,能有效抑制组胺、五肽胃泌素及食物刺激后引起的胃酸分泌,降低胃酸和胃酶的活性,但对胃泌素及性激素的分泌物无影响。其作用比西咪替丁强 5~8 倍。

3.体内过程

本药口服吸收迅速,生物利用度约为 50%,血浆蛋白结合率约为 15%,体内分布广泛。约 30%经肝脏代谢,但与细胞色素 P450 的亲和力较西咪替丁小 10 倍,故对肝药酶的抑制作用较西咪替丁轻,50%以原形自肾随尿排出。半衰期为 2~3 小时,肾功能不全时半衰期延长。本药可经胎盘转运,乳汁内药物浓度高于血浆。

4.适应证

①十二指肠溃疡、良性胃溃疡、术后溃疡、反流性食管炎。②卓—艾综合征。③上消化道出血。

5.用法和用量

(1)十二指肠溃疡、良性胃溃疡、术后溃疡、反流性食管炎:口服,每次 150mg,每日 2 次;或每次 300mg,睡前服用。维持治疗每晚 150mg。

(2)卓—艾综合征:①口服给药:每次 150mg,每日 2 次,重症患者曾使用的最大日剂量为 6g。②静脉滴注:间歇滴注,每次 50mg;持续滴注,以每小时 1mg/kg 的速度持续滴注,若 4 小时后胃酸分泌量超过每小时 10mEq 或出现症状,剂量可以每小时 0.5mg/kg 的幅度增加,最大剂量为每小时 2.5mg/kg 或每小时 220mg。

(3)上消化道出血:50mg 肌内注射或缓慢静脉注射(10 分钟以上),或每小时 25mg 间歇静脉滴注 2 小时,每日 2 次或每 6~8 小时 1 次。

6.不良反应

常见的有恶心、皮疹、便秘、乏力、头痛、头晕等。与西咪替丁相比,损伤肾功能、性腺功能和中枢神经的不良作用较轻。少数患者服药后引起轻度肝功能损伤,停药后症状即消失,肝功能也恢复正常。与药物的用量无关。长期服用可持续降低胃液酸度,而利于细菌在胃内繁殖,从而使食物内硝酸盐还原为亚硝酸盐,形成 N-亚硝基化合物。

7. 禁忌证

①对本药及其他 H_2 受体拮抗药过敏的患者。②妊娠期及哺乳期妇女。③8 岁以下儿童。

8. 药物相互作用

①抗酸药可使本药的血药浓度峰值下降,曲线下面积减少。②可减少肝脏血流量,与苯妥英钠、普萘洛尔、利多卡因、华法林、地西泮、环孢素 A 合用,可延缓以上代谢受肝血流量影响大的药物的作用。延长其作用时间和强度,也可能增强其毒性,应谨慎合用。③与普鲁卡因胺合用,可使后者的清除率降低。④与维生素 B_{12} 合用,可减少后者的吸收,长期使用可致维生素 B_{12} 缺乏。

9. 注意事项

①疑为癌性溃疡者,使用前应先明确诊断。②肝、肾功能不全患者慎用,长期用药者应定期监测肝、肾功能。

10. 制剂和规格

①片剂:75mg;150mg。②胶囊:75mg;100mg;150mg。③注射液:2mL：50mg;5mL：50mg。

(三)法莫替丁

1. 其他名称

磺胺替定,甲磺噻脒,倍法丁,噻唑咪胺。

2. 药理作用

法莫替丁为第三代 H_2 受体拮抗药,对夜间胃酸分泌的抑制作用显著,其作用强度比西咪替丁强 30～100 倍,比雷尼替丁大 6～10 倍。无抗雄激素样作用。

3. 体内过程

本药口服生物利用度约为 50%, t_{max} 为 2～3 小时,口服或静脉的半衰期为 3 小时,大鼠口服或静脉注射 ^{14}C-法莫替丁后,放射性在消化道、肝、肾、颚下腺及胰腺中较高。约 80% 原形物从尿中排出,对肝药酶的抑制作用较轻微。

4. 适应证

①胃、十二指肠溃疡,急性胃黏膜病变,反流性食管炎以及胃泌素瘤。②上消化道出血。

5. 用法和用量

(1)胃、十二指肠溃疡,吻合口溃疡,反流性食管炎,胃泌素瘤:口服,每次 20mg,每日 2 次,早餐后、晚餐后或睡前服用。维持量减半,睡前服用。

(2)上消化道出血:①静脉注射:每次 20mg,每日 2 次,溶于 0.9% 氯化钠注射液或 5% 葡萄糖注射液 20mL,缓慢静脉注射不少于 3 分钟。②静脉滴注:每次 20mg,每日 2 次,以 5% 葡萄糖注射液 250mL 稀释后静脉滴注,不少于 30 分钟。

6. 不良反应

不良反应较少。最常见的有头痛、头晕、便秘和腹泻。偶见皮疹、荨麻疹(应停药)、白细胞减少、转氨酶升高等。罕见腹部胀满感、食欲不振及心率加快、血压上升、颜面潮红、月经不调等。

7. 禁忌证

①妊娠期和哺乳期妇女。②严重肝、肾功能不全者。③对本药过敏的患者。

8. 药物相互作用

①本药不与肝脏细胞色素 P450 酶作用,故不影响茶碱、苯妥英钠、华法林及地西泮等药物的代谢,也不影响普鲁卡因胺的体内分布。②丙磺舒抑制法莫替丁从肾小管的排泄,提高本药的血药浓度。③与咪达唑仑合用,可增加后者的胃肠道吸收。④与抗酸药(如氢氧化镁、氢氧化铝)合用,可减少本药的吸收。

9. 注意事项

①使用前应排除肿瘤。②肾功能不全患者应酌情减量或延长用药间隔。

10. 制剂和规格

①片剂:10mg;20mg。②胶囊:20mg。③注射液:2mL:20mg。

(四)尼扎替丁

1. 其他名称

尼扎替定。

2. 药理作用

尼扎替丁为第三代 H_2 受体拮抗药,能显著抑制夜间胃酸分泌约 12 小时,抗溃疡作用与雷尼替丁相当,不抑制 CYP450 酶代谢系统。

3. 体内过程

本药口服吸收迅速完全,绝对生物利用度超过 90%,半衰为 0.5~5 小时,血浆蛋白结合率为 35%,90%随尿液排出,中、重度肾功能不全者明显延长本药半衰期并降低清除率。

4. 适应证

①活动性十二指肠溃疡、良性胃溃疡。②胃食管反流性疾病。

5. 用法和用量

(1)活动性十二指肠溃疡、良性胃溃疡:每次 300mg,每日 1 次,睡前口服;或每次 150mg,每日 2 次,疗程可用至 8 周。维持治疗:每次 150mg,每日 1 次,睡前口服。

(2)胃食管反流性疾病:每日 2 次,每次 150mg,以治疗糜烂性食管炎、溃疡性食管炎和因胃食管反流性疾病出现的胃灼热症状,疗程可用至 12 周。

6. 不良反应

不良反应发生率约为 2%。主要有皮疹、瘙痒、便秘、腹泻、口渴、恶心、呕吐等。神经系统症状如头晕、失眠、多梦、头痛。偶见鼻炎、鼻窦炎、咽炎、腹痛、多汗、肝酶升高等,罕见腹胀、食欲不振。

7. 禁忌证

①对本药及其他 H_2 受体拮抗药过敏的患者。②妊娠期及哺乳期妇女。

8. 药物相互作用

①本药不抑制细胞色素 P450 药物代谢酶系统,故不会发生肝药代谢抑制所产生的药物相互作用。②可增加咪达唑仑的吸收。③可升高胃液 pH,使伊曲康唑、酮康唑吸收减少。

9. 注意事项

①因本药主要经肾脏排泄,中至重度肾功能不全的患者应减量用药。②用药前需排除胃恶性肿瘤。

10. 制剂和规格

①片剂:75mg;150mg。②胶囊:150mg;300mg。

（五）罗沙替丁乙酸酯

1.其他名称

哌芳替丁,哌芳酯丁。

2.药理作用

本药及其代谢物罗沙替丁为选择性 H_2 受体拮抗药,能显著并呈剂量依赖性地抑制胃酸和胃蛋白酶分泌。无抗雄激素活性,对肝脏 CYP450 酶代谢系统无明显影响。

3.体内过程

本药口服吸收迅速、完全(>95%),脱乙酰基迅速转化为活性代谢物罗沙替丁。健康人口服 75mg, t_{max} 为 3 小时,半衰期为 4~8 小时。主要在血浆和肾脏代谢,经尿排泄。

4.适应证

①胃溃疡、十二指肠溃疡、吻合口溃疡、胃泌素瘤、反流性食管炎。②麻醉前给药预防吸入性肺炎。

5.用法和用量

(1)胃溃疡、十二指肠溃疡、吻合口溃疡、胃泌素瘤、反流性食管炎:口服,每次 75mg,每日 2 次,早餐后及睡前服用。

(2)麻醉前给药防治吸入性肺炎:术前一日临睡前及手术诱导麻醉前 2 小时各服 75mg。

(3)肝、肾功能不全患者:适当减量。

6.不良反应

主要有皮疹、瘙痒(均应停药),嗜酸粒细胞增多、白细胞减少、便秘或腹泻、恶心、腹胀、转氨酶升高、嗜睡等。罕见头痛、失眠、倦怠及血压上升。

7.禁忌证

对本药及其他 H_2 受体拮抗药过敏的患者。

8.注意事项

①妊娠期妇女和儿童慎用。②哺乳期妇女给药时应停止哺乳。③用药前需排除胃恶性肿瘤。

9.制剂和规格

缓释胶囊:75mg。

四、选择性抗胆碱能药物

以哌仑西平为例介绍。

1.其他名称

吡疡平,必舒胃,哌吡氮平,哌吡草酮。

2.药理作用

选择性抗胆碱能药物,对胃壁细胞的毒蕈碱(M)受体有高度亲和力,而对平滑肌、心肌和唾液腺等的 M 受体的亲和力低,故应用一般治疗剂量时,仅能抑制胃酸分泌,而很少有瞳孔、胃肠平滑肌、心脏、唾液腺和膀胱平滑肌等的不良反应。剂量增大则可抑制唾液分泌,只有大剂量才能抑制胃肠平滑肌和引起心动过速。本药不能透过血脑屏障,故不影响中枢神经系统。

3.体内过程

本药口服吸收不完全, t_{max} 为 2~3 小时,绝对生物利用度约为 26%,与进食同时服用时可降至 10%～20%。血浆蛋白结合率约为 10%,血浆半衰期为 10～12 小时。在体内很少被代谢,口服后 24 小时内约 90%以原形化合物通过肾脏(12%～50%)和胆道(40%～48%)排泄。给药后 3～4 日,能全部排泄,未见有蓄积性。

4.适应证

十二指肠溃疡、胃溃疡、胃—食管反流症、高酸性胃炎、应激性溃疡、急性胃黏膜出血、胃泌素瘤等。

5.用法和用量

口服给药:每次 50mg,每日 2 次,餐前半小时服用,疗程 4～6 周。症状严重者,一日量可增至 150mg,分 3 次服用。需长期治疗的患者,可连续服用 3 个月。

6.不良反应

与剂量有关。常见不良反应有轻度口干、眼干燥及视力调节障碍等,停药后症状即消失。偶有便秘、腹泻、头痛、精神错乱,一般较轻。如见皮疹,应予停药。

7.禁忌证

①对本药过敏的患者。②妊娠期妇女。③青光眼和前列腺肥大者。

8.药物相互作用

①H_2 受体拮抗剂可增强本药的作用,两者合用可明显减少胃酸分泌。②乙醇可减弱本药的作用。

9.注意事项

①肝、肾功能不全患者慎用。②本药少量通过乳汁排泄,哺乳期妇女慎用。③本药与普鲁卡因胺合用,可对房室结传导产生相加的抗迷走神经作用,用药中应监测心率和心电图。

10.制剂和规格

片剂:25mg;50mg。

五、胃泌素受体拮抗剂

以丙谷胺为例介绍。

1.其他名称

丙谷酰胺,疡得平。

2.药理作用

本药为胃泌素受体拮抗剂,能竞争胃壁细胞上的胃泌素受体,从而抑制胃酸和胃蛋白酶的分泌,并能增强胃黏膜的屏障作用。对胃的平滑肌有特殊的抗痉挛作用。

3.体内过程

本药口服吸收迅速,生物利用度为 60%～70%,2 小时血药浓度达峰值,最小有效血药浓度为 2μg/mL,半衰期为 3.3 小时,主要分布于胃肠道、肝、肾,经肾脏及肠道排出体外。

4.适应证

胃及十二指肠溃疡、慢性浅表性胃炎、十二指肠球炎。

5.用法和用量

口服,每次 0.4g,每日 3～4 次,餐前或睡前 15 分钟给药,疗程 4～8 周。

6.不良反应

偶有失眠、口干、腹胀、下肢酸胀等。

7.禁忌证

①对本药过敏的患者。②胆囊管及胆道完全梗阻的患者。

8.注意事项

①肝、肾功能不全患者慎用。②妊娠及哺乳妇女慎用。

9.制剂和规格

片剂(胶囊):0.2g。

第二节 胃黏膜保护剂

一、铝剂

以硫糖铝为例介绍。

1.其他名称

蔗糖硫酸酯铝。

2.药理作用

①本药在酸性条件下可解离为带负电荷的八硫酸蔗糖,并聚合成不溶性胶体,保护胃黏膜。②能与胃蛋白酶络合,抑制该酶分解蛋白质。③能与溃疡或炎症处带正电荷的渗出蛋白质络合,形成保护膜,从而利于黏膜再生和溃疡愈合。

3.体内过程

本药服用后,仅 $2\% \sim 5\%$ 的硫酸二糖被吸收,并由尿排出。作用持续时间约 5 小时。主要随粪便排出,少量以双糖硫酸盐随尿排出。慢性肾功能不全患者的血清铝和尿铝浓度明显高于肾功能正常者。

4.适应证

胃及十二指肠溃疡、胃炎。

5.用法和用量

(1)胃及十二指肠溃疡、胃炎:口服,每次 1g,每日 3～4 次,餐前 1 小时及睡前服用,用药4～6 周。

(2)预防十二指肠溃疡复发:每次 1g,每日 2 次,餐前 1 小时及睡前服用。

6.不良反应

常见便秘。个别患者可出现口干、恶心、胃痛等。长期大剂量使用硫糖铝可引起低磷血症,可能出现骨软化。

7.禁忌证

①对本药过敏的患者。②新生儿。③妊娠期、哺乳期妇女。

8.药物相互作用

①抑酸药(西咪替丁、H_2 受体拮抗剂)可干扰本药的药理作用,本药也可减少西咪替丁的吸收。如需合用,抑酸药需在服用本药前半小时或服用本药后 1 小时给予。②与脂溶性维生素合用,硫糖铝可干扰维生素 A、维生素 D、维生素 E、维生素 K 的吸收。③硫糖铝可影响四环素的胃肠道吸收,避免同时使用。如必须合用,至少在服用四环素 2 小时后给予硫糖铝。④与多酶片合用,因本药可与胃蛋白酶络合,合用时两者疗效均降低。⑤本药可降低口服抗

凝药、地高辛、喹诺酮类药物、苯妥英钠、布洛芬、吲哚美辛、氨茶碱、甲状腺素的消化道吸收，合用时宜间隔 2 小时以上。

9.注意事项

①肝、肾功能不全患者慎用。②哺乳期妇女不宜服用。③甲状腺功能亢进、营养不良性佝偻患者等磷酸盐过少的患者不宜长期服用本药。④习惯性便秘患者慎用。

10.制剂和规格

①咀嚼片：0.25g;0.5g。②分散片：0.25g;0.5g。③胶囊：0.25g。④混悬液：5mL：1g;10mL：1g;200mL：20g;200mL：40g;120mL：24g。

二、铋剂

(一)枸橼酸铋钾

1.其他名称

次枸橼酸铋,胶体次枸橼酸铋。

2.药理作用

①在胃液 pH 条件下,在溃疡表面或溃疡基底肉芽组织处形成一种坚固的氧化铋胶体沉淀,成为保护性薄膜。②具有杀灭幽门螺杆菌的作用,还可抑制幽门螺杆菌产生尿素酶、触酶等酶。③铋剂与四环素、阿莫西林、克拉霉素及呋喃唑酮联用可提高幽门螺杆菌清除率,降低幽门螺杆菌对抗生素的耐药性。④抗胃蛋白酶作用。⑤改变胃黏液成分,促进碳酸氢盐和黏液分泌,防止黏液糖蛋白被分解。⑥防止氢离子逆弥散。

3.体内过程

本药在胃中形成不溶性的胶体沉淀,很难被消化道吸收,仅有少量铋可被吸收。吸收入体内的铋约 4 周后达稳态浓度。本药血药浓度与给药剂量有关,痕量的铋吸收后主要分布在肝、肾及其他组织中,以肾脏分布居多,且主要经肾脏排泄,清除率约 50mL/min。血液和尿液中铋的排泄过程符合三室模型。本药未吸收部分通过粪便排出体外。半衰期为 5～11 日。

4.适应证

①胃及十二指肠溃疡,复合溃疡、多发溃疡、吻合口溃疡和糜烂性胃炎。②与抗生素联用根除幽门螺杆菌。

5.用法和用量

(1)胃及十二指肠溃疡、复合溃疡、多发溃疡、吻合口溃疡和糜烂性胃炎等：口服,每次110mg(以含铋量计),每日 4 次,餐前半小时及睡前服用;或每日 2 次,早、晚各 220mg。28 日为一疗程。

(2)与抗生素联用根除幽门螺杆菌：与两种抗生素合用,每日 2 次,早、晚各 220mg。疗程7～14 日。

6.不良反应

偶见恶心、便秘。

7.禁忌证

①严重肾功能不全患者。②妊娠期妇女。③对本药过敏的患者。

8.药物相互作用

①抗酸药可干扰本药的作用,如需合用,应至少间隔半小时。②本药会影响四环素的

吸收。

9. 注意事项

①服用本药期间不得服用其他铋制剂,且不宜大剂量长期服用本药。长期使用者应注意体内铋的蓄积。②肝、肾功能不全患者应减量或慎用。③服药时不得同时使用高蛋白饮食(如牛奶),如需合用,需间隔半小时以上。④服药期间粪便可呈无光泽的黑褐色,停药后1~2日色泽转为正常。

10. 制剂和规格

①颗粒剂:1.0g(含铋110mg);1.2g(含铋110mg)。②片剂:0.3g(含铋110mg)。③胶囊:0.3g(含铋110mg)。

(二)雷尼替丁枸橼酸铋

1. 其他名称

枸橼酸铋雷尼替丁。

2. 药理作用

为枸橼酸铋和雷尼替丁经化学合成的一种新型抗消化性溃疡药,同时具有雷尼替丁抗H_2受体的抑制胃酸分泌作用及胶体铋抗幽门螺杆菌和保护胃黏膜作用。

3. 体内过程

本药口服后,血铋浓度30分钟后达9~33ng/mL,远远低于引起不良反应症状的浓度(100ng/mL),使用13周铋蓄积量不超过5ng/mL;雷尼替丁无蓄积。老年人血浆雷尼替丁浓度高于年轻人,但血浆铋浓度相同;肾功能不全者血浆雷尼替丁和铋的浓度都增高。

4. 适应证

①胃、十二指肠溃疡。②与抗生素合用根除幽门螺杆菌。

5. 用法和用量

胃及十二指肠溃疡:每次0.35~0.4g,每日2次,餐前服。胃溃疡8周为一疗程,十二指肠溃疡4周为一疗程。

6. 不良反应

过敏反应罕见,包括皮肤瘙痒、皮疹等。可能出现肝功能异常。偶见头痛、关节痛及胃肠道功能紊乱,如恶心、腹泻、腹部不适、胃痛、便秘等。罕见粒细胞减少。

7. 禁忌证

①对本药过敏的患者。②重度肾功能不全患者。

8. 药物相互作用

①本药可使胃液pH升高,使弱酸性药物(如水杨酸、巴比妥类)解离度增大而吸收减少,使弱碱性药物(如麻黄碱)吸收增加。②本药可减少肝脏血流量,与苯妥英钠、普萘洛尔、利多卡因、华法林、地西泮、环孢素合用,可延缓以上药物的作用。③与普鲁卡因胺合用,可使后者的清除率降低。④与维生素B_{12}合用,可降低维生素B_{12}的吸收,长期使用可致维生素B_{12}缺乏。

9. 注意事项

①轻、中度肾功能不全及肝功能不全者无需改变剂量,但不宜长期使用。②服用本药后可见粪便变黑、舌发黑,停药1~2日后即会消失。③妊娠期及哺乳期妇女用药安全性尚不明确,需慎用。④服药时不得同时使用高蛋白饮食(如牛奶),如需合用,需间隔半小时以上。

10.制剂和规格

①片剂:0.4g。②胶囊:0.35g。

(三)胶体果胶铋

1.其他名称

碱式果胶酸铋钾。

2.药理作用

①在酸性介质中可在胃黏膜上形成一层牢固的保护膜,增强胃黏膜的屏障保护作用。②可杀灭幽门螺杆菌,有利于提高消化性溃疡的愈合率和降低复发率。③较其他胶态铋制剂胶体特性好。与受损黏膜的黏附性具有高度选择性,对消化道出血有止血作用。

3.体内过程

本药口服后在肠道吸收甚微,血药浓度与尿药浓度极低,本药绝大部分随粪便排出体外。痕量的铋吸收后主要分布于肝、肾等组织中,以肾脏居多,主要通过肾排泄。

4.用法和用量

(1)胃及十二指肠溃疡、慢性浅表性胃炎、慢性萎缩性胃炎:口服每次 120～150mg(以含铋量计),每日 4 次,餐前半小时及睡前服用。疗程一般 4 周。

(2)治疗消化道出血:将胶囊内药物倒出,用水冲开搅匀服用,日剂量一次服用。疗程一般为 4 周。

5.不良反应

服药期间可把舌、粪染黑,停药后可转为正常色泽。偶有轻度便秘。

6.禁忌证

①严重肾功能不全患者。②妊娠期妇女。③对本药过敏的患者。

7.药物相互作用及注意事项

同枸橼酸铋钾。

8.制剂和规格

胶囊:40mg;50mg(以铋计)。

三、萜烯类化合物

(一)替普瑞酮

1.其他名称

戊四烯酮,施维舒。

2.药理作用

①为一种萜类物质,具有组织修复作用,能强化抗溃疡作用。②对盐酸、阿司匹林及酒精所致溃疡具有细胞保护作用。③维持胃黏膜细胞增生区的稳定性。

3.体内过程

本药口服 t_{max} 为 5 小时。本药极少在肝脏中代谢,84.8％以原形排出。服药 3 日内 27.7％由呼吸道排出,4 日内 22％由肾脏排泄,29.3％自粪便排泄。

4.适应证

①急慢性胃炎。②胃溃疡。

5. 用法和用量

每次 50mg,每日 3 次,餐后 30 分钟内口服。

6. 不良反应

便秘、腹胀、转氨酶轻度升高、头痛、皮疹及总胆固醇升高,一般在停药后消失。

7. 禁忌证

对本药及其他成分过敏的患者。

8. 药物相互作用

与 H_2 受体拮抗药合用时疗效增加。

9. 注意事项

妊娠期妇女及儿童慎用。

10. 制剂和规格

①胶囊:50mg。②颗粒剂:1g(含本药 100mg)。

(二)吉法酯

1. 其他名称

合欢香叶酯,惠加强-G,胃加强-G。

2. 药理作用

吉法酯为异戊间二烯化合物,具有加速新陈代谢、调节肠胃功能和胃酸分泌、加强黏膜保护等功能。作用机制可能是直接作用于胃黏膜上皮细胞,增强其抗溃疡因子的能力。

3. 体内过程

本药口服易吸收,广泛分布于各组织中,尤以胃肠组织中浓度最高,可在肝脏进行代谢,主要以代谢物形式分别随尿或粪排泄。

4. 适应证

胃及十二指肠溃疡、急慢性胃炎、胃酸过多、胃灼热、腹胀、消化不良、空肠溃疡及痉挛。

5. 用法和用量

①治疗性用药:每次 100mg,每日 3 次,餐后服用;症状较轻者疗程 4～5 周,重症者疗程 2～3 个月。对一般肠胃不适、胃酸过多、胃痛,应服至症状消失 2～3 日后停药。②持续性用药:每次 50～100mg,每日 3 次。③肝、肾功能不全患者及透析时剂量:每次 50～100mg,每日 2～3 次。

6. 不良反应

偶见口干、恶心、心悸、便秘等。严重者需停止服药。

7. 禁忌证

①对本药过敏的患者。②妊娠期妇女。

8. 注意事项

①治疗应按时服药,不可提前中断疗程。②有前列腺素类药物禁忌者如青光眼患者慎用。③哺乳期妇女慎用。

9. 制剂和规格

片剂(胶囊):50mg。

四、前列腺素及其衍生物

以米索前列醇为例介绍。

1.其他名称

米索普特,米索普鲁斯托尔。

2.药理作用

①人工合成前列素 E_1 衍生物,可抑制基础胃酸,组胺、胃泌素及食物刺激引起的胃酸和胃蛋白酶分泌。可能与影响腺苷酸环化酶的活性从而降低壁细胞 cAMP 水平有关。②本药还具有 E 类前列素的药理活性,可软化宫颈、增强子宫张力和宫内压。

3.体内过程

本药口服吸收良好,口服单剂量后,t_{max} 为 30 分钟,半衰期为 20~40 分钟。血浆蛋白结合率为 80%~90%。药物在肝、肾、胃、肠等组织中的浓度高于血液。经尿排出约 75%,自粪便排出约 15%,8 小时尿中排出量为 56%。

4.适应证

①胃溃疡、十二指肠溃疡。预防和治疗非甾体类抗炎药引起的出血性消化道溃疡。②与抗孕激素药物米非司酮序贯应用,终止停经 49 日以内的早期妊娠。③与米非司酮、依沙吖啶合用终止中、晚期妊娠。

5.用法和用量

(1)治疗胃及十指肠溃疡:口服,每次 0.2mg,每日 4 次,餐前和睡前服用,4~8 周为一疗程。

(2)预防非甾体类抗炎药引起的出血性消化性溃疡:每次 0.2mg,每日 2~4 次,剂量应根据具体临床情况不同而定。

6.不良反应

本药的不良反应以胃肠道反应最为常见,并与剂量有关。主要为稀便或腹泻,大多数不影响治疗,偶有较严重且持续时间长的情况,需停药。其他可有轻度恶心、呕吐、腹部不适、腹痛、消化不良、头痛、眩晕、乏力等。极个别妇女可出现皮疹、面部潮红、手掌瘙痒、寒战、一过性发热,甚至过敏性休克。

7.禁忌证

①妊娠期妇女。②对前列腺素类药物过敏者。③有使用前列腺素类药物禁忌者(如青光眼、哮喘、过敏性结肠炎及过敏体质等)。④心、肝、肾或肾上腺皮质功能不全者。

8.药物相互作用

①抗酸药(尤其是含镁抗酸药)会加重本药所致的腹泻、腹痛等不良反应。②与保泰松合用后发生神经系统不良反应,症状包括头痛、眩晕、潮热、兴奋、一过性复视和共济失调。③与环孢素 A、泼尼松联用可降低肾移植排斥反应的发生率。

9.注意事项

①低血压患者、脑血管或冠心病患者慎用。②哺乳妇女慎用。③癫痫患者慎用。

10.制剂和规格

片剂:0.2mg。

五、其他

(一)瑞巴派特

1.其他名称

膜固思达,膜斯达。

2.药理作用

具有保护胃黏膜及促进溃疡愈合的作用。主要包括:减少幽门螺杆菌感染;清除羟基自由基;抑制炎性细胞浸润。本药对基础胃酸分泌及刺激引起的胃酸分泌无抑制作用。

3.体内过程

本药口服吸收较好,餐后吸收缓慢,口服后 t_{max} 为 0.4～4 小时,血浆蛋白结合率在 98% 以上,在胃、十二指肠分布良好。半衰期为 2 小时,大部分以原形从尿中排出。

4.适应证

①胃、十二指肠溃疡。②急、慢性胃炎。

5.用法和用量

口服:每次 0.1g,每日 3 次,早、晚饭后半小时及睡前服用。

6.不良反应

①血液系统:可引起白细胞减少(不足 0.1%),也有血小板减少的报道。②中枢神经系统:麻木、眩晕、嗜睡。③胃肠道:发生率不足 0.1%,有味觉异常、嗳气、呃逆、呕吐、胃灼热、腹痛、腹胀、便秘、腹泻等。④肝脏:可引起转氨酶、LDH 升高等肝功能异常(不足 0.1%)。另有出现黄疸的报道。⑤内分泌系统:引起乳腺肿胀、乳房疼痛、男性乳房肿大、诱发乳汁分泌。⑥呼吸系统:引起咳嗽、呼吸困难。⑦过敏反应:发生率不足 0.1%,可有皮疹及瘙痒等。⑧其他:本药所致的月经异常、血尿素氮升高、水肿等的发生率不足 0.1%。另有引起心悸、发热、颜面潮红的报道。

7.禁忌证

①对本药过敏的患者。②哺乳期妇女。

8.注意事项

①妊娠期妇女及儿童慎用。②哺乳期妇女用药时应避免哺乳。③由于一般老年患者生理功能低下,应注意消化系统的不良反应。④不推荐本药单独用于 Hp 感染。⑤服药期间若出现瘙痒、皮疹或湿疹等过敏反应,或出现转氨酶显著升高时应立即停药,并进行适当治疗。

9.制剂和规格

片剂:0.1g。

(二)依卡倍特

1.药理作用

①在胃黏膜损伤部位形成膜屏障,保护胃黏膜免受胃酸侵蚀。对胃黏膜的覆盖作用不受胃内 pH 变化的影响。②通过与胃蛋白酶和胃蛋白酶原结合,抑制胃蛋白酶活性(体外试验)。③在酸性环境下,通过对幽门螺杆菌尿素酶的抑制作用,从而达到对幽门螺杆菌的杀菌作用(体外试验)。④促进胃黏膜前列腺素的合成。⑤具有促进胃黏液分泌的作用。

2.适应证

①胃黏膜损伤(糜烂、出血、红肿、水肿),急性胃炎,慢性胃炎急性发作。②胃溃疡,活动期宜与胃酸抑制剂合用。

3.用法和用量

口服:成人通常每次 1.5g(内含依卡倍特钠 1g),每日 2 次,早饭后及晚上睡前口服。

4.不良反应

①便秘。②转氨酶升高。③胸部有压迫感。

5.注意事项

老年人要注意便秘。

6.制剂和规格

颗粒剂:1g;1.5g。

第三节　胃肠解痉药

一、胆碱 M 受体阻滞药

（一）丁溴东莨菪碱

1.其他名称

溴丁东莨菪碱,解痉灵。

2.药理作用

M胆碱受体阻滞药。①解痉作用,选择性地缓解胃肠道、胆道及泌尿道平滑肌痉挛,抑制胃肠蠕动。②阻断神经节及神经肌肉接头的作用,但对中枢的作用较弱。③对心脏、瞳孔及唾液腺的影响较小,故较少出现类似阿托品引起的中枢神经兴奋、扩瞳、抑制唾液分泌等不良反应。

3.体内过程

丁溴东莨菪碱口服吸收差,肌内注射或静脉注射后吸收迅速。静脉注射后 2～4 分钟、皮下或肌内注射后 8～10 分钟、口服后 20～30 分钟起效,药效维持时间 2～6 小时。有肝肠循环,不易透过血脑屏障。几乎全部在肝脏代谢,主要随粪便排泄,小部分以原形经肾脏排泄。

4.适应证

①胃、十二指肠、结肠内镜检查的术前准备,内镜逆行胰胆管造影,和胃、十二指肠、结肠的气钡低张造影或腹部 CT 扫描的术前准备。②胃肠道痉挛、胆绞痛、肾绞痛或胃肠道蠕动亢进等。

5.用法和用量

①口服:每次 10～20mg,每日 3 次;或每次 10mg,每日 3～5 次。②肌内注射:一次 10～20mg,或一次用 10mg,间隔 20～30 分钟后再用 10mg。③静脉注射同肌内注射。静脉滴注,将本药溶于 5%葡萄糖注射液或 0.9%氯化钠注射液中进行滴注,其余同肌内注射。

6.不良反应

可出现烦渴、视力调节障碍、嗜睡、心悸、面部潮红、恶心、呕吐、眩晕、头痛等不良反应。可降低食管下括约肌压力,故可加重胃—食管反流。偶可出现过敏反应。大剂量时,易出现排尿困难,也有出现精神失常的报道。

7.禁忌证

①严重心脏病、器质性幽门狭窄或麻痹性肠梗阻患者。②青光眼、前列腺肥大患者。

8.药物相互作用

①与其他抗胆碱能药、吩噻嗪类等药物合用时会增加毒性。②可拮抗甲氧氯普胺、多潘立酮等的促胃肠动力作用。③某些抗心律失常药(如奎尼丁、丙吡胺等)与本药合用要谨慎,因前者具有阻滞迷走神经作用,故能增强本药的抗胆碱能效应,导致口干、视物模糊、排尿困

难,老年人尤当注意。④本药与拟肾上腺素能药物合用(如右旋苯丙胺),可增强止吐作用,减少本药的嗜睡作用,但口干更显著。⑤与三环类抗抑郁药(阿米替林等)合用时,两者均具有抗胆碱能效应,口干、便秘、视物模糊等不良反应加剧,可使老年患者发生尿潴留,诱发急性青光眼及麻痹性肠梗阻等,故而禁止这两种药物合用。⑥本药分别与地高辛、呋喃妥因、维生素B_2等合用时,会明显增加后者的吸收。⑦应用本药或其他抗胆碱能药物期间,舌下含化硝酸甘油预防或治疗心绞痛时,因唾液减少使后者崩解减慢,从而影响其吸收,作用有可能推迟及(或)减弱。⑧金刚烷胺与其合用注射给药时,可增强本药的抗胆碱作用。

9.注意事项

①本药出现过敏反应时应停药。②本药不宜用于胃溃疡患者,因其导致胃排空减慢,胃内容物郁积,会加重胃溃疡的症状。③禁止与碱、碘及鞣酸配伍。④妊娠、哺乳期妇女慎用。

10.制剂和规格

①片剂:10mg;20mg。②胶囊:10mg。③注射液:1mL∶10mg;1mL∶20mg;2mL∶20mg。④口服溶液:5mL∶5mg。

(二)颠茄

1.其他名称

颠茄草粉,颠茄根,颠茄叶。

2.药理作用

本药具有解痉作用,对胃肠平滑肌痉挛缓解效果最好。

3.适应证

胃肠痉挛和绞痛、消化性溃疡的辅助用药。

4.用法和用量

口服。①颠茄酊,每次0.3~1mL,每日3次,极量每次1.5mL,每日4.5mL。②颠茄浸膏,每次10~30mg,每日3次,极量每次50mg,每日150mg。③颠茄片,每次10mg,疼痛时服。必要时4小时后可重复1次。

5.不良反应

用药后可有口干、皮肤潮红、干燥、呼吸道分泌物减少、痰黏、腹胀、便秘。用量加大时可引起心悸、视物模糊、头晕等。中毒量可引起意识不清、谵妄、躁动和幻觉,类似阿托品中毒。

6.禁忌证

①对本药或其他抗胆碱药过敏的患者。②青光眼患者。③前列腺增生(可引起排尿困难)患者。④高热患者。

7.药物相互作用

①不能与促动力剂(甲氧氯普胺等)合用,以免发生拮抗。②与单胺氧化酶抑制剂如呋喃唑酮合用,可使其作用和毒性增强。③三环类抗抑郁药、H_1受体拮抗药、抗帕金森病药、抗精神病药等均有抗胆碱作用,合用后可加重尿潴留、便秘、口干等阿托品样不良反应。

8.注意事项

注意酊剂浓度,用量不可过大,警惕阿托品化现象。

9.制剂和规格

①浸膏剂:含生物碱1%。②酊剂:含生物碱0.03%。③片剂:10mg。

（三）曲美布汀

1.其他名称

马来酸三甲氧苯丁氨酯,马来酸曲美布汀。

2.药理作用

①胃运动调节作用:可抑制消化系统疾病患者的胃幽门部运动功能亢进肌群的运动,同时,增进运动功能低下肌群的运动。②可诱发成人生理性消化道的推进运动。③使胃排空功能的减弱得到改善,同时,还可使胃排空功能亢进得到抑制。④肠运动调节作用能够抑制过敏性肠炎综合征的心理劳累负荷、新斯的明负荷引起的大肠运动亢进。⑤食管下端括约压的调节作用,能够双向调节麻醉狗的食管下端括约压。⑥对消化道平滑肌具有直接作用。⑦末梢性镇吐作用,明显延长硫酸铜诱发呕吐所需时间。

3.体内过程

口服 100mg 马来酸曲美布汀 0.58 小时后,血中马来酸曲美布汀达最高浓度 44mg/mL,半衰期为 1.73 小时。本药在体内经水解,N 位脱甲基形成结合物后,由尿排出。

4.适应证

①胃肠道运动功能紊乱引起的食欲不振、恶心、呕吐、嗳气、腹胀、腹鸣、腹痛、腹泻便秘等症状的改善。②肠易激综合征。

5.用法和用量

(1)慢性胃炎:口服,成人每次 100mg,每日 3 次。根据年龄、症状适当增减剂量。

(2)肠易激综合征:口服,成人每次 100～200mg,每日 3 次。

6.不良反应

偶有口渴、口内麻木、腹鸣、腹胀、便秘、心动过速、困倦、眩晕、头痛、皮疹、转氨酶升高等,发生率约为 0.4%。

7.禁忌证

对马来酸曲美布汀过敏的患者。

8.注意事项

①老年人、妊娠期和哺乳期的妇女、儿童慎用。②出现皮疹患者应停药观察。

9.制剂和规格

片剂:0.1g;0.2g。

（四）奥替溴铵

1.其他名称

斯巴敏。

2.药理作用

奥替溴铵是一种对消化道平滑肌有选择和强烈解痉作用的化合物。主要用于消化道平滑肌收缩引起的痉挛症状。在临床剂量下此药物一般不会产生不良反应,特别是不会产生阿托品样的不良反应。

3.体内过程

口服给药后的实验资料显示,本药给药剂量的吸收率很低。被吸收的药物大部分经胆汁排泄。

4.适应证

①肠道易激综合征,结肠痉挛,胃肠炎、胃、十二指肠及食管疾病。②内窥镜检查准备(食管镜、胃镜、十二指肠镜及直肠镜)。

5.用法和用量

每次 1～2 片,每日 2～3 次。

6.禁忌证

对奥替溴铵过敏的患者。

7.注意事项

青光眼、前列腺肥大、幽门狭窄患者,以及妊娠期及哺乳期妇女慎用。

8.制剂和规格

片剂:40mg。

二、钙通道阻滞剂

以匹维溴铵为例介绍。

1 其他名称

得舒特。

2.药理作用

本药是一种对胃肠道具有高度选择性解痉作用的钙通道阻滞剂。主要对结肠平滑肌具有高度选择作用,通过阻断钙离子进入肠壁平滑肌细胞,防止肌肉过度收缩而达到解痉作用。能消除肠平滑肌的高反应性,并增加肠道蠕动能力。本药对心血管平滑肌细胞亲和力极低,每日单剂口服 1200mg,也不会引起血压的变化。本药不会影响食管下部贲门括约肌的压力,也不引起十二指肠反流,但对胆道口括约肌有松弛作用。

3.体内过程

本药是四价铵的复合物,限制了通过肠黏膜的吸收,口服之后不足 10% 的剂量进入血液,其中 95%～98% 与蛋白结合。口服本药 100mg,0.5～3 小时后血药浓度达峰值,半衰期为 1.5 小时。本药吸收后迅速在肝内首过代谢,原药和代谢产物由肝胆系统排泄,通过粪便排除。

4.适应证

①与肠易激综合征有关的腹痛、排便紊乱及肠道不适。②与胆道功能障碍有关的疼痛及胆囊运动障碍。③为钡剂灌肠做准备。

5.用法和用量

①口服给药,一般剂量:每次 50mg,每日 3 次,进餐时服用。必要时,每次剂量可达 100mg,每日可达 300mg。②用于钡灌肠准备时,检查前 3 日一次 100mg,每日 2 次,在检查当日清晨再口服 100mg。

6.不良反应

本药耐受性良好,少数患者有腹部不适、腹痛、腹泻或便秘,偶见皮疹或瘙痒。国外资料报道,个别患者在两餐之间口服本药后出现胃灼热和吞咽困难,内镜检查显示有急性的食管溃疡形成,停药即恢复。

7.禁忌证

妊娠期妇女、儿童。

8.药物相互作用

体外研究表明,本药对氯化钡、乙酰胆碱、去甲肾上腺素和卡巴胆碱引起的平滑肌收缩具有剂量依赖性的抑制作用。

9.注意事项

①哺乳期妇女慎用。②服用时切勿嚼碎、咀嚼,宜在进餐时用水吞服。

10.制剂和规格

片剂:50mg。

第四节　影响胃动力的药物

一、促胃肠动力药

(一)多巴胺 D_2 受体阻滞药

以甲氧氯普胺为例介绍。

1.其他名称

灭吐灵,胃复安,盐酸甲氧氯普胺。

2.药理作用

本药为多巴胺 D_2 受体阻滞药。①中枢性镇吐作用较强。②兴奋胃肠道,使胃肠平滑肌对胆碱能的反应增加,胃排空加快,增加胃窦部时相活性,同时促使上段小肠松弛,促使胃窦、胃体与上段小肠间的功能协调。③减少食管反流。④本药尚有刺激催乳素释放的作用。

3.体内过程

本药易从胃肠道吸收,主要吸收部位在小肠,吸收和起效迅速,静脉注射后 1~3 分钟,肌内注射后 10~15 分钟,口服后 30~60 分钟起效,作用持续时间一般为 1~2 小时。口服有首过效应,生物利用度为 70%,生物利用度及血药峰浓度有显著的个体差异。进入血液循环后,13%~22% 的药物迅速与血浆蛋白(主要为白蛋白)结合。经肝脏代谢,半衰期一般为 4~6 小时,肾衰竭或肝硬化患者的半衰期延长。本药经肾脏排泄,约口服量的 85% 以原形及葡萄糖醛酸结合物形式随尿排出,也可随乳汁排泄。本药易透过血脑屏障和胎盘屏障。

4.适应证

①恶心、呕吐、消化不良、胃酸过多等症状的对症治疗。②胃食管反流性疾病(如反流性食管炎、胃下垂等)。③残胃排空延迟症、迷走神经切除后胃排空延缓。④糖尿病性胃轻瘫、尿毒症以及胶原性疾病,如硬皮病所致的胃排空障碍。⑤胆道疾病和慢性胰腺炎。⑥十二指肠插管、胃肠钡剂 X 线的检查。

5.用法和用量

①口服:每次 5~10mg,每日 3 次,餐前 30 分钟服用。糖尿病性胃排空功能障碍:于症状出现前 30 分钟服 10mg;或每次 5~10mg,每日 4 次,于三餐前及睡前服用。②肌内注射:用于不能口服或急性呕吐:每次 10~20mg。③静脉滴注:同肌内注射。肾功能不全时剂量:严重肾功能不全患者剂量至少需减少 60%,因为这类患者容易出现锥体外系症状。

6.不良反应

常见昏睡、烦躁不安、倦怠无力,少见严重烦渴、恶心、便秘、腹泻、睡眠障碍、眩晕、头痛、易激动、乳腺肿痛及皮疹等。注射给药可引起直立性低血压。本药大剂量或长期应用可能因阻断多巴胺受体,使胆碱能受体相对亢进而导致锥体外系反应(特别是年轻人)。主要表现为帕金森综合征,可出现肌震颤、头向后倾、斜颈、阵发性双眼向上注视、发音困难、共济失调等。

7.禁忌证

①对普鲁卡因或普鲁卡因胺过敏的患者。②癫痫患者。③胃肠道出血、机械性梗阻或穿孔患者。④嗜铬细胞瘤患者。⑤因进行放疗或化疗而致呕吐的乳腺癌患者。⑥有抗精神病药致迟发性运动功能障碍史者。⑦妊娠期妇女。

8.药物相互作用

①与硫酸镁合用,两者有协同利胆作用。②与中枢抑制药合用,两者的镇静作用均增强。③与致锥体外系反应的药物(如吩噻嗪类药等)合用,可使锥体外系反应的发生率与严重性均有所增加,两者应禁止合用。④本药使胃内排空加快,乙酰氨基酚、左旋多巴、四环素类抗生素、氨苄西林、地西泮、锂盐、麦角胺等药物在小肠内吸收增加。⑤与奎尼丁、醛固酮、血清催乳素合用,本药可提升上述药物的血药浓度。⑥抗胆碱药(如阿托品、丙胺太林等)、麻醉止痛药与本药有拮抗作用,能减弱本药对胃肠的作用,两药合用时应注意。⑦与西咪替丁、慢溶型剂型地高辛合用时,后两者的胃肠道吸收减少,如间隔2小时服用可以减少这种影响;本药可增加地高辛的胆汁排出而改变其血药浓度。⑧可抑制阿扑吗啡的中枢性与周围性效应。⑨可减轻甲硝唑的胃肠道不良反应。⑩本药使胃内排空加快,乙醇的小肠内吸收增加,并可增强乙醇的中枢抑制作用。

9.注意事项

①肝、肾功能衰竭者(因重症慢性肾衰竭使本药发生锥体外系反应的危险性增加)。②老年人不宜长期大量应用,否则容易出现锥体外系症状。③醛固酮与血清催乳素浓度可因本药的使用而升高。④哺乳期少乳者可短期用于催乳。

10.制剂和规格

①片剂:5mg;10mg;20mg。②注射液:1mL∶10mg;1mL∶20mg。

(二)外周性多巴胺 D_2 受体阻滞药

以多潘立酮为例介绍。

1.其他名称

丙哌双酮,吗丁啉,胃得灵。

2.药理作用

本药为外周性多巴胺受体阻滞药。①促进胃肠道的蠕动和张力恢复正常,促进胃排空,增加胃窦和十二指肠运动,协调幽门的收缩。②增强食管的蠕动和食管下端括约肌的张力。③对血脑屏障的渗透力差,对脑内多巴胺受体几乎无拮抗作用,因此无锥体外系等神经、精神不良反应。④本药可使血清催乳素水平升高,从而促进产后泌乳。

3.体内过程

本药口服、肌内注射、静脉注射或直肠给药均可。口服、肌内注射或直肠给药后迅速吸收, t_{max} 分别是 15~30 分钟、15~30 分钟和 1 小时。本药存在首过效应,口服生物利用度较低,禁食者口服本药的生物利用度仅为 14%;直肠给药的生物利用度相似于等剂量口服给药者,而肌内注射的生物利用度为 90%。本药的血浆蛋白结合率为 92%~93%。几乎全部在肝内代谢,主要代谢产物为羟基化合物。本药口服半衰期为 7~8 小时,主要以无活性的代谢物形式随粪便和尿排泄。多次服药无累积效应。

4.适应证

①缓解由胃排空延缓、胃肠道反流、食管炎引起的消化不良症状，如上腹部胀闷感、腹胀、上腹疼痛、嗳气、肠胃胀气、口中带有或不带有反流胃内容物的胃烧灼感。②治疗功能性、器质性、感染性、饮食性、放射性治疗或化疗等其他原因引起的恶心、呕吐。

5.用法和用量

①口服给药：每次 10～20mg 或混悬液 10mL，每日 3～4 次，餐前 15～30 分钟服用。②肌内注射：每次 10mg，每日 1 次。必要时可重复给药。一般 7 日为一个疗程。③静脉注射：用于防止偏头痛发作，治疗发作时的恶心、呕吐，可静脉注射本药 8～10mg。④直肠给药：每日 2～4 个栓剂（每栓 60mg）。

6.不良反应

①中枢神经系统：偶见头痛、头晕、嗜睡、倦怠、神经过敏等。静脉大剂量使用本药可能引起癫痫发作。②代谢/内分泌系统：本药是一种有效的催乳素释放药，临床上如使用较大剂量可引起非哺乳期泌乳，并在一些更年期后的妇女及男性患者中出现乳房胀痛的现象；也可能致月经失调。③消化系统：偶见口干、便秘、腹泻、短时的腹部痉挛性疼痛等。④心血管系统：本药静脉注射可出现心律失常。⑤皮肤：偶见一过性皮疹或瘙痒。

7.禁忌证

①对本药过敏的患者。②嗜铬细胞瘤患者。③乳腺癌患者。④机械性肠梗阻患者。⑤胃肠道出血患者。⑥妊娠期妇女。

8.药物相互作用

①本药主要经细胞色素 P450 3A4(CYP3A4)酶代谢。唑类抗真菌药物、大环内酯类抗生素、HIV 蛋白酶抑制药、奈法唑酮等显著抑制 CYP3A4 酶，故导致本药的血药浓度升高。②与口服药物（尤其是缓释或肠衣制剂）合用时会影响此类药物的吸收。③本药可增加对乙酰氨基酚、氨苄西林、左旋多巴、四环素的吸收速度，对服用对乙酰氨基酚的患者，不影响其血药浓度。④与胃肠解痉药（如痛痉平，溴丙胺太林、颠茄片、山莨菪碱、阿托品等抗胆碱药）合用时，可发生药理拮抗作用，减弱本药作用，故两者不宜联用。⑤可能由于 H_2 受体拮抗药（如西咪替丁、雷尼替丁、法莫替丁、尼扎替丁等）改变了胃内 pH，从而可减少本药在胃肠道的吸收，两者不宜合用。⑥维生素 B_6 可抑制催乳素分泌，减轻本药泌乳反应。⑦抑酸药会降低本药的口服生物利用度，不宜合用。⑧含铝盐、铋盐的药物（如硫糖铝、胶体枸橼酸铋钾、复方碳酸铋、乐得胃等）能与胃黏膜蛋白结合形成络合物，保护胃壁，而本药能增强胃蠕动，促进胃排空，缩短上述药物在胃内的作用时间，降低这些药物的疗效。⑨与氨茶碱合用时，会对氨茶碱血药浓度产生类似缓释作用，两药联用时需调整氨茶碱的剂量和服药间隔时间。⑩助消化药（如胃酶合剂、多酶片等消化酶类制剂）在胃内酸性环境中作用较强，由于本药加速胃排空，使助消化药迅速到达肠腔的碱性环境中而降低疗效，故两者不宜联用。本药可使胃膜素在胃内停留时间缩短，难以形成保护膜，故两者不宜联用。⑪本药可减少多巴胺能激动剂（如溴隐亭、左旋多巴）的外周不良反应，如消化道症状、恶心及呕吐，但不能中和其中枢作用。⑫本药可使普鲁卡因、链霉素的疗效降低，两者不宜合用。⑬锂剂和地西泮类药与本药合用时，可引起锥体外系症状（如运动障碍等）。

9.注意事项

①建议儿童使用多潘立酮混悬液。②本药可少量分泌入乳汁,哺乳期妇女应慎用。③用药期间,血清催乳素水平可升高,但停药后即可恢复正常。④心脏病患者(心律失常)以及接受化疗的肿瘤患者应用时需慎重,有可能加重心律紊乱。

10.制剂和规格

①片剂:10mg。②分散片:10mg。③栓剂:10mg;30mg;60mg。④注射液:2mL∶10mg。⑤滴剂:1mL∶10mg。⑥混悬液:1mL∶1mg。

(三)5-羟色胺受体激动剂

1.莫沙必利

(1)其他名称:贝络纳,加斯清。

(2)药理作用:本药为选择性的 5-羟色胺 4(5-HT$_4$)受体激动药。①促胃肠动力,通过促进乙酰胆碱的释放,刺激胃肠道而发挥促动力作用,但不影响胃酸的分泌。②本药与大脑神经细胞突触膜上的多巴胺 D$_2$ 受体、肾上腺素 α$_1$ 受体、5-HT$_1$ 及 5-HT$_2$ 受体无亲和力,故不会引起锥体外系综合征及心血管不良反应。

(3)体内过程:本药口服后吸收迅速,在胃肠道及肝、肾局部组织中浓度较高,血浆中次之,脑内几乎没有分布。健康成人空腹一次口服本药 5mg,吸收迅速,C_{max} 为 30.7ng/mL,t_{max} 为 0.8 小时,半衰期为 2 小时,血浆蛋白结合率为 99.0%。本药在肝脏由细胞色素 P450 3A4 酶代谢。主要以代谢产物形式经尿液和粪便排泄,原形药在尿中仅占 0.1%。

(4)适应证:①功能性消化不良伴有胃灼热、嗳气、恶心、呕吐、早饱、上腹胀、上腹痛等消化道症状。②胃食管反流性疾病、糖尿病性胃轻瘫及胃部分切除患者的胃功能障碍。

(5)用法和用量:口服,每次 5mg,每日 3 次,饭前服用。

(6)不良反应:主要表现为腹泻、腹痛、口干、皮疹及倦怠、头晕等。偶见嗜酸性粒细胞增多,甘油三酯、转氨酶升高。

(7)禁忌证:①对本药过敏的患者。②胃肠道出血、穿孔患者。③肠梗阻患者。

(8)药物相互作用:与抗胆碱药合用可能会减弱本药的作用。

(9)注意事项:①肝、肾功能不全者,有心力衰竭、传导阻滞、室性心律失常、心肌缺血等心脏病史者,电解质紊乱者(尤其是低钾血症)慎用。②老年人用药时需注意观察,出现不良反应时应立即给予适当的处理(如减量)。③妊娠期妇女慎用。④哺乳期妇女慎用。⑤用药后可致嗜酸粒细胞增多以及血清甘油三酯、转氨酶等检验值升高。⑥治疗过程中应常规做血生化检查,有心血管病史或联用抗心律失常药的患者应定期做心电图检查。

(10)制剂和规格。

①片剂:5mg。②分散片:5mg。③胶囊:5mg。④口服溶液:5mg∶10mL。

2.伊托必利

(1)其他名称:瑞复啉,依托必利。

(2)药理作用:本药具多巴胺 D$_2$ 受体阻滞和乙酰胆碱酯酶抑制的双重作用。通过刺激内源性乙酰胆碱释放并抑制其水解而增强胃与十二指肠运动,促进胃排空,并具有中度镇吐作用。

(3)体内过程:本药口服吸收迅速,t_{max} 约为 30 分钟,消除半衰期约 6 小时。主要分布于肝、胆、肾、脑和消化系统,中枢系统分布很少。本药主要经肝微粒体酶代谢为伊托必利二甲氨基的 N-氧化物,原形药物的 4%～5%,其他代谢物的 75%自尿中排泄。

(4)适应证:功能性消化不良引起的各种症状,如上腹不适、餐后饱胀、食欲不振、恶心、呕吐等。

(5)用法和用量:口服,每次 50mg,每日 3 次,饭前服用,根据年龄症状酌减。

(6)不良反应:①消化系统:偶可出现腹泻、腹痛、便秘、唾液分泌增加。②中枢神经系统:偶见头痛、睡眠障碍等。③血液系统:偶见白细胞减少(确认应停药)。④过敏症状:皮疹、发热、瘙痒等。偶出现血尿素氮、肌酐值升高。也可见背部疼痛、疲乏、手指发麻、手抖等。

(7)禁忌证:①对本药过敏的患者。②消化道出血、机械梗阻或穿孔的患者。

(8)药物相互作用:①本药在血清蛋白结合力方面,未发现与华法林、地西泮、双氯芬酸、噻氯匹定、硝苯地平和尼卡地平的相互作用。②抗溃疡药物,如西咪替丁、雷尼替丁、替普瑞酮不影响本药的促动力作用。③抗胆碱药物可减弱本药的作用。

(9)注意事项:①妊娠期及哺乳期妇女慎用。②高龄患者用药时易出现不良反应,使用时应注意。

(10)制剂和规格:片剂:50mg。

3.普芦卡必利

(1)其他名称:普卡必利。

(2)药理作用:本药为一种选择性、高亲和性的 5-HT$_4$ 受体激动药,其作用于受体位点,通过肠神经元促进胆碱能、非肾上腺素能非胆碱能神经传递,从而刺激蠕动反射、肠分泌及胃肠蠕动。

(3)体内过程:本药口服后吸收迅速,血药浓度达峰时间为 2～3 小时,生物利用度大于90%,蛋白结合率约为 30%。本药主要以原形排泄,55%～74%随尿液排泄,4%～8%随粪便排泄。半衰期约为 24 小时。轻、中、重度肾损害患者半衰期分别增至 34 小时、43 小时、47小时。

(4)适应证:①泻药疗效不佳的成年女性慢性特发性便秘。②由阿片类药物引起的便秘。

(5)用法和用量:18 岁及 18 岁以上女性,每次 2mg,每日 1 次;肾功能不全时剂量:轻、中度肾功能损害患者无需调整剂量;重度肾功能损害患者,每次 1mg,每日 1 次。65 岁以上女性,起始剂量为每次 1mg,每日 1 次。必要时可增至每次 2mg,每日 1 次。

(6)不良反应:①可见心悸。可引起心绞痛、心肌梗死、心律失常、室上性心动过速。②可引起呼吸困难、鼻窦炎、肺炎、支气管炎。③可引起肌肉痉挛。④可见尿频。可能引起尿失禁、尿路感染、阴道出血、卵巢囊肿、意外妊娠、流产。⑤头痛、头晕。可能引起偏头痛、晕厥、震颤。⑥可能引起焦虑、抑郁、意识、模糊。⑦可能引起胆囊炎、胆石症。⑧可见恶心、腹痛、腹泻、上腹部疼痛、肠胃胀气、呕吐、厌食、消化不良、肠鸣音异常、肠胃炎。⑨可见疲乏、发热、不适。

(7)禁忌证:①对本药过敏的患者。②需透析的肾功能损害患者。③肠道壁结构或功能障碍引起的肠穿孔或肠梗阻患者。④阻塞性肠梗阻患者。⑤严重胃肠道炎症性疾病(如克罗恩病、溃疡性结肠炎、中毒性巨结肠)患者。

(8)药物相互作用:①体外数据表明,本药发生药物相互作用的可能性低,治疗浓度的本药预计不会影响经 CYP 介导的合并用药的代谢。②本药对华法林、地高辛、乙醇、帕罗西汀及口服避孕药的药代动力学没有临床意义的影响。

(9)注意事项：①治疗初期（通常为治疗的第 1 日）可出现头晕、疲乏，故需操作危险机械或驾驶的患者应禁用本药。②育龄妇女用药期间应采取有效的避孕措施。③若出现严重或迁延性腹泻，应停止治疗。④若出现严重或恶化的胃肠道症状、出血性腹泻或直肠出血，应停止治疗。⑤本药含乳糖，故半乳糖不耐受、Lapp 乳糖酶缺乏、葡萄糖-半乳糖吸收不良综合征患者不得使用。⑥有心律失常、缺血性心血管病、预激综合征（如沃尔夫—帕金森—怀特综合征）或房室结节律紊乱史的患者慎用。⑦严重且不稳定的疾病（如癌症、艾滋病、精神病、肺病、胰岛素依赖型糖尿病）患者慎用。⑧肾功能损害患者慎用。⑨若用药 1 个月仍无效，应停止治疗。可能需要根据用药后最初 3～4 日的疗效加用泻药。在开始治疗及治疗过程中应定期监测心血管事件、有临床显著意义的腹泻、缺血性结肠炎（直肠出血、出血性腹泻、腹痛）。⑩本药可随乳汁排泄，故不推荐哺乳期妇女使用本药。

(10)制剂和规格：片剂：1mg；2mg。

二、止吐药

（一）昂丹司琼

1.其他名称

枢复宁，奥丹西龙。

2.药理作用

本药为选择性 5-羟色胺 3(5-HT$_3$)受体拮抗剂，具有强效止吐作用。化疗和放疗可引起小肠嗜铬细胞瘤释放 5-HT$_3$，而本药通过阻断 5-HT$_3$ 受体发挥止吐作用。本药在止吐剂量下还能增强胃排空，有助于减轻恶心；对中枢神经系统还具有抗焦虑作用和类似于地西泮的作用，有利于抑制呕吐中枢的兴奋。

3.体内过程

本药口服吸收迅速，生物利用度约为 60%。单剂量 8mg，t_{max} 为 1.5 小时，C_{max} 为 30ng/mL。V_d 约为 140L，半衰期约 3 小时。血浆蛋白结合率为 70%～76%。主要自肝脏代谢，代谢产物主要自粪和尿排泄，50% 以内的本药以原形自尿排出。严重肝功能障碍患者系统清除率可显著减少，消除半衰期可延长至 15～32 小时，同时口服生物利用度可接近 100%。

4.适应证

放疗和化疗引起的呕吐、手术引起的恶心呕吐。

5.用法和用量

(1)化疗和放疗引起的恶心、呕吐：给药途径和剂量应视患者情况而异。剂量一般为 8～32mg；对可引起中度呕吐的化疗和放疗，应在患者接受治疗前，缓慢静脉注射 8mg；或在治疗前 1～2 小时口服 8mg，之后间隔 12 小时口服 8mg。对可引起严重呕吐的化疗和放疗，可于治疗前缓慢静脉注射本药 8mg，之后间隔 2～4 小时再缓慢静脉注射 8mg，共 2 次；也可将本药加入 50～100mL 0.9%氯化钠注射液中于化疗前静脉滴注，滴注时间为 15 分钟。对可能引起严重呕吐的化疗，也可于治疗前将本药与 20mg 地塞米松磷酸钠合用静脉滴注，以增强本药的疗效。对于上述疗法，为避免治疗后 24 小时出现恶心、呕吐，均应持续让患者服药，每次 8mg，每日 2 次，连服 5 日。

(2)预防或治疗手术后呕吐：一般可于麻醉诱导同时静脉滴注 4mg，或于麻醉前 1 小时口服 8mg，之后每隔 8 小时口服 8mg，共 2 次。已出现术后恶心、呕吐时，可缓慢滴注 4mg 进行治疗。肾衰竭患者:不需调整剂量、用药次数或用药途径。肝功能衰竭患者:由于本药主要自肝脏代谢,对中度或严重肝功能衰竭患者,每日用药剂量不应超过 8mg。静脉滴注时,本药在下述溶液中是稳定的(在室温或冰箱中可保持稳定 1 周):0.9％氯化钠注射液、5％葡萄糖注射液、复方氯化钠注射液和 10％甘露醇注射液,但本药仍需要临用前配制。

6. 不良反应

常见头痛、头部和上腹部温热感、口干、腹部不适、便秘、腹泻、皮疹、乏力、嗜睡等。偶有支气管哮喘或过敏反应,无症状的转氨酶短暂性升高以及运动失调、心律不齐、胸痛、低血压、癫痫发作、心动过缓。罕见低钾血症、心电图改变及注射局部反应。

7. 禁忌证

①妊娠期妇女。②对本药过敏的患者。③胃肠梗阻患者。

8. 药物相互作用

与地塞米松合用增强止吐效果。

9. 注意事项

①交叉过敏:对其他选择性 5-HT$_3$ 受体拮抗药过敏者,也可能对本药过敏。②老年人及肝功不良者,消除半衰期可延长至 5 小时或更长,应控制剂量。对肾脏损害患者,无需调整剂量及用药次数和用药途径。③哺乳期妇女慎用,如需服药,应停止哺乳。

10. 制剂和规格

①片剂:4mg;8mg。②注射液:1mL∶4mg;2mL∶8mg。

(二)多拉司琼

1. 药理作用

本药是一种选择性 5-羟色胺 3(5-HT$_3$)受体拮抗剂,作用类似于昂丹司琼和格拉司琼。本药口服和静脉注射用于防治癌症化疗引起的恶心、呕吐。本药对其他 5-HT 受体、α 或 β 肾上腺素能受体、多巴胺 D$_2$ 受体、毒蕈碱受体无显著的亲和力和钙拮抗活性。本药作用机制是通过拮抗外周迷走神经末梢和中枢催吐化学感受区 5-HT$_3$ 受体,从而抑制恶心、呕吐的发生。

2. 体内过程

静脉注射后,迅速被消除(半衰期＜10 分钟),并完全代谢为氢化多拉司琼。成人静脉注射后约 0.6 小时达血峰浓度,平均消除半衰期约为 7.3 小时。血浆蛋白结合率为 69％～77％。氢化多拉司琼代谢后,由多种途径(包括肾脏)消除,给药量的 2/3 出现在尿中,1/3 出现在粪便中。氢化多拉司琼在成人体内广泛分布,平均表观分布容积为 5.8L/kg。静脉注射后,严重肝功能损伤患者氢化多拉司琼表观清除率不变。而严重肾功能损伤患者降低 47％。

3. 适应证

①肿瘤化疗药物引起的恶心和呕吐。②手术后恶心和呕吐。

4. 用法和用量

推荐剂量如下。①预防肿瘤化疗引起的恶心和呕吐:成人化疗前 30 分钟静脉注射单剂量1.8mg/kg;或者大多数患者可以使用固定剂量 100mg,静脉注射 30 秒以上。2～16 岁儿童患者,建议在化疗前 30 分钟静脉注射单剂量 1.8mg/kg,最大量不超过 100mg。②预防或治疗手术后恶心和(或)呕吐:成人外科手术麻醉停止前约 15 分钟(预防)或刚出现恶心、呕吐时(治疗)静脉注射单剂量 12.5mg。2～16 岁儿童患者外科手术麻醉停止 15 分钟或刚出现恶心、呕吐时,静脉注射单剂量 0.35mg/kg,最大量不超过 12.5mg。用法:可以每 30 秒 100mg

的速度快速静脉注射或用相容的注射溶媒(0.9％氯化钠注射液或5％葡萄糖注射液)稀释至50mL输注15分钟以上。稀释后的溶液在正常光照条件下室温24小时或冷藏48小时内稳定。

5.不良反应

①低血压,偶有水肿、外周性水肿。偶可出现不典型莫氏Ⅰ型房室传导阻滞、胸痛、直立性低血压、心肌局部缺血、晕厥、严重心动过缓、心悸。②皮疹、多汗。③便秘、消化不良、腹痛、厌食、罕见胰腺炎。④味觉反常,视觉异常;偶见耳鸣、畏光。⑤偶见血尿、鼻出血、凝血酶原时间延长、贫血、紫癜/血肿、血小板减少。⑥偶见过敏性反应,颜面水肿,荨麻疹。⑦临床试验中低于1％接受甲磺酸多拉司琼患者出现转氨酶暂时性升高。偶见高胆红素血症、GGT增高。⑧偶见碱性磷酸酶升高。⑨偶见肌痛、关节痛。⑩偶见呼吸困难、支气管痉挛。

6.禁忌证

对本药过敏的患者。

7.药物相互作用

①氢化多拉司琼一般与其他药物相互作用是延长QTc间期。本药与西米替丁(细胞色素P450非选择性抑制剂)合用7日时,氢化多拉司琼的血浓度升高24％,而与利福平(细胞色素P450诱导剂)合用7日时,氢化多拉司琼的血浓度则降低28％。②多拉司琼与阿替洛尔一起静脉注射时,氢化多拉司琼的清除率降低约27％。但本药不影响患者的麻醉恢复时间。③本药不抑制化疗药物顺铂、5-氟尿嘧啶、阿霉素和环磷酰胺在鼠模型的抗肿瘤活性。④5-HT$_3$受体拮抗剂联用地塞米松或其他皮质激素对预防癌症化疗引起的急性呕吐是最有效的治疗方案。

8.注意事项

①已经或可能发展为心脏传导间期尤其是QTc间期延长的患者应慎用,包括低血钾或低血镁患者,服用利尿药后可能引起电解质异常的患者,先天性长QT综合征患者,服用抗心律失常药物或可导致Q-T间期延长的其他药物的患者,高剂量蒽环类抗生素治疗累积的患者。②本药可能引起心电图间期(P-R、QTc、JT延长、QRS波增宽)的变化,变化的幅度和频率与活性代谢物的血中浓度有关,这些变化随血药浓度降低而有自限性。有些患者的间期延长达24小时以上,间期延长可导致心脏传导阻滞或心律失常(罕见报道)。③多拉司琼是否在人乳汁中排泄尚不清楚,由于许多药物能在人乳中排泄,所以哺乳期妇女使用本药应谨慎。

9.制剂和规格

注射剂:1mL：12.5mg。

(三)格拉司琼

1.其他名称

格雷西龙。

2.药理作用

同昂丹司琼。

3.体内过程

本药在体内分布广泛,血浆蛋白结合率约为65％。给药后,大部分药物很快在肝脏代谢。半衰期为2.3～5.9小时。癌症患者体内的分布容积为2.2～3.3L/kg,半衰期为9.2～12小时。主要经肝脏消除,仅有8％～16％以原形随尿排出。

4.适应证

①化疗或放疗引起的恶心、呕吐。②手术后的恶心、呕吐。

5.用法和用量

①口服:通常用量为每次 1mg,每日 2 次,首次给药于化疗和放疗前 1 小时服用,第二次于第一次服药后 12 小时服用。老年人、肝和肾功能不全患者无需调整剂量。24 小时内不超过 9mg。②静脉注射:推荐剂量为 3mg,在化疗前 5 分钟注入,如症状出现,24 小时内可增补 3mg。本药 3mg 通常用 20～50mL 等渗氯化钠注射液或 5％葡萄糖注射液稀释,在 5～30 分钟内注完,每疗程可连续用 5 日。

6.不良反应

患者对本药的耐受性较好,主要不良反应为头痛、便秘。其他少见的不良反应有嗜睡、腹泻、发热、转氨酶暂时性升高等。也曾观察到血压变化,但停药即消失,一般不需处理。

7.禁忌证

①对本药或有关化合物过敏患者。②哺乳期妇女。③胃肠道梗阻患者。

8.药物相互作用

①与利福平或其他肝酶诱导药物合用时,本药血药浓度减低,应适当增加剂量。②与地塞米松合用,本药疗效提高,不良反应降低。

9.注意事项

①交叉过敏:对其他选择性 5-HT$_3$ 受体拮抗药过敏者,也可能对本药过敏。②肝脏疾病者慎用。③本药使用注射剂时须临时配制。

10.制剂和规格

①注射剂:3mL：3mg。②片剂(胶囊):1mg。

(四)托烷司琼

1.其他名称

托普西龙。

2.药理作用

本药为外周神经元和中枢神经系统内 5-羟色胺 3(5-HT$_3$)受体的高效、高选择性拮抗药。本药具有双重作用,除选择性阻断周围神经元中的 5-HT$_3$ 受体外,还可直接阻断中枢 5-HT$_3$ 受体而抑制极后区迷走神经刺激。对其他受体如组胺 H$_1$ 受体和 H$_2$ 受体,多巴胺受体,α$_1$、α$_2$、β$_1$ 和 β$_2$ 肾上腺素受体无亲和力。

3.体内过程

本药口服后自胃肠道吸收迅速且完全,其绝对生物利用度取决于剂量,口服 t_{max} 为 2～3.5小时,作用可维持 24 小时。本药约 71％以非特异的方式与血浆蛋白结合。成人表观分布容积为 400～600L;儿童的分布容积较小。代谢正常者静脉给药后消除半衰期为 7.3 小时,口服给药后消除半衰期为 8.6 小时;代谢不良者,静脉给药后消除半衰期为 30 小时,口服给药后消除半衰期为 42 小时。

4.适应证

肿瘤化疗引起的恶心和呕吐。

5.用法和用量

每日 5mg,总疗程 6 日。疗程第 1 日:静脉给药,在化疗前将本药 5mg 溶于 100mL 常用的输注溶液,如 0.9％氯化钠注射液、林格液或 5％葡萄糖注射液中静脉滴注(不少于 15 分钟)或缓慢静脉推注(注射速度为每分钟 2mg)。疗程第 2～第 6 日:口服给药,每次 5mg,每日 1 次,于进食前至少 1 小时服用。胶囊应于早上起床后立即用水送服。疗程一般为 2～6 日,轻症者可适当缩短疗程。也可根据化疗方案调整用量。也有学者建议在治疗的第 1～第 6 日均予静脉给药。

6. 不良反应

患者对本药的耐受性较好,主要不良反应为头痛、便秘。其他少见的不良反应有嗜睡、腹泻、发热、转氨酶暂时性升高等。

7. 禁忌证

①对本药及其他 5-HT$_3$ 受体拮抗药过敏患者。②严重肝、肾功能不全患者。③妊娠期及哺乳期妇女。

8. 药物相互作用

①氟哌啶醇、地塞米松能提高本药的疗效,降低不良反应。②利福平或其他肝药酶诱导剂(如苯巴比妥和保泰松)可使本药的代谢加速,血药浓度降低,作用减弱,合用时需增加本药剂量。

9. 注意事项

心血管疾病患者,肝、肾功能不全患者,高血压患者慎用。

10. 制剂和规格

①注射剂:5mL：5mg。②胶囊:5mg。

(五)帕洛诺司琼

1. 其他名称

盐酸帕罗司琼。

2. 药理作用

本药为亲和力较强的 5-HT$_3$ 受体选择性拮抗剂,对其他受体无亲和力或亲和力较低。

3. 体内过程

本药生物利用度为 80％～90％,达峰时间为 2～3 小时,半衰期为 40 小时,血浆蛋白结合率为 60％～90％,量效关系不呈线性。约 50％在肝内代谢,代谢物为 6-S-羟基帕洛诺司琼和 N-O-帕洛诺司琼,两者皆无临床活性。约 80％的本药在 144 小时内经肾排出,其中有 40％属于原形药物,代谢产物约占 50％。尚不清楚本药是否经乳汁分泌。

4. 适应证

预防中度和重度致吐化疗引起的急性恶心、呕吐。

5. 用法和用量

化疗前约 30 分钟,单剂量静脉注射帕洛诺司琼 0.25mg,注射时间为 30 秒以上。

6. 不良反应

①胃肠道:常见便秘,少见腹泻、腹痛、消化不良和口干。②中枢神经系统:可见头痛,罕见头昏、失眠、疲乏或无力、焦虑。③心血管系统:偶见低血压、心动过缓或非持续性心动过速,罕见高血压、心肌缺血、Q-T 间期延长和期前收缩。④泌尿生殖系统:偶见尿潴留。⑤肌肉骨骼系统:罕见关节痛。⑥肝脏:罕见血清转氨酶升高。⑦眼:罕见眼刺激和弱视。⑧过敏反应:罕见过敏性皮炎或非特异性皮疹。⑨其他:罕见疲乏、运动病和耳鸣。⑩代谢/内分泌

系统:有高钾血症的报道。

7.禁忌证

对本药过敏的患者。

8.药物相互作用

①临床研究表明,帕洛诺司琼能安全地与皮质类固醇类、镇痛药、止吐药、解痉药和抗胆碱能药物一起应用。②鼠肿瘤模型研究表明,帕洛诺司琼不抑制顺铂、环磷酰胺、阿糖胞苷、阿霉素和丝裂霉素 C 化疗药物的抗癌活性。

9.注意事项

①过敏反应,可能发生于对其他选择性 5-HT$_3$ 受体拮抗剂过敏者。②帕洛诺司琼注射液不能与其他药物混合,故使用帕洛诺司琼注射液前后均需应用 0.9% 氯化钠注射液冲洗输注管路。③妊娠期慎用本药,鉴于多数药物均经人体乳汁排泄,对乳儿有潜在的严重不良反应,且在大鼠致癌作用研究发现有潜在致癌作用。因此,应充分考虑使用药物的必要性之后,来决定是否停止哺乳或停止用药。

10.制剂和规格

注射剂:5mL：0.25mg。

参考文献

[1]高占成,胡大一. 呼吸内科[M]. 北京:北京科学技术出版社,2012.

[2]陈晓平,石应康. 心血管系统疾病[M]. 北京:人民卫生出版社,2012.

[3]张方琪,杨学敏,唐元元,等. 嗜酸性粒细胞在哮喘发病机制中的研究进展[J]. 中华肺部疾病杂志(电子版),2013(2):162-165.

[4]孙兴国. 运动心肺功能鉴别心源性呼吸困难[J]. 中国实用内科杂志,2013(z1):12-13.

[5]唐承薇,程南生. 消化系统疾病[M]. 北京:人民卫生出版社,2011.

[6]秦福芳. 慢性阻塞性肺疾病继发肺部真菌感染诊治与分析[J]. 中华医院感染学杂志,2013(12):2816-2818.

[7]王清,牟燕. 心血管系统疾病[M]. 北京:中国医药科技出版社,2012.

[8]张翔,邢春燕. 呼吸系统疾病[M]. 北京:人民卫生出版社,2012.

[9]刘丹,王星,苏晨,等. 高血压患者血压昼夜模式与心率变异性的相关性分析[J]. 中国实用内科杂志,2011(10):787-788.

[10]黄华萍,李羲. 慢性阻塞性肺疾病合并原发性支气管肺癌的诊治策略[J]. 中华肺部疾病杂志(电子版),2012(6):561-564.

[11]毛红柳,刘兴元. 先天性心脏病相关 GATA5 基因突变研究[J]. 国际心血管病杂志,2013(3):173-177.

[12]杨庭树. 心血管内科诊疗常规[M]. 北京:中国医药科技出版社,2012.

[13]何权瀛. 呼吸内科诊疗常规[M]. 北京:中国医药科技出版社,2012.

[14]施卉,任成山. 急性肺损伤/急性呼吸窘迫综合征基础及临床研究进展[J]. 中华肺部疾病杂志(电子版),2013(4):350-355.

[15]胡红,刘又宁. 糖皮质激素在呼吸疾病治疗中的应用[J]. 中国实用内科杂志,2013(10):764-767.